内耳组织
病理学图谱

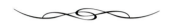

丁大连　李　鹏　亓卫东
张建辉　蒋海燕　李利玲　　著

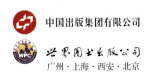

中国出版集团有限公司

世界图书出版公司

广州·上海·西安·北京

图书在版编目（CIP）数据

内耳组织病理学图谱 / 丁大连等著 . — 广州：世界图书出版广东有限公司，2024.4

ISBN 978-7-5232-1012-3

Ⅰ.①内… Ⅱ.①丁… Ⅲ.①内耳—病理组织学—图谱 Ⅳ.① Q437-64

中国国家版本馆 CIP 数据核字（2024）第 047040 号

书　　　名	内耳组织病理学图谱	
	NEIER ZUZHI BINGLIXUE TUPU	
著　　　者	丁大连　李　鹏　亓卫东	
	张建辉　蒋海燕　李利玲	
责任编辑	曹桔方	
装帧设计	北京迪睿科技有限公司	
责任技编	刘上锦	
出版发行	世界图书出版有限公司　世界图书出版广东有限公司	
地　　　址	广州市海珠区新港西路大江冲 25 号	
邮　　　编	510300	
电　　　话	（020）84460408	
网　　　址	http://www.gdst.com.cn	
邮　　　箱	wpc_gdst@163.com	
经　　　销	各地新华书店	
印　　　刷	深圳市福圣印刷有限公司	
开　　　本	787mm×1092mm　1/16	
印　　　张	15.5	
字　　　数	283 千字	
版　　　次	2024 年 4 月第 1 版　2024 年 4 月第 1 次印刷	
国际书号	ISBN 978-7-5232-1012-3	
定　　　价	158.00 元	

序

这次有幸加入丁大连老师的著作团队，对我而言就是又一次学习的机会。本月初我在整理电子邮件时，发现 2013 年以来我和丁老师的书信来往竟有 400 余封。在本书稿即将收尾之时，以我笨拙之笔，希望勾勒出我对丁老师深深的敬佩和感激之情。

最早知道丁老师还是在他的文章里、专著中和举办的学习班上，那时对他的了解是模糊的，但能强烈地感受到丁老师严谨求真的态度和对耳科学研究的执着与热爱。我开始清晰地认识丁老师，还是在走进他的实验室时开始。2014 年 2 月底，飞机因天气原因落地美国布法罗时，已是晚上 10 点，走出机场，远远看到丁老师已经在出口处等着了，我悬着一路的心也总算放下了。异地他乡，布法罗（别称水牛城）冰天雪地，丁老师静静等候的身影无疑让我倍感温暖。也就是这一刻起，我和丁老师深厚的师生情和难忘的友情开始了。

丁老师的教学、科研生涯已逾 50 载，发表过近 420 篇科研论文、240 篇国内和国际会议论文摘要，亲历和见证了耳科研究几代人的成长、发展，为中国内耳形态学研究倾注了毕生的心血。丁老师是"老三届"中最年轻的一届中的一员（1968 年时为初中生）。虽说是初中毕业，可是丁老师 1966 年刚进入初中，便在时代大潮的裹挟下无奈中断了学业。所以，丁老师当时实际上只能算是一个小学文化程度的下乡知青。丁老师曾经当过农民、清洁工、护士、技术员、主管技师等，历尽坎坷艰辛，始终踔厉奋发。此后，丁老师又披荆斩棘、马不停歇，耗费了 10 多年的业余时间苦读不辍，不断弥补学习遗憾、追回学习机会，每晚和周末，他都风雨无阻，坚持到学校补习初中和高中文化课，后又考入复旦大学生物工程系，最终以平均 92 分的成绩获得复旦大学遗传专业的毕业文凭。

在花甲之年，丁老师又经过 4 年坚持不懈的努力，获得了东京大学生物化学博士学位。在顺利完成答辩返回水牛城的那天，我去机场接机，在车上静静地听他描述答辩时的场景，丁老师举手投足间都开心得像个孩子，我也愿意一同分享这份意义深刻的喜悦。其实，对于早已身为博导的他，攻读博士学位只是为了实现他的一个梦想而已。

丁老师治学严谨，周末他的身影总是会出现在实验室里，他一丝不苟地整理实验结果，撰写文章，审核国内外稿件，钻研讨论，细致点评。丁老师对所有的实验步骤都亲力亲为，学生们自然不敢有丝毫大意和懈怠。他思想活跃，不迷信权威，精力充沛，执行果断，对设计的实验计划在执行过程中持续优化改进，最终总是能得到可靠的实验结果。他总是会开玩笑地说："实验进展顺利有时候也要靠点运气，我也许就是那个常被幸运眷顾的人。"其实哪有什么幸运，每一次点滴成功，无不凝结着丁老师 50 余年积累沉淀下来的扎实科研功底和呕心沥血的付出。

在离开水牛城之前，我将丁老师所有发表过的文章整理成个人图书馆，同时把共聚焦显微镜操作流程和细胞定量损伤曲线制作流程编辑成 PPT，我还和高可雷及蒋海燕把丁老师的内耳解剖检验技术和内耳器官培养技术录制成视频，在回国前一天，一并作为礼物交给丁老师，希望日后能减轻一些丁老师教学的工作量，并能使后来的访问学者们在学习中有所助益。

回国后，我和丁老师偶尔会用微信进行沟通，但 10 年来我们仍然保持着电子邮件交流的习惯，我也保留着每一封和丁老师的交流书信。见字如面，字里行间无不流露着一位老师的悉心教诲和无私支持，以及朋友的鼎力帮助和无间信任。在书稿进入收尾之时，由衷感谢丁老师，亦师亦友，亦敬亦亲，相信我们这弥足珍贵、难以复制的情谊直至永远。

李　鹏

2023 年 8 月于广州

前　言

　　《内耳组织病理学图谱》是我们继《豚鼠内耳解剖检验技术手册》和《内耳形态学》及《内耳科学》系列书籍出版之后又一部将内耳解剖学图片、内耳组织学图片、内耳病理学图片与简练文字描述相结合的工具书。本图谱汇集了约 800 幅精美的内耳组织病理学图像，充分展示了内耳骨迷路、膜迷路的大体解剖结构和光学显微镜下的显微结构，以及电子显微镜下的超微结构。尽管过去出版的许多书籍都讲述了内耳的解剖学和病理学知识，但是本图谱更详细地向读者展示了内耳解剖学和内耳病理学的实物图像。本图谱除展示耳蜗与前庭各个感觉器官的解剖结构和组织形态学特征的标准图像之外，还展示了各种损害因素引起的感觉毛细胞及内耳周边神经元的一系列原发性和继发性病理学改变的证据，并借助图像和图像解说与读者分享一些新的科学发现和新的学术观点。本图谱包含的内耳病理学图像及其图像解说以事实为根据，阐明了多种内耳损害疾病的病因、病理改变过程、病理改变机制、病理改变的结局和转归，使那些发生在内耳腔内难以被发现和难以被想象的病理改变过程清晰地展现在读者面前。

　　我们希望本图谱在内耳科学研究中起到一个承上启下的"桥梁"作用，使内耳研究工作者在理解本图谱内容的基础上进一步掌握各种内耳疾病的本质和发生发展规律，为内耳疾病的诊治和预防提供必要的理论基础。

　　在本书的创作与完善过程中，合著者们齐心合力，反复检查，认真核对，确保本书展示出的是高质量的图像和准确的内容。参与图文校对工作的朋友和同事对本书质量的高标准要求及十余次的讨论和修订，为文字的准确性和流畅性作出了重要的贡献，特别是中山大学附属第三医院李鹏教授团队的陈丹博士、谭静芊博士、罗佳博士和林雪欣硕士，他们一丝不苟的核查使本书内容更加趋于完善，在此对为本书的出版辛勤付出的每个人表示衷心的感谢！

丁大连

2023 年 8 月

目 录

第一章 | 前庭解剖

在了解前庭感觉器官的解剖结构之前，让我们先通过这张卡通画来初步了解内耳的大体结构（图 1.1）。在这张模式图中，红色代表内耳感觉毛细胞的区域，黄色代表充满内淋巴液的膜迷路腔内区域，浅蓝色代表骨迷路和膜迷路之间充满外淋巴液的区域，橘黄色代表内耳周边神经元所在位置。

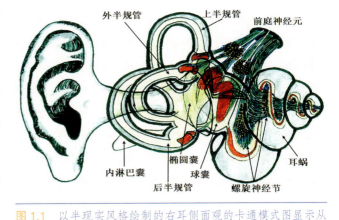

图 1.1 以半现实风格绘制的右耳侧面观的卡通模式图显示从外耳到内听道的解剖径路及其结构。除耳廓、外耳道、鼓膜和中耳腔的听骨链之外，红色区域代表内耳感觉毛细胞所在位置，黄色区域代表充满内淋巴液的内耳膜迷路，浅蓝色区域代表骨迷路与膜迷路之间的外淋巴腔隙，橘黄色区域则代表耳蜗螺旋神经节和前庭外周神经元的所在位置。

由耳蜗、前庭及半规管共同组成的膜迷路位于颞骨岩部的骨迷路腔内。外周前庭系统主要是指除耳蜗之外的包括球囊和椭圆囊及三个半规管的组成部分。由于内耳深深埋藏在颞骨的内部，这对学习内耳解剖和理解内耳结构造成一定的困难。但是当我们用电钻把颞骨周围的骨质磨去，充分暴露出整个骨迷路，就会对内耳骨迷路的具体位置及其相关骨性解剖标志有一个新的认识（图 1.2）。应用 Micro-CT 的立体成像技术，同样有助于我们对内耳前庭骨迷路的表面和内部腔隙有更深入的理解（图 1.3）。当我们进一步剥开骨迷路的外壳，整个膜迷路就都会显露在我们面前（图 1.4）。

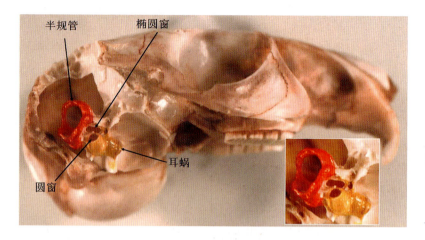

图 1.2 在南美栗鼠的颅骨标本上磨去颞骨周围骨质，充分暴露骨迷路。

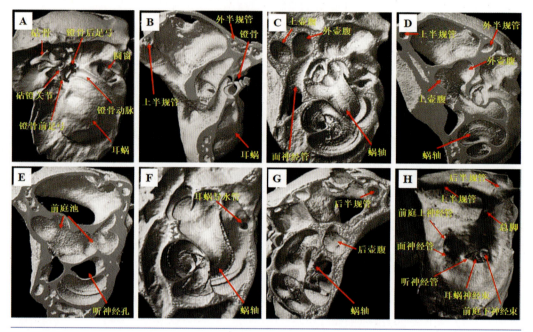

图 1.3 应用 Micro CT 的 X 射线扫描和 3D 成像技术经矢状面逐层显示小鼠内耳腔的骨性结构。

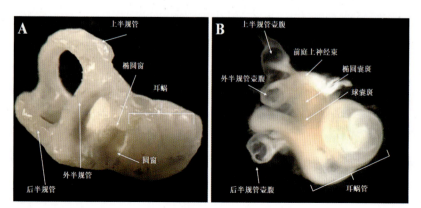

图 1.4 A.用电钻磨去颞骨周围的骨组织充分暴露大鼠的整个骨迷路。B.剥除骨迷路的骨壁充分暴露大鼠的整个膜迷路。

❶ 前庭骨迷路

　　前庭池是一个容纳着所有前庭感受器的不规则形状的空心骨腔，其前部连接耳蜗，后部连接半规管。前庭池的外侧壁参与构成鼓室内侧壁的一部分，在前庭池

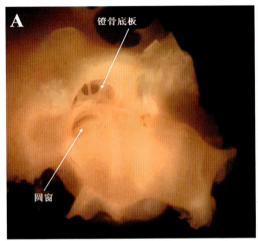
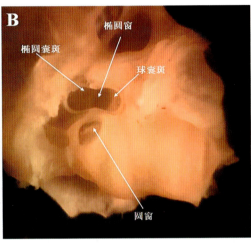

图 1.5　南美栗鼠鼓室内侧壁的手术暴露。A.圆窗被圆窗膜封闭，椭圆窗则被镫骨底板覆盖。在镫骨前足弓和后足弓之间有一根骨质的小柱穿过。这根骨性小柱可能有助于限制镫骨的活动范围并稳定镫骨的位置。B.摘除镫骨之后，通过打开的椭圆窗隐约可见位于前庭池内侧壁前部的球囊斑和位于前庭池内侧壁后部上方的椭圆囊斑。

外侧壁的中央有一个椭圆形的开口，称之为椭圆窗口（也称卵圆窗），椭圆窗口被镫骨底板覆盖并由周围的环韧带密封（图1.5）。在大鼠和小鼠的鼓岬，有镫骨动脉在镫骨前足弓和后足弓之间穿过，圆窗龛位于镫骨动脉的后方（图1.6）。前庭池的顶部骨壁参与上鼓室底部的骨壁形成（图1.7）。前庭池的下方骨壁参与构成颞骨岩部底部的颅底，在前庭池下部的外侧，后半规管壶腹和外侧半规管单脚从前到后依次进入到前庭池。前庭池前面的开口与其

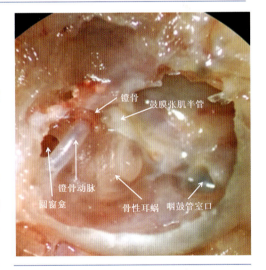

图 1.6　小鼠鼓室内侧壁的表面结构。可见镫骨动脉从镫骨前足弓和后足弓之间穿过，圆窗龛有部分被镫骨动脉遮挡。

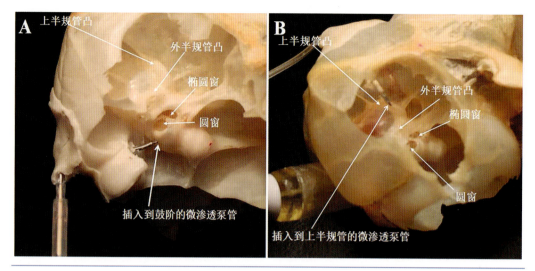

图1.7 南美栗鼠鼓室内侧壁表面结构和上鼓室底部结构及微渗透泵的插入位置。A.经下鼓室后方开口进入到鼓室的微渗透泵插管插入到圆窗龛下方的耳蜗鼓阶，可用于向耳蜗内缓慢释放药物或缓慢释放携带某种靶基因的载体。B.经上鼓室顶部开口进入到鼓室的微渗透泵插管插入到上半规管，可用于向前庭池内缓慢释放药物或释放转染基因。

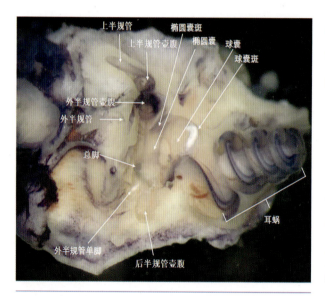

图1.8 打开内耳腔的外侧壁，暴露豚鼠耳蜗膜迷路和位于前庭池内的各个前庭终器。

前方的耳蜗前庭阶相通。前庭池的内侧骨壁部分参与内耳道骨壁的形成，还部分参与前庭池与后颅窝的分隔。在前庭池内侧壁的内侧中心部位，有一条自前部上方向后部下方斜行的前庭嵴。球囊位于前庭嵴前下方的球囊隐窝内，椭圆囊则位于前庭嵴后上方的椭圆隐窝内。在前庭池内侧骨壁的下部，还有一个被称为"前庭导水管"的十分隐秘的开口，其内有内淋巴管通向颞骨岩部后方位于骨质狭缝中的内淋巴囊。内藏内淋巴囊的朝向后方的颞骨岩部骨质狭缝开口被乙状窦严密遮盖。前庭池的后方骨壁将前庭池与弓下窝分隔开来。在前庭池后骨壁与顶壁形成的夹角处，上半规管壶腹和外半规管壶腹分别从顶部和外侧进入前庭池。在前庭池后壁下部的内侧，由上半规管和后半规管汇合形成的总脚进入到前庭池内（图1.8）。

三个骨半规管位于前庭池的后方，形成三个相互垂直的弯曲成三分之二的环形空心骨管。每个半规管的一端扩大形成壶腹。外半规管的非壶腹端以单脚形式从前庭池下部外侧进入前庭池，而上半规管和后半规管的非壶腹端汇合形成一个共同的总脚，从前庭池后骨壁的下部进入前庭池。以南美栗鼠为例，外半规管与水平面约成30°角，上半规管与水平面约成90°角，后半规管约与水平面平行。

综上所述，前庭池共有7个开口，其中5个开口分别与3个半规管的壶腹和外半规管的单脚，以及由上半规管与后半规管汇合而成的总脚相通，前庭池朝向前方的最大的开口与耳蜗的前庭阶相通，前庭池内侧壁下部的最小的隐秘开口与内淋巴囊相通。

② 前庭膜迷路

前庭膜迷路是位于前庭骨迷路内与前庭骨迷路形状相似的一种囊状的膜性结构，前庭膜迷路的内部充满内淋巴液，在前庭膜迷路与前庭骨迷路之间的腔隙内则充满外淋巴液。

前庭感觉区的上皮分布在球囊斑和椭圆囊斑及三个壶腹嵴，这些感觉上皮都是由两层细胞所组成，毛细胞位于表面层，支持细胞的细胞体位于毛细胞细胞体的底部，但支持细胞的表皮板在与感觉毛细胞表皮板平齐的表面相互连接成网状膜，毛细胞的表皮板就镶嵌在网状膜的网眼中。在前庭感觉毛细胞表皮板上的纤毛束中，有一根动纤毛和几十根静纤毛。动纤毛总是位于静纤毛的一侧。每个毛细胞动纤毛的位置决定其形态上的极化方向（图1.9）。

在球囊斑和椭圆囊斑的微纹区，毛细胞动纤毛的位置没有统一的方向。然而，在球囊斑

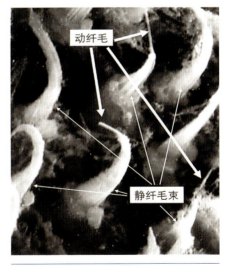

图1.9 应用扫描电镜技术显示前庭毛细胞的纤毛束。每一个毛细胞的纤毛束中有一根最长的纤毛是动纤毛，其余的纤毛是静纤毛。

微纹区两侧的周边区，毛细胞上的动纤毛都排列在背离微纹区的位置。在椭圆囊斑微纹区两侧的周边区，毛细胞上的动纤毛却都排列在朝着微纹区方向的位置。

前庭毛细胞感受重力或体位改变刺激的机制是由于其插入到覆盖在其上方耳石膜胶状质内或终帽内的纤毛，随着这些辅助结构的惯性位移而发生弯曲，纤毛的弯曲引起毛细胞膜电位发生去极化或超极化改变，从而促使毛细胞的神经冲动信号发放增强或减弱。静纤毛朝着动纤毛的方向弯曲构成对毛细胞的兴奋性刺激，而静纤毛朝着背离动纤毛的方向弯曲则构成对毛细胞的抑制。当机体沿着一个囊斑的平面在垂直于微纹区的方向产生一个加速运动时，该囊斑一侧周边区的毛细胞会因为静纤毛朝着动纤毛的方向弯曲使该侧毛细胞发生去极化而处于兴奋状态，而另一侧周边区的毛细胞却因静纤毛朝着离开动纤毛的方向弯曲使该侧毛细胞发生超极化而处于抑制状态。提示从前庭感觉上皮经前庭周边神经元传入到前庭中枢神经系统的刺激信号都是以这种一部分细胞兴奋而另一部分细胞抑制的不对称刺激方式才使机体感知其平衡状态（图 1.10）。

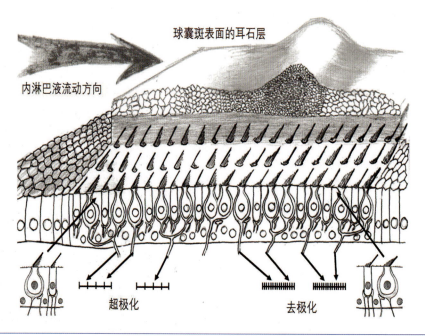

图 1.10　当身体沿垂直于球囊斑的平面产生加速运动时，在球囊斑微纹区一侧周边区域毛细胞的静纤毛将会朝着动纤毛弯曲，使毛细胞处于去极化而进入兴奋状态，而球囊斑微纹区另一侧周边区域毛细胞的静纤毛将朝着离开动纤毛的方向弯曲，从而使该区域的毛细胞因超极化而处于抑制状态。因此，同一方向的线性加速度对同一囊斑微纹区两侧感觉上皮产生出截然相反的刺激，导致微纹区两侧毛细胞的输入信号完全相反。

在外半规管壶腹嵴，毛细胞的动纤毛都是朝着椭圆囊的方向排列，相反，上半规管壶腹嵴和后半规管壶腹嵴上毛细胞的动纤毛却都是朝着半规管的方向排列。虽然三个壶腹嵴上所有毛细胞的动纤毛都是排列在一个统一的方向，但是，由于壶腹嵴的形状是壶腹腔内的一个横位的马鞍形隆起，当其上方覆盖的胶状质终帽随着内淋巴液的流动发生相对位置移动时，壶腹嵴一侧的毛细胞纤毛必然会随着终帽顶部的偏移而发生方向一致的弯曲，从而使该侧壶腹嵴毛细胞产生同步的去极化或超极化反应，然而壶腹嵴另外一侧毛细胞的纤毛却会因为内淋巴液在壶腹嵴上方推动终帽时，在被壶腹嵴遮挡一侧的底部反而会形成一个反方向的漩涡式回流，从而使壶腹嵴另外一侧毛细胞的纤毛发生方向完全相反的弯曲，这样就使壶腹嵴两侧毛细胞处于一侧兴奋而另一侧抑制的截然相反的不平衡状态。这意味着相同的加速运动方向对与之相对应的壶腹嵴两侧感觉上皮产生的却是截然不同的刺激信号，从而造成该壶腹嵴两侧感觉上皮的输入信号不平衡（图1.11、图1.12）。

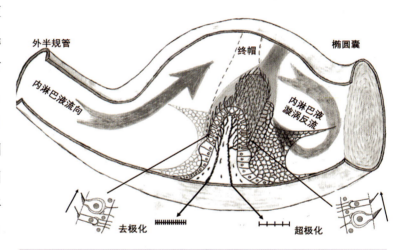

图1.11　壶腹嵴毛细胞的动纤毛都是朝着一个统一的方向，外半规管壶腹嵴上毛细胞的动纤毛都是朝着椭圆囊的方向，而上半规管和后半规管壶腹嵴上毛细胞的动纤毛都是朝着半规管的方向。由于壶腹嵴在壶腹腔内是一个横位的马鞍形隆起，当外半规管内的内淋巴液因角加速旋转或者温度刺激朝着壶腹嵴方向流动时，壶腹嵴面对外半规管侧的毛细胞纤毛将会随着终帽朝着椭圆囊方向偏移而发生方向一致的弯曲，从而使外壶腹嵴半规管侧毛细胞的静纤毛朝着动纤毛的方向弯曲而产生同步的去极化兴奋反应。然而，外壶腹嵴椭圆囊侧毛细胞的纤毛却可能由于外壶腹嵴的遮挡所形成的朝着壶腹嵴方向流动的漩涡式回流而发生朝着壶腹嵴方向的弯曲，从而使外壶腹嵴椭圆囊侧毛细胞的静纤毛朝着背离动纤毛方向发生偏移而产生同步的超极化抑制反应。这意味着虽然壶腹嵴两侧毛细胞的极性完全相同，但是由于壶腹嵴的隆起造成了壶腹嵴另一侧的液体回流，从而使壶腹嵴在同一刺激下产生一侧毛细胞兴奋而另一侧毛细胞抑制的不平衡刺激模式。

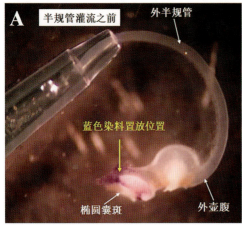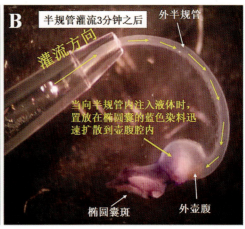

图 1.12　从外半规管朝着壶腹嵴注入液体可使滴在椭圆囊的蓝色染料迅速朝着壶腹嵴扩散。A.将蓝色染料滴在椭圆囊。B.随着向半规管内注入液体,可见蓝色染料在 3 分钟内流向了壶腹嵴。

　　前庭感觉毛细胞可分为两种不同的类型:一种是 I 型毛细胞;另一种是 II 型毛细胞。这两种毛细胞无论是从纤毛束的形态、细胞体的形状,还是传入神经和传出神经的突触连接方式都不一样(图 1.13)。

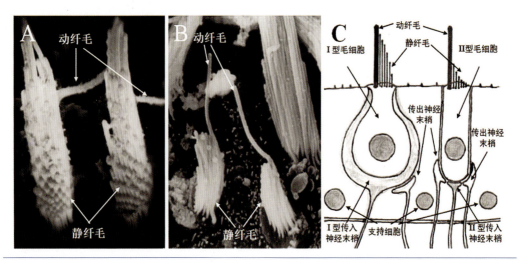

图 1.13　A. I 型毛细胞纤毛束中的动纤毛位于纤毛束的一侧,几十根静纤毛则沿着动纤毛依次从长到短排列。B. II 型毛细胞纤毛束中的动纤毛同样排列在纤毛束的一侧,但位于其一侧的很短的静纤毛束却仅呈现为一小撮。C.从前庭 I 型毛细胞和 II 型毛细胞的横断面模式图可以看出,两种毛细胞无论是静纤毛的长度、细胞体的形态,还是传入神经末梢的连接方式及传出神经末梢的连接位置都截然不同。

　　虽然 I 型和 II 型毛细胞的表皮板都呈圆形,其表面也都有纤毛束,并且在纤毛束中都有一根最长的动纤毛,但是这两种毛细胞的静纤毛的长度却有所不同。I

型毛细胞的静纤束外形看起来像芦笙，紧靠动纤毛的静纤毛较长，而远离动纤毛的静纤毛则较短，由此形成静纤毛的长度随着与动纤毛之间距离的增加而呈梯级样依次变短的特点（图 1.13A），Ⅱ型毛细胞表面的静纤毛则只是一小簇很短的静纤毛（图 1.13B）。因此，根据毛细胞表面静纤毛的长短可以区分出这两种不同类型的毛细胞。

前庭Ⅰ型毛细胞的细胞体形态呈古希腊酒杯状，具有一个狭窄的瓶颈状颈部和一个细胞核周围膨大的细胞体。相比之下，前庭Ⅱ型毛细胞的细胞体却是柱状。因此在前庭感受器的切片上可以根据毛细胞的不同形状区分出这两种不同类型的毛细胞（图 1.13C）。

前庭Ⅰ型毛细胞被来自前庭传入神经的粗神经纤维或中等神经纤维的终端之神经杯所包围。这个酒杯状体传入神经杯的上缘与Ⅰ型毛细胞的颈部平齐，因此，Ⅰ型毛细胞的整个细胞体完全坐落在这个前庭传入神经终端的神经杯内。前庭传出神经的突触不与Ⅰ型毛细胞直接相连，但是与粗大的前庭传入神经纤维建立突触联系。在前庭Ⅱ型毛细胞的底部，来自前庭细神经纤维的传入神经末梢和前庭传出神经末梢都与Ⅱ型毛细胞直接建立突触联系。因此，这两种毛细胞也可以根据前庭毛细胞的不同神经连接方式予以区分（图 1.13C、图 1.14）。

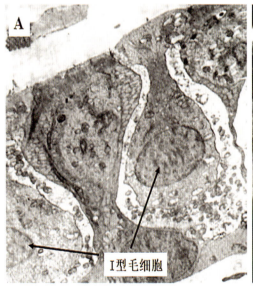
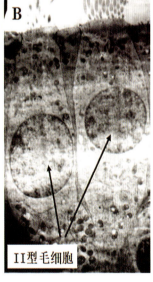

图 1.14 A.在透射电镜下观察Ⅰ型毛细胞的超薄切片。Ⅰ型毛细胞的形状如同一个古希腊酒杯，圆底、细颈、宽头。Ⅰ型毛细胞被来自前庭神经粗纤维的传入末梢的神经杯所包围。B.超薄切片显示Ⅱ型毛细胞呈柱状，其周围没有神经杯。

2.1 球囊

在前庭池的球囊隐窝内，球囊的内侧壁与球囊隐窝骨壁紧密相连。在球囊内侧壁的中央部位有一片处于矢状面的几乎接近垂直位置的呈钩形的上皮增厚的区域，其表面覆盖着耳石膜，这个区域被称之为球囊斑。球囊斑在球囊隐窝内的位置正对前庭池外侧壁上的椭圆窗，因此只要摘除镫骨底板或者打开前庭池的外侧壁，就可以看见覆盖在球囊斑表面的呈钩形的白色的耳石层。球囊有两个开口：一个开口是位于球囊下端外侧的连和管，此管与耳蜗管相通；另一个开口是位于球囊下端内侧后方的球囊管，此管通向内淋巴管和内淋巴囊（图 1.15）。

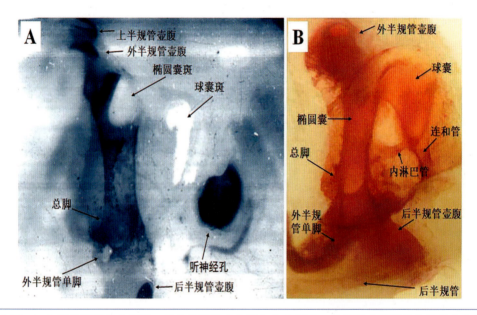

图 1.15 A.打开前庭池的外侧壁，充分暴露整个前庭池的内侧壁。球囊斑表面覆盖的呈现白色的耳石层标识出球囊斑的位置。B.在球囊的下部有两个开口：一个开口是在球囊下端外侧与耳蜗管相通的连和管；另一个开口是在球囊下端后侧与内淋巴管相通的球囊管。

在球囊斑的中线有一条钩形的狭窄区域，称之为微纹区，在微纹区的两侧则是周边区。覆盖在球囊斑表面的耳石膜是由两层不同的物质所组成，它们分别是靠近毛细胞的胶状质层和覆盖在胶状质表面的耳石层。耳石是由具有方解石晶体结构的碳酸钙组成（图 1.16）。覆盖在球囊斑微纹区表面的耳石层较厚，而覆盖在周边区的耳石层较薄。靠近耳石膜表面的耳石颗粒较为细小，而靠近胶状质和毛细胞纤毛的耳石颗粒相对较大（图 1.16）。

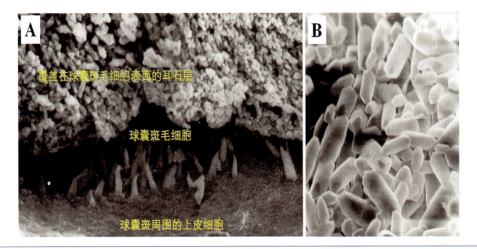

图 1.16 A.在扫描电镜下，从球囊斑的侧面边缘观察覆盖在球囊斑毛细胞表面的耳石层。B.应用扫描电镜显示具有方解石晶体结构的耳石颗粒的放大图像。

球囊斑表面覆盖的白色耳石膜清晰地标记出球囊斑的所在部位（图 1.17A），将耳石膜摘除之后，通过对毛细胞进行染色，可以看出在球囊斑中间部位有一条微纹区（图 1.17B），微纹区内的绝大多数毛细胞都是Ⅰ型毛细胞，而周边区内的Ⅰ型和Ⅱ型毛细胞均匀分布。由于前庭传入神经杯中的呈高脚酒杯状的Ⅰ型毛细胞比呈柱状的Ⅱ型毛细胞占据更大的空间位置，而且在微纹区常见一个大神经杯中包容着两个或三个Ⅰ型毛细胞，所以微纹区的毛细胞密度显著低于周边区域的毛细胞密度（图 1.18）。

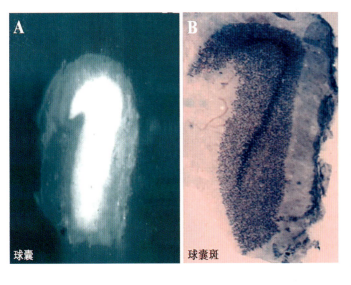

图 1.17 A.解剖取出整个球囊，球囊斑表面覆盖的白色耳石膜清晰地标记出球囊斑的所在位置。B.摘除耳石膜并用琥珀酸脱氢酶染色法，清晰显示球囊斑上每一个呈蓝色的毛细胞。

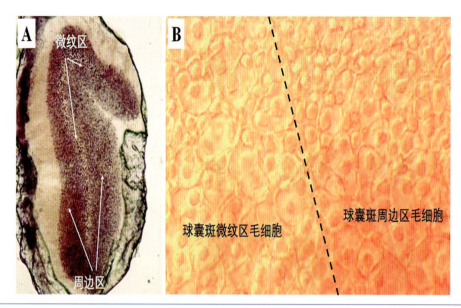

图 1.18　A. 从整个球囊斑铺片上可见球囊斑微纹区的毛细胞密度略低于周边区的毛细胞密度。B. 从球囊斑铺片的放大图像，可以看出微纹区的 I 型毛细胞的数量较多，而且常见有 2～3 个毛细胞坐落在同一个巨大的前庭传入神经末梢的神经杯内。相反，周边区坐落在前庭传入神经末梢神经杯内的 I 型毛细胞大多是一个毛细胞坐落在一个神经杯内，而且 I 型毛细胞和 II 型毛细胞的数量分布相对比较均匀。由此可见，微纹区的毛细胞密度之所以低于周边区的毛细胞密度，很可能是由于微纹区内体型较大的 I 型毛细胞数量居多和前庭传入神经末梢的巨大神经杯占据更大位置所致。

在球囊斑周围的扁平上皮细胞中没有暗细胞，因此球囊内的上皮细胞既不能产生内淋巴液也无法吸收内淋巴液。充满在球囊腔内的内淋巴液唯一的来源是耳蜗血管纹的上皮细胞和暗细胞分泌的内淋巴液，血管纹分泌的内淋巴液经连和管进入到球囊，再经内淋巴管输送到内淋巴囊，最后由内淋巴囊的上皮细胞来完成对内淋巴液的吸收。于是，在耳蜗蜗管和内淋巴囊之间实现了一个内淋巴液从耳蜗蜗管流向连和管进入球囊，再经内淋巴管进入内淋巴囊的纵向流动循环模式。此外，由于球囊内不含暗细胞，从球囊斑耳石膜上脱落下来的变性耳石也只能随着流动的内淋巴液经内淋巴管被输送到内淋巴囊，然后由内淋巴囊的上皮细胞吞噬和降解。

2.2　椭圆囊

椭圆囊是一个上下两端膨大的哑铃形的囊状膜性结构，位于前庭池球囊后方的椭圆隐窝内（图 1.15A，图 1.19A）。椭圆囊总共有六个开口。在椭圆囊的后上方有一个开口与上半规管壶腹相通，在上半规管壶腹开口的外侧有一个与外半规管壶腹相通的开口，在椭圆囊下端外侧的前方有一个与后半规管壶腹相通的开口，在后半规管壶腹开口的后方是外半规管单脚的开口，在椭圆囊下端内侧有一个开口与总脚相通。此外，在椭圆囊的下方内侧还有一个呈开裂状的前庭导水管的开口，其与内淋巴管相通，其开口处的椭圆囊壁增厚的部分形成一个朝着内淋巴管单向开放的带有瓣膜的阀门，使内淋巴液只能从椭圆囊管流向内淋巴管而不能从内淋巴管倒灌进椭圆囊。综上所述，除椭圆囊和三个半规管之间有五个开口之外，椭圆囊还有第六个隐藏的开口，通向内淋巴管然后通向内淋巴囊。

椭圆囊斑在膨大的椭圆囊上部处于一个冠状位的平面。椭圆囊斑感觉毛细胞的表面朝向后方，而椭圆囊斑背侧的神经纤维通向内侧骨壁上筛斑处的小孔。椭圆囊斑的形状呈一个扇形盘状，白色的耳石膜明确标识出椭圆囊斑在椭圆囊内的位置（图 1.19A）。椭圆囊斑被一条狭窄的弧形带从中间将其分为两个区域，像球囊一样，这条弧形的区域带也被称为微纹区（图 1.19B）。椭圆囊斑微纹区的毛细胞绝大部分同样都是 I 型毛细胞。在微纹区两侧的周边区，I 型毛细胞和 II 型毛细胞均匀分布。在椭圆囊斑周边区的毛细胞的动纤毛都排列在朝着微纹区的一侧。因此，当体位沿着垂直于椭圆囊斑微纹区平面产生一个直线加速运动时，椭圆囊斑微纹区一侧周边区的毛细胞将发生去极化，而椭圆囊斑微纹区另一侧周边区的毛细胞将发生超极化。从而使一侧周边区的毛细胞处于兴奋状态，而另一侧周边区的毛细胞处于抑制状态。由此可见，对椭圆囊斑产生一个固定方向的移动刺激将会使椭圆囊斑两侧周边区的毛细胞产生完全相反的刺激模式。

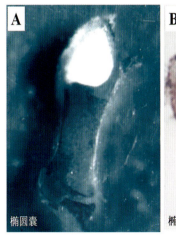

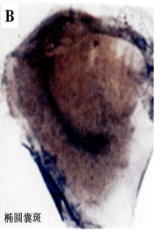

图 1.19　A. 解剖取出的整个椭圆囊。在椭圆囊斑表面覆盖的呈白色的耳石膜清晰地标记出椭圆囊斑感觉上皮的所在位置。B. 摘除耳石膜之后制备成的椭圆囊斑铺片，显示椭圆囊斑上感觉上皮的覆盖范围。

在椭圆囊斑的周边围绕着一个布满移行上皮的过渡区域。在过渡移行上皮区域的外围是暗细胞区域（图 1.20）。红色眼睛的白化豚鼠内耳的暗细胞不含黑色素，

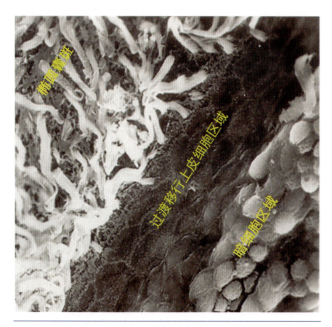

图 1.20　扫描电镜下可见沿着豚鼠椭圆囊斑的边缘有一片被移行上皮覆盖的区域。在移行上皮的外侧区域是暗细胞区。暗细胞具有分泌吸收内淋巴和吞噬退化耳石的功能。

因而不易在普通光学显微镜下与周围其他上皮细胞区分，但是黑色眼睛的含有色素的豚鼠的暗细胞富含黑色素标记。因此，黑色素成为黑色眼睛动物内耳暗细胞的一种天然的特殊标记。由于暗细胞具有分泌和吸收内淋巴的双重功能，椭圆囊内的内淋巴既是由局部的暗细胞分泌，又是被暗细胞在局部进行吸收，所以，椭圆囊内的内淋巴循环呈现出一种辐射式的循环模式。只有当椭圆囊内的内淋巴分泌过多时，内淋巴或许才会通过前庭导水管排出到内淋巴囊。

从椭圆囊斑表面耳石膜上脱落下来的变性耳石颗粒，一旦掉进后壶腹腔内覆盖在壶腹嵴表面的终帽上或掉进外半规管的单脚及上半规管和后半规管汇合而成的总脚，将可能诱发良性阵发性位置眩晕。变性耳石颗粒最终则都是由椭圆囊膜壁上的暗细胞和壶腹嵴两侧半月面区域的暗细胞吞噬和降解。

覆盖在椭圆囊斑表面胶状质上的耳石层和球囊斑上的耳石层一样，同样是由具有 2.71 比重的方解石晶体结构的碳酸钙所组成，但是耳石层的厚度在微纹区较薄而在周边区较厚，这就使椭圆囊斑表面覆盖的耳石膜看上去像一个盆地。靠近耳石膜表面的耳石颗粒较为细小，而靠近胶状质的耳石颗粒较大。

2.3　膜性半规管

三个膜性半规管除各自壶腹端的凸侧缘与骨壁紧密接触之外，半规管的其余部分都是借助结缔组织小梁悬挂在外淋巴液中，在膜性半规管的内部充满着内淋巴液。壶腹嵴坐落在壶腹腔的凸侧缘，其方向与半规管的弯曲方向相互垂直。在豚鼠和体型超过豚鼠的哺乳类动物中，三个壶腹嵴的构造基本相同，其形状都是一个横跨壶腹底部的马鞍形隆起，马鞍形壶腹嵴的方向与半规管的弯曲方向相互垂直，在壶腹嵴的表面覆盖着胶状质的终帽，毛细胞的纤毛插入到终帽的胶状质中（图1.21）。然而，在鸟类的三个壶腹嵴的中央，都有一个向两侧凸起的上皮细胞区将每个壶腹嵴上的毛细胞从壶腹嵴的中间分为两个感觉区。壶腹嵴中央的上皮分隔区像两个犄角一样向两侧突出，因此鸟类壶腹嵴的结构看起来像一个十字架的形状（图1.22）。在体型小于豚鼠的哺乳类动物如大鼠和小鼠中，它们的外半规管壶腹嵴与豚鼠等较大体型动物的壶腹嵴相同，也是呈马鞍形，并完全被感觉毛细胞覆盖。但是小鼠和大鼠的上半规和后半规管壶腹嵴却和鸟类相似，也是被一条非毛细胞区带从壶腹嵴的中央将壶腹嵴分割为两侧的两片感觉上皮区（图1.23）。小鼠和大鼠垂直半规管壶腹嵴感觉上皮的分区模式是否意味着垂直壶腹嵴的刺激模式与水平半规管壶腹嵴的刺激模式有所不同，目前还没有确切的答案和合理的解释。

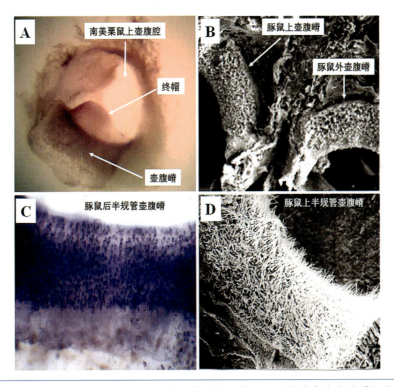

图1.21　A.在解剖显微镜下观察南美栗鼠上半规管壶腹腔内，可见坐落在壶腹嵴顶部的终帽。B.在扫描电镜下观察豚鼠上壶腹嵴和外壶腹嵴的表面结构。C.在光学显微镜下观察经琥珀酸脱氢酶染色的壶腹嵴上的每一个毛细胞都被染成蓝色，而在壶腹嵴周围的移行上皮和暗细胞却并不着色。D.在扫描电镜下观察豚鼠壶腹嵴上毛细胞表面的纤毛束。

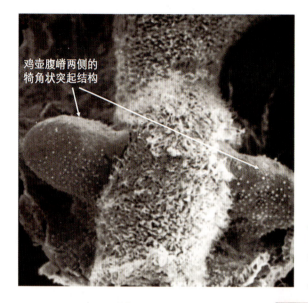

图1.22 在鸡壶腹嵴中心的两侧，有一对被圆柱形细胞覆盖的像犄角状的结构向两侧突起，使鸡的壶腹嵴看起来像一个十字架。

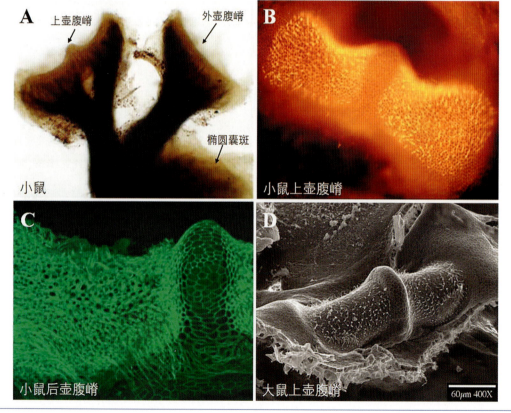

图1.23 A.小鼠的外壶腹嵴呈现一个马鞍形，与豚鼠和南美栗鼠的壶腹嵴结构相似。但是小鼠的上壶腹嵴的中部却呈现出一个隆起。B.小鼠上壶腹嵴中间的隆起将感觉上皮划分成两片感觉区域。C.小鼠后壶腹嵴中部隆起处的细胞没有纤毛束，可见小鼠上壶腹嵴和后壶腹嵴中部隆起的上皮细胞都不是感觉毛细胞。D.在扫描电镜下观察，大鼠垂直半规管壶腹嵴中部隆起的上皮细胞将感觉毛细胞区分成了两片区域，看上去仿佛是箍在壶腹嵴中部的一个救生圈。

壶腹嵴的基底部借助结缔组织与骨壁相连，并有神经纤维及毛细血管穿越骨壁上的小孔，汇集到骨壁另一侧的前庭神经元，外半规管和上半规管壶腹嵴的神经纤维经上筛斑通向前庭神经孔内的前庭上神经元，后壶腹嵴的神经纤维经下筛斑通向蜗神经孔内的前庭下神经元。

　　壶腹嵴毛细胞和球囊斑及椭圆囊斑的毛细胞十分相似，可分为 I 型毛细胞和 II 型毛细胞两种不同的类型。每个壶腹嵴毛细胞上的动纤毛都朝着相同的方向，其中外半规管壶腹嵴毛细胞的动纤毛都朝着椭圆囊，但上半规管和后半规管壶腹嵴毛细胞的动纤毛都朝着半规管。

　　壶腹嵴的表面被一个帆形的凝胶状终帽覆盖，这个终帽从壶腹嵴的表面一直延伸到壶腹腔对侧的顶部。毛细胞的纤毛插入到终帽的胶状质中。当壶腹嵴顶部的胶状质终帽随着内淋巴液的流动发生相对位置移动时，壶腹嵴一侧毛细胞的纤毛会随着终帽的偏移而发生方向一致的弯曲，然而壶腹嵴另外一侧毛细胞的纤毛却因反方向的漩涡式回流发生方向相反的弯曲，从而使壶腹嵴两侧的毛细胞处于一侧兴奋而另一侧抑制的不平衡状态。

　　在壶腹嵴两侧的底边外侧，各有一个移行上皮过渡区域。在壶腹嵴两侧过渡移行上皮区域的外围，各有一片呈半月形的暗细胞区，这两个区域被称为半月面。如果从黑色眼睛豚鼠和黑色眼睛的小鼠壶腹嵴的顶部俯视壶腹嵴，壶腹嵴两侧的两个新月形区域完全被黑色素标记的暗细胞覆盖（图 1.24）。在黑色眼睛豚鼠半规管的

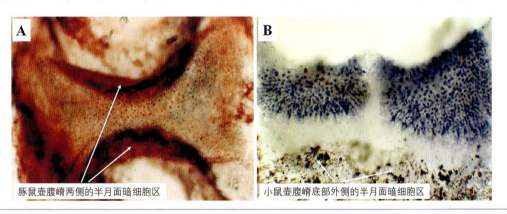

图 1.24　A. 从黑色眼睛豚鼠壶腹嵴铺片的上方俯视壶腹嵴，可见壶腹嵴两侧的半月面布满带有棕褐色色素沉着的暗细胞。B. 从 C57BL/6J 小鼠壶腹嵴铺片的侧面观察壶腹嵴，可见壶腹嵴上的每一个毛细胞都因富含线粒体而被染成蓝色，但是壶腹嵴中间隆起的上皮细胞和壶腹嵴底边周围的移行上皮细胞及半月面的暗细胞因缺乏线粒体而基本不着色。值得注意的是，半月面中的暗细胞却因色素沉着而显露出暗细胞在壶腹腔内的分布位置。

膜性管壁上，也可见许多散在分布的带有黑色素标记的暗细胞。鉴于半规管内分布着大量的暗细胞，因此，半规管内的内淋巴液分泌和吸收主要依赖于半规管内的暗细胞来完成。另外，从椭圆囊斑耳石膜脱落到壶腹嵴终帽上的变性耳石最终也是被壶腹嵴两侧新月形半月面的暗细胞所吸收。

2.4 内淋巴管和内淋巴囊

从球囊下端背侧发出的球囊管与椭圆囊背侧下端发出的前庭导水管汇合形成了内淋巴管。内淋巴管向后进入到颞骨岩部骨壁狭缝内，当内淋巴管抵达颞骨岩部骨壁内相当于上半规管和后半规管汇合形成的总脚下方时，内淋巴骨管的上下缝隙开始增大，位于骨壁狭缝中的膜性内淋巴管也因此而逐渐向上方和下方扩展形成了内淋巴囊。内淋巴囊所在骨壁狭缝朝向后方的开口，被位于乙状窦沟内的乙状窦严密遮盖（图 1.25A）。

在前庭导水管内的内淋巴管内膜的表面覆盖着鳞状上皮或立方上皮细胞。内淋巴管向后延伸的膨大部分形成内淋巴囊（图 1.25B）。

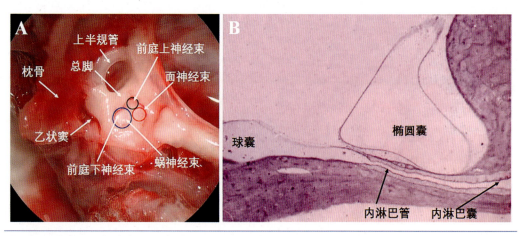

图 1.25　A. 在大鼠颅后窝外侧骨壁，从上到下依次可见上半规管的骨性标志及其下方的面神经孔和前庭上神经孔及听神经孔，在颞骨与枕骨相连处的乙状窦沟内斜行穿过的乙状窦恰好将内淋巴囊所在骨缝朝后的开口处遮盖。B. 豚鼠颞骨切片显示平行于内淋巴管和内淋巴囊的切片。

内淋巴囊的前部位于岩骨后表面的骨龛内，后部位于后颅窝的硬脑膜层内。内淋巴囊可分为三个部分：近端部分位于骨龛内；中间部分的前部也位于骨龛内，其后部则位于硬脑膜层之间；远端部分位于横静脉窦上方的硬脑膜后部。

在内淋巴囊近端的内侧表面覆盖的上皮细胞略高于内淋巴管内的上皮细胞。内淋巴囊中部凹凸不平，其内表面有不规则排列的高大的圆柱形细胞，这里的细胞可分为两种类型：一种是具有透明细胞质和多胞饮小泡及微绒毛的亮细胞；另一种是具有致密细胞质和较少胞饮小泡及微绒毛的暗细胞。位于内淋巴囊远端内表面的上皮细胞为立方体形状的亮细胞和暗细胞，其中亮细胞的数量略多于暗细胞的数量。在内淋巴囊的腔内，常常可以看到被破坏细胞的碎片和尚未被分解的变性耳石，也可看见有明显胞饮活性的悬浮的各种白细胞，如巨噬细胞。因此，有人认为，内淋巴囊不仅可以看作是从球囊斑耳石膜上脱落下来的变性耳石的"墓地"，而且也可以看作是内耳的免疫器官。

❸ 前庭神经系统

在前庭池椭圆隐窝后上方的内侧骨壁上有许多小孔的区域被称为上筛斑区，在前庭池球隐窝正前方的内侧骨壁上有许多小孔的区域被称为中筛斑区，在前庭池球隐窝前下方的内侧骨壁上还有一处有许多小孔的区域被称为下筛斑区。在上筛斑区，有神经和血管通向椭圆囊斑和球囊斑钩端后上部及外半规管壶腹嵴和上半规管壶腹嵴。在中筛斑区和下筛斑区，有神经和血管分别通向球囊斑大部分区域和后半规管壶腹嵴。球囊斑支持细胞层下方的前庭下神经纤维呈水平排列（图 1.26A），

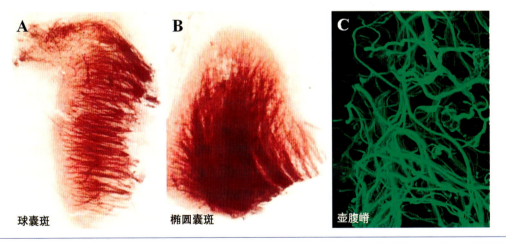

图 1.26　A.球囊斑铺片显示分布到球囊斑的前庭下神经纤维和传出神经纤维呈横向排列。B.椭圆囊斑铺片显示分布到椭圆囊斑的前庭上神经纤维和传出神经纤维呈扇形纵向排列。C.壶腹嵴铺片显示支持细胞层下方的前庭神经纤维的排布方向纵横交错。

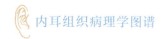

椭圆囊斑支持细胞层下方的前庭上神经纤维呈纵向排列（图 1.26B），壶腹嵴支持细胞层下方的前庭神经纤维的排布方向纵横交错（图 1.26C）。

3.1 前庭传入神经系统

如前所述，前庭感觉上皮中含有两种不同类型的毛细胞。这两种毛细胞的传入神经的连接方式截然不同。Ⅰ型毛细胞的传入神经末梢具有较宽大的开口和较细的颈部及圆形膨大的底部，其神经杯的形状形似一个古代希腊的酒瓶，Ⅰ型毛细胞的整个细胞体都包埋在这个高脚酒杯状的传入神经末梢内（图 1.27）。Ⅱ型毛细胞的传入神经末梢却是以典型的突触模式在Ⅱ型毛细胞的底部与Ⅱ型毛细胞建立起多个纽扣式的突触联系（图 1.27C）。

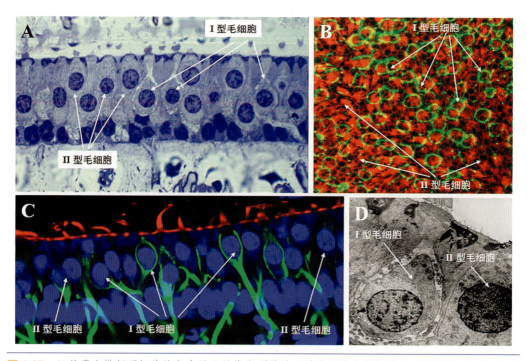

图 1.27　A. 从囊斑横断面切片的角度显示呈烧瓶形状的Ⅰ型毛细胞和呈柱状的Ⅱ型毛细胞。B. 从囊斑铺片的角度，可以看出在Ⅰ型毛细胞的细胞核周围有一个环形的Ⅰ型传入神经末梢（绿色荧光信号），但是在Ⅱ型毛细胞的细胞核周围却没有环状的神经末梢。C. 从囊斑横断面切片的角度显示与Ⅰ型毛细胞相联系的形似古代希腊酒瓶形状的Ⅰ型传入神经末梢包裹住Ⅰ型毛细胞的细胞体，与Ⅱ型毛细胞相联系的神经末梢在Ⅱ型毛细胞的底部形成纽扣式的突触结构。D. 应用透射电镜技术显示Ⅰ型毛细胞和Ⅱ型毛细胞的不同形态。

与椭圆囊斑毛细胞，外半规管及上半规管壶腹嵴上的毛细胞，以及球囊斑顶部钩端毛细胞相联系的传入神经纤维，经上筛斑区骨壁上的小孔穿入到上筛斑骨壁另一侧的前庭神经孔，在紧靠上筛斑的前庭神经孔内积聚着大量前庭上神经元的细胞体（图1.28A）。与球囊斑大部分区域的毛细胞和后半规管壶腹嵴毛细胞相联系的前庭传入神经，分别经中筛斑区和下筛斑区骨壁上的小孔穿入到中筛斑和下筛斑另一侧的听神经孔的底部，在紧靠中筛斑和下筛斑的听神经孔底部聚集着大量前庭下神经元的细胞体（图1.28B）。前庭周边传入神经元是一种双极神经元（图1.29A），聚集在前庭神经孔内的前庭上神经元和聚集在蜗神经孔底部的前庭下神经元，都是沿着喙尾延伸的方向排列。每个前庭周边神经元的周边端神经纤维穿越筛斑区骨壁小孔进入前庭池，与相应的前庭感觉区的毛细胞建立联系。前庭周边神经元的中枢端汇集成束通向脑干的前庭核。

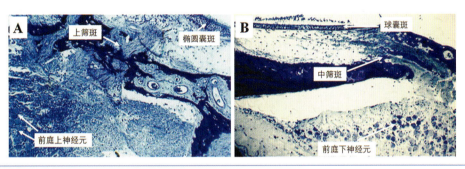

图1.28　A.从颞骨横断面切片的角度切到上筛斑的平面时，可见位于前庭池内的椭圆囊斑，与椭圆囊斑毛细胞相联系的前庭上神经纤维穿越上筛斑进入前庭上神经孔，前庭上神经元的细胞体积聚在前庭上神经孔内。B.从颞骨横断面切片的角度切到中筛斑的平面时，可见位于前庭池内的球囊斑，与球囊斑相联系的前庭下神经纤维穿越中筛斑进入听神经孔，前庭下神经元的细胞体积聚在听神经孔的底部。

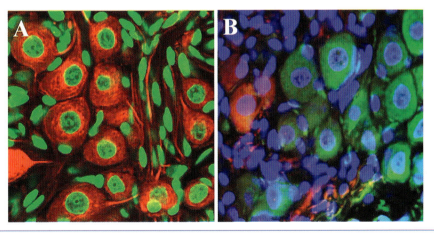

图1.29　前庭神经节由具有头尾方向的双极神经元组成。A.前庭上神经元胞体的双重染色。神经元细胞体和神经纤维用抗微管蛋白（tubulin）抗体标记为红色，细胞核用to-pro-3染成绿色。B.前庭神经元的三重染色。与I型毛细胞相联系的前庭神经元被抗微管蛋白（tubulin）抗体标记成绿色，与II型毛细胞相联系的前庭神经元被抗外周蛋白（peripherin）抗体标记成红色，细胞核被to-pro-3标记成蓝色。

前庭周边神经元分为两种类型，一种是位于前庭神经节区喙部的具有较粗大神经纤维的神经元，另一种是位于前庭神经节区尾部的具有细小神经纤维的神经元。粗神经纤维终止在 I 型毛细胞的杯状末梢，而细神经纤维则终止在 II 型毛细胞的底部。这两种神经元及其神经纤维可以分别用抗 tubulin 抗体和抗 peripherin 抗体予以区分（图 1.29B）。

前庭上神经元的中枢端轴突与前庭下神经元的中枢端轴突汇合后从耳蜗核的后方穿越到脑干的前庭神经核。其中来自椭圆囊斑和球囊斑顶端的传入神经纤维主要进入到前庭外侧核区，来自球囊斑大部的传入神经纤维主要进入到前庭下核区，来自半规管壶腹嵴的传入神经纤维主要进入到前庭上核区和前庭内侧核区。

3.2　前庭传出神经系统

神经系统内的传出回路将神经冲动从中枢神经系统传送到感觉终末器官。研究表明，前庭下行传出神经通路与其上行传入神经通路基本保持平行。前庭传出神经起源于脑干，终止在半规管和耳石器官中的毛细胞或初级传入神经末梢。支配前庭各个终器的传出神经元有 200-300 个。这些前庭传出神经元的细胞体位于相当于外展神经与前庭上核之间及面神经降支背侧区域。从前庭传出神经元发出的交叉和不交叉传出神经纤维分别投射到同侧和对侧的前庭周边感觉上皮。

前庭传出神经纤维和耳蜗传出神经纤维沿着听觉传入束和前庭传入束通向内耳。在前庭神经束和听神经束接近颞骨岩部听神经孔的位置，前庭传出神经纤维束分成两个分支。一个分支跟随前庭下传入神经束和耳蜗传出神经束进入听神经孔，然后向后穿越中筛斑和下筛斑骨壁上的小孔进入前庭池，以支配球囊斑上大部分毛细胞和后壶腹嵴上所有的毛细胞。前庭传出神经纤维的另一个分支则伴随前庭上传入神经束进入前庭神经孔，穿越上筛斑骨壁上的小孔进入前庭池，以支配椭圆囊斑上所有的毛细胞和球囊斑顶部的毛细胞，以及外壶腹嵴和上壶腹嵴上所有的毛细胞。

前庭感觉上皮中两种毛细胞的传出神经连接方式有所不同。支配前庭感受器中 I 型毛细胞的传出神经末梢位于高脚酒杯状前庭传入神经末梢的下方并与传入神经纤维建立突触联系，但不与 I 型毛细胞的细胞体直接接触。支配前庭感受器中 II 型毛细胞的传出神经末梢在 II 型毛细胞的底部与 II 型毛细胞直接建立起突触联系（图 1.30）。

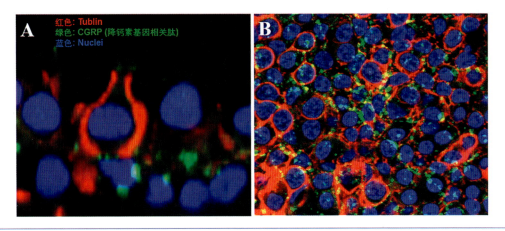

图 1.30　A.前庭终器横截面切片的三重染色标记。细颈瓶状的Ⅰ型传入神经末梢被抗 tubulin 抗体标记为红色，前庭传出神经突触被抗 CGRP 抗体标记为绿色，毛细胞核被 to-pro-3 染色为蓝色。B.前庭终器铺片的三重染色标记。Ⅰ型毛细胞核周围的环形红色荧光信号显示Ⅰ型传入神经末梢，绿色荧光信号显示前庭传出神经末梢在毛细胞的下方呈点状分布，蓝色荧光信号标记毛细胞的细胞核。

❹ 前庭血管

　　颅内供血主要是来自椎动脉和颈内动脉，其中椎动脉主要向后部脑组织（包括小脑、脑干和大脑后部）供血，被称为后循环。颈内动脉主要向前部脑组织包括眼动脉、脉络膜前动脉、大脑前动脉、大脑中动脉和后交通动脉供血，被称为前循环。椎动脉经枕骨大孔进入颅腔后形成基底动脉环（椎基底动脉系统），然后才与来自颈内动脉的后交通动脉、前交通动脉会合形成大脑动脉环。需要注意的是，供应内耳迷路动脉的唯一来源是椎动脉的基底动脉环分支，而颈内动脉的血不能逆行注入到基底动脉环。由此可见，从椎动脉发出的迷路动脉分支才是向内耳供血的唯一来源。

4.1　前庭动脉供血

　　从椎动脉发出的小脑前下动脉经再分支形成迷路动脉，在靠近蜗神经孔和前庭神经孔的部位，迷路动脉经再分支分别形成耳蜗总动脉和前庭动脉，这两条动脉则分别进入蜗神经孔和前庭神经孔。进入内耳道的耳蜗总动脉又分为耳蜗主支和前庭耳蜗支。耳蜗主支在蜗轴内分支盘曲直到蜗顶并形成螺旋动脉，前庭耳蜗支分布在耳蜗底回，并经中筛斑和下筛斑进入前庭池，向球囊和椭圆囊的下部和内侧及后半规管和总脚供血。前庭动脉分支则通过上筛斑的骨壁小孔进入前庭池，分别向椭圆囊和球囊的上部和外侧以及外半规管和上半规管供血（图1.31）。综上所述，供应内耳的动脉有三支，它们分别是由迷路动脉发出的进入前庭神经孔的前庭前动脉，进入耳蜗蜗轴的耳蜗总动脉及进入前庭池下部的前庭后动脉。值得注意的是，这三条动脉分支都只是负责各自区域的血液供应却并不越界支持。这意味着一旦一条动脉发生了栓塞，该动脉供血区域的组织细胞将发生局部的缺血缺氧性病变，但是不至于影响到另外两条动脉供血区域的组织细胞。

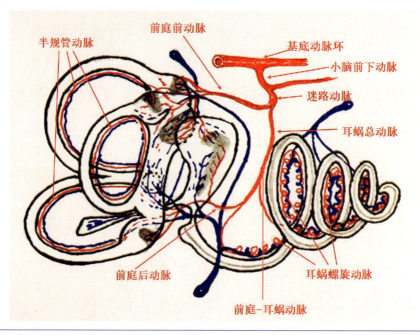

图1.31 哺乳动物内耳膜迷路的动脉供血示意图。

4.2 前庭毛细血管

分布到前庭感觉上皮的密集毛细血管网位于前庭各个终器支持细胞层的下方。在哺乳类动物球囊斑支持细胞下方排布的毛细血管网呈横向排布（图1.32A、图1.33A），在椭圆囊斑支持细胞下方排布的毛细血管网呈扇形排布（图1.32B、图1.33B），在膜壶腹上的毛细血管垂直于壶腹嵴平行于半规管（图1.32C、图

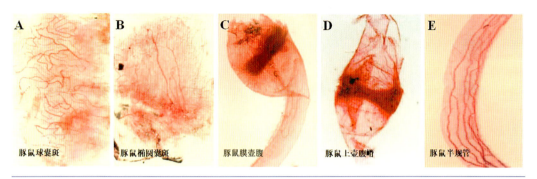

图 1.32　应用伊红染色特异性显示豚鼠毛细血管内的红细胞。A.豚鼠球囊斑支持细胞下方的毛细血管网横向排布。B.豚鼠椭圆囊斑支持细胞下的毛细血管网呈扇形排布。C.豚鼠膜壶腹上排布的毛细血管网平行于半规管的走向。D.豚鼠壶腹嵴支持细胞下方的毛细血管网络平行于壶腹嵴。E.豚鼠半规管上毛细血管的排布平行于半规管。

1.33C），在壶腹嵴支持细胞下方排布的毛细血管与壶腹嵴的走向平行并且纵横交错（图 1.32D、图 1.33D）。在球囊和椭圆囊的膜性管壁上的毛细血管网相对比较稀疏。排布在哺乳类动物半规管膜性管壁上的毛细血管与半规管的走向保持平行，靠近膜壶腹的毛细血管管径略细于远离壶腹端的毛细血管管径（图 1.32E、图 1.33E），如果此处的毛细血管是动脉末梢，提示哺乳动物半规管的动脉供血可能是从半规管流向壶腹，如果此处的毛细血管是静脉回流的起始部，则提示哺乳类动物半规管中的静脉血流可能是从壶腹端流向半规管（图 1.32E、图 33E）。但是排

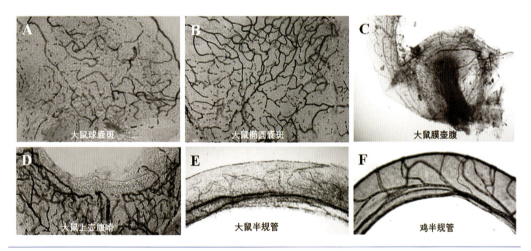

图 1.33　应用 DAB 染色显示大鼠前庭毛细血管中的红细胞。A.大鼠球囊斑支持细胞下方毛细血管网的排布垂直于纹状体区。B.大鼠椭圆囊斑支持细胞下的毛细血管网伴随着神经纤维呈扇形分布。C.排列在大鼠膜壶腹上的毛细血管网平行于半规管。D.排列在大鼠壶腹嵴支持细胞下方的毛细血管网基本上平行于壶腹嵴。E.大鼠半规管上毛细血管的排布基本上平行于半规管。F.鸡膜半规管上的毛细血管网环绕半规管呈环状排布。

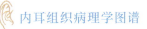

布在鸟类半规管膜性管壁上的毛细血管却是从半规管凹侧缘发出的一个个环绕半规管的环形排布模式（图 1.33F）。

4.3　前庭静脉回流

内耳的静脉回流有三条途径，它们分别是迷路静脉途径、耳蜗导水管静脉途径及前庭导水管静脉途径。汇集耳蜗中回和顶回的静脉血经蜗轴内的螺旋静脉回流到岩上窦的迷路静脉，但与前庭系统的静脉回流无关。耳蜗导水管静脉回路和前庭导水管静脉回路是前庭静脉回流的两条重要通路，其中前庭前静脉输送来自椭圆囊、上半规管及外半规管壶腹的静脉血，而前庭后静脉输送来自后半规管、壶腹和球囊的静脉血。前庭前静脉在前庭导水管处形成前庭导水管静脉，并沿着内淋巴管汇入到岩上窦的侧静脉窦。前庭后静脉在圆窗附近形成耳蜗导水管静脉，并沿着耳蜗导水管汇入到岩下窦的侧静脉窦（图 1.34）。这三路来自内耳的静脉回流最终都汇入到颈内静脉。综上所述，从内耳回流的静脉有三条通路，它们分别是耳蜗蜗轴内的螺旋静脉、耳蜗导水管静脉及前庭导水管静脉。

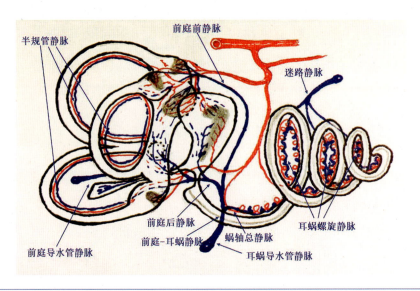

图 1.34　哺乳动物内耳膜迷路的静脉回流示意图。

第二章 前庭切片

病理学是一门研究疾病或损伤的发生原因、发生机制、发展规律及病变过程中的形态结构改变和代谢改变，以及最终病变结局的基础医学科学，其发展史最早可以追溯到 18 世纪中叶。随着光学显微镜和电子显微镜的问世，各种组织样品处理技术及各种生物学染色标记技术的发展，病理学逐渐成为基础医学和临床医学之间的一门桥梁学科，前庭病理学同样也在耳科疾病研究领域逐渐发展壮大。

组织切片技术是研究病理学的重要技术手段之一，主要包括徒手切片法、石蜡包埋切片法、碳蜡包埋切片法、火棉胶包埋切片法、明胶包埋冰冻切片法、OCT 包埋冰冻切片法、环氧树脂包埋切片法，等等。在前庭病理学研究中，火棉胶包埋切片、明胶包埋冰冻切片和环氧树脂包埋切片的切片质量较高，因而这些切片技术得到较多的应用。

和其他组织的病理切片样品的制备过程相似，前庭组织切片同样需要经过取材、固定、脱钙、脱水、浸透、包埋、切片、染色等一系列样品处理过程。根据观察指标，染色方法及包埋材料的不同，前庭器官样品制备过程中的每一步骤也不完全一样。以下仅以颞骨整体切片和单个前庭终器切片为例，分别简单介绍几种常规前庭组织切片方法。

❶ 颞骨整体连续切片

虽然颞骨切片技术的开发可能是在 20 世纪 30 年代甚至更早，但有关颞骨切片技术的最早详细介绍应该是出现在 HF Schuknecht 的著作 *Pathology of the Ear* 中。

1.1 整个颞骨的固定

内耳深埋于颞骨岩部。内耳的感觉毛细胞对缺氧十分敏感，哪怕短暂的缺氧也足以使内耳感觉毛细胞发生明显的病理学改变，长时间的缺氧则足以造成组织自溶。由此可见，浸泡式固定不可避免地会在内耳样本中遗留组织自溶的实验伪迹。为了避免实验动物的内耳感觉上皮因缺氧或死后变化形成伪影，内耳样品的固定必须在组织发生死后病理学改变之前得到有效的充分固定。在麻醉状态下进行心脏灌注和体循环灌流以完成深部组织的充分固定，被认为是颞骨固定有效和可靠的固定方法之一。

受试动物在麻醉状态下，首先在颈部正中切开皮肤并暴露颈内静脉，用血管钳夹住颈内静脉。然后打开胸腔暴露心脏，将注射针尖刺入左心室并用灌流泵经注射针尖向主动脉弓内泵入生理盐水，同时剪开颈内静脉放血。当从剪开的颈内静脉流出的血液开始变得清淡的时候，开始从左心室向主动脉弓内泵入 10% 福尔马林溶液或者 2.5% 戊二醛磷酸盐缓冲液（phosphate buffered saline，PBS），心脏灌流时间在 20 分钟左右，从而使固定液自左心室注入到主动脉，再经体循环回流到颈内静脉切开处并流出。终止灌流固定后，立刻取下颞骨，摘除镫骨底板，并将固定液注入到前庭池内，然后浸泡固定 24 小时。这样可以确保内耳感觉上皮在存活状态下得到及时的有效固定。

1.2 整个颞骨的脱钙

用于整体切片的颞骨常规病理学检查的样品需要进行脱钙处理，用 5% 硝酸溶液或者 5% 盐酸溶液或 10% 乙二胺四乙酸溶液浸泡标本，每日更换新配制的脱钙液，如果是用盐酸溶液或者硝酸溶液进行脱钙，浸泡脱钙三天后可以开始检查脱钙的程度。化学查钙的方法是取出少量最后一次使用过的脱钙液，加入饱和草酸铵和氨水少许。若无白色沉淀，说明颞骨组织中的钙质已经去净。若有白色沉淀，说明颞骨中钙质尚未去净，应继续脱钙。查钙的另外一种简便方法可以考虑应用 X 光拍片技术。上述强酸脱钙法一般仅适用于颞骨常规病理学切片检查的普通染色样品，但是既不适用于酶组织化学的金属标记法，也不适用于免疫组织化学标记染色。用于整体切片和免疫组织化学标记的颞骨样品可考虑用 10% 乙二胺四乙酸二钠溶液进行脱钙，同样需要每日更换新鲜配制的脱钙液，并且连续脱钙 5-7 天。

1.3　整个颞骨的整体染色

最初的颞骨火棉胶包埋样品的连续切片需要按照切片顺序对每一张切片进行逐片染色，这显然需要耗费大量时间。整个颞骨冰冻切片的包埋剂由于染色剂对包埋剂的污染和包埋剂在常温下的溶解等缺点，对每张颞骨冰冻切片进行苏木素和伊红常规双重染色面临难以确保切片质量和染色质量的困难。为了克服火棉胶包埋颞骨连续切片逐片染色费时的缺点，同时也为了避免颞骨冰冻切片的逐片染色困难，我们推荐一个颞骨整体染色的方法，具体内容如下。

将经过盐酸脱钙后的颞骨组织块进行充分的流水冲洗（至少 3 小时），然后再用蒸馏水充分漂洗，将整个颞骨组织块浸入 Ehrlich's 苏木素的稀释液，置于 37 摄氏度恒温箱中浸染 3 天，然后流水冲洗 24 小时，使整个颞骨组织中的每一个细胞的细胞核都被均匀染色。这样从经过预先整体染色的颞骨组织获取的每一张切片就都已经在包埋和切片之前完成了染色，得到的切片可以直接封片用于观察。

附上 Ehrlich's 酸性苏木素染液的制备方法如下。①储备液包括 5% 硫酸铵铝溶液和用 95% 乙醇溶液配制的 2% 苏木精溶液，以及用甘油配制的 10% 冰醋酸溶液。配制 Ehrlich's 酸性苏木素染液时，先将 100 毫升 95% 乙醇溶液配制的 2% 苏木精溶液逐滴加到 100 毫升 5% 硫酸铵铝溶液之中，并搅拌均匀。在室温下放置数天后再加入 100 毫升用甘油配制的 10% 冰醋酸溶液并搅拌均匀，然后用棉花轻塞瓶口。将盛放溶液的玻璃瓶放在自然光线充足处 2 个月，待溶液的颜色在天然氧化作用下转变成深紫色时即可使用。② Ehrlich's 酸性苏木素的稀释液配制方法是取出 Ehrlich 酸性苏木素原液 6 毫升加冰醋酸 5 毫升再加 50% 乙醇 66 毫升，所得混合溶液就是用于颞骨整体染色的 Ehrlich's 酸性苏木素稀释染色液。

1.4　整个颞骨的包埋

对经过脱钙和整体染色的颞骨组织，如果打算应用火棉胶连续切片，可以在脱水后和乙醇乙醚渗透后再用梯度浓度的火棉胶渗透包埋；如果打算应用石蜡连续切片，可以在脱水后用石蜡包埋；如果打算应用冰冻切片，无须脱水就可直接用 10% 明胶和 25% 明胶在 37 摄氏度恒温箱内分别实施梯度渗透，或者用 OCT 介质在室温下实施渗透，当用明胶或 OCT 渗透的颞骨组织块被冰冻在冰冻切片机的冷台上时，充满内耳腔隙和细胞内的明胶或 OCT 即可凝固，使内耳膜迷路内的腔隙得到良好的包埋和支撑，从而获取理想的整个颞骨冰冻切片。

1.5　整个颞骨的切片

颞骨的切片角度可以根据实验观察的特殊需要分别选择横断面（水平面）、矢状面或冠状面（额状面）。其中横断面切片主要应用于观察解剖体的上下方位，矢状面切片主要应用于观察解剖体的左右方位，而冠状面切片主要应用于观察解剖体的前后方位。在这三种不同的切片角度中，颞骨横断面切片的应用最多，颞骨的横断面被公认为是颞骨的规范切片平面。

颞骨横断面连续切片是指将颞骨沿着水平面依次获取切片，除非实验设计需要得到连续的颞骨切片以获取整个膜迷路的模型重建，一般来说，可以根据实验观察的具体要求选择以下几个重要的层面来进行切片的收集。以大鼠颞骨切片为例，沿着水平面的切片从上鼓室底部平面开始进行，首先切开上半规管凸和外半规管凸的骨壁进入到这两个半规管的壶腹腔，从而获得上半规管壶腹嵴和外半规管壶腹嵴的切片。由于这两个半规管马鞍形的壶腹嵴处于相互垂直的位置，所以在颞骨的水平切片中往往可以同时获得一个相对垂直于外半规管壶腹嵴的切片和另一个相对平行于上半规管壶腹嵴的切片（图 2.1）。颞骨横断面切片的第二个重要层面（图 2.2）是在切开前庭池相当于抵达平行于镫骨的平面，在这个平面可以同时获得椭圆囊斑和球囊斑的横断面切片，并可以在上筛斑骨壁颅内侧切到聚集在前庭上神经管内的

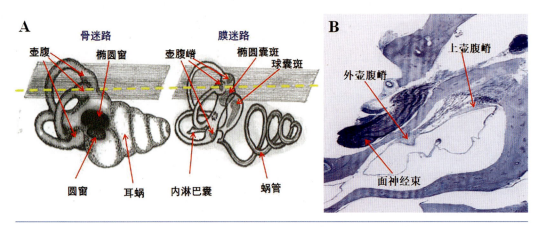

图 2.1　颞骨规范化横断切片中平行前庭池顶部水平面的切片层面。A. 从左到右分别是豚鼠骨迷路和膜迷路的模式图。黄色虚线模拟的是前庭池顶部的切片平面。B. 在切开前庭池顶部的横断面切片上，可切到一个平行于壶腹嵴的上壶腹嵴切片和一个垂直于壶腹嵴的外壶腹嵴切片。

前庭上神经元的细胞体和前庭上神经束，同时还可以收集到耳蜗底回骨性螺旋板内疆孔处的横断面切片。由于每个螺旋神经节只向耳蜗螺旋器发出一根神经纤维，所以疆孔内的听神经纤维密度可以用来评估耳蜗螺旋神经节与耳蜗毛细胞之间的神经联系是否有所减少。颞骨横断面切片的第三个重要层面（图 2.3）是相当于耳蜗的中轴，在这个平面，不仅可以得到耳蜗螺旋器和蜗轴螺旋管的横断面切片，用以评估耳蜗毛细胞和螺旋神经节细胞的组织病理学改变，而且可以获得球囊斑的横断面切片并看到对应于中筛斑骨壁内侧聚集在听神经孔底部的前庭下神经元细胞群，从

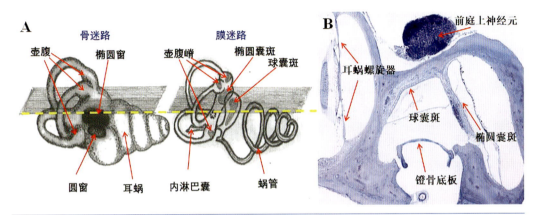

图 2.2 颞骨规范化横断切片中平行镫骨水平面的切片层面。A. 从左到右分别是豚鼠骨迷路和膜迷路的模式图。黄色虚线模拟的是平行椭圆窗的水平切片的平面。B. 在平行镫骨的水平切片上，可切到位于前庭池内侧壁上的正对镫骨底板的球囊斑横断切片及其后方的椭圆囊斑横断切片，在与椭圆囊斑相隔的颅内侧骨壁，可切到上前庭神经束中的前庭上神经元。同时还可以切到位于前庭池前方的耳蜗基底膜附着在骨性螺旋板的部位及其疆孔内的外周听神经纤维。

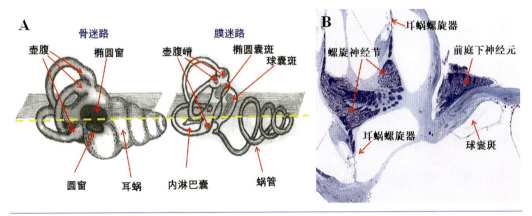

图 2.3 颞骨规范化横断切片中平行耳蜗中轴水平面的切片层面。A. 从左到右分别是豚鼠骨迷路和膜迷路的模式图。黄色虚线模拟的是平行蜗轴的水平切片的平面。B. 在平行耳蜗中轴的水平切片上，可切到位于前庭池内侧壁上的球囊斑下部的横断切片及其中筛斑骨壁另一侧的前庭下神经元。从耳蜗的中轴切片，可以获得耳蜗螺旋器的横断切片和蜗轴内蜗轴螺旋管中的螺旋神经节切片。

而可以同时评估球囊斑毛细胞和与之相联系的前庭下神经元的病变。颞骨横断面切片的第四个重要层面（图 2.4）是有关内淋巴管和内淋巴囊水平的切片，收集这个平面切片资料的目的主要是为了观察内淋巴管和内淋巴囊是否发生病变。颞骨横断面切片的第五个重要层面（图 2.5）是有关后半规管壶腹嵴的水平切片，在这个相当于下鼓室平面的切片，还可以再次收集到耳蜗底回骨性螺旋板内疆孔处的横断面切片，由于疆孔内的听神经纤维是螺旋神经节与耳蜗毛细胞相联系的唯一通路，所以从疆孔内获得的听神经纤维密度将有助于评估螺旋神经节外周端的神经纤维病

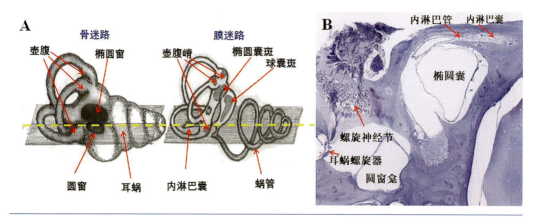

图 2.4　颞骨规范化横断切片中平行内淋巴管和内淋巴囊水平面的切片层面。A.从左到右分别是豚鼠骨迷路和膜迷路的模式图。黄色虚线模拟的是平行内淋巴管的水平切片的平面。B.在平行内淋巴管的水平切片，可切到内淋巴管和内淋巴囊。从内淋巴管和内淋巴囊的切片，可以判定内淋巴管和内淋巴囊是否发生病变。

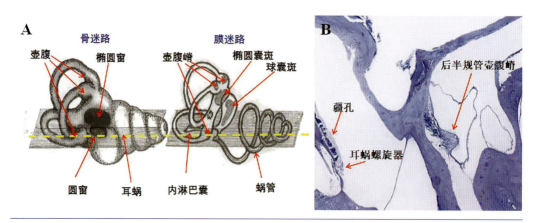

图 2.5　颞骨规范化横断切片中平行后半规管水平面的切片层面。A.从左到右分别是豚鼠骨迷路和膜迷路的模式图。黄色虚线模拟的是前庭池底部的切片平面。B.在切到前庭池底部的横断面切片时，可观察到垂直于壶腹嵴的后壶腹嵴切片，同时可以切到耳蜗底回蜗轴的骨性螺旋板，从而可以观察后壶腹嵴的毛细胞以及耳蜗底回疆孔内的听神经纤维数量。

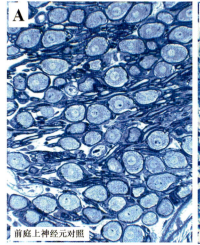

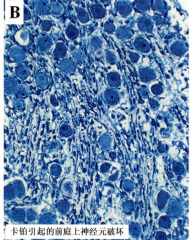

前庭上神经元对照

卡铂引起的前庭上神经元破坏

图2.6　A.用于对照实验的南美栗鼠前庭上神经元的切片显示神经元的正常密度及其被髓鞘包裹的前庭神经纤维。B.一次性注射卡铂后30天，南美栗鼠的前庭上神经元密度有所降低，大量神经纤维也都发生了脱髓鞘病变。

变（图2.5）。在上述五个重要层面的颞骨横断面切片中，第一个层面反映的是上半规管壶腹嵴和外半规管壶腹嵴毛细胞的病变情况；第二个层面主要反映的是椭圆囊斑毛细胞和前庭上神经元的病变情况（图2.6），同时也是观察镫骨及镫骨底环韧带的重要层面（图2.7）；第三个层面是观察球囊斑和前庭下神经元及耳蜗中轴的重要层面（图2.3，图2.8）；第四个层面仅

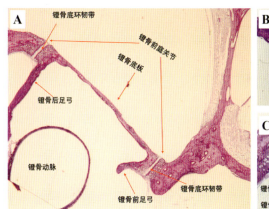

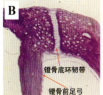

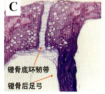

图2.7　显微照片显示了在大鼠颞骨标准化横切面平行于镫骨水平平面上的切片。镫骨将声波振动从砧骨传递到卵圆窗。正是由于围绕在镫骨底板周围的镫骨底环韧带的弹性才使镫骨可以在卵圆窗上振动。一旦镫骨底环韧带发生纤维化或骨化病变，镫骨就会被固定在椭圆窗而不能产生振动。镫骨固定的原因之一可能与镫骨底环韧带的病变及其继发性纤维化病变和骨化改变有关，因此对镫骨及镫骨周围韧带的观察可能有助于解释耳硬化动物模型中镫骨及其周围镫骨底环韧带的退化过程。A.切片显示正常大鼠的镫骨和围绕镫骨底板的镫骨底环韧带及其周围组织结构。B.图像展示镫骨前部镫骨底环韧带的放大图像。C.图像显示镫骨后部镫骨底环韧带的放大图像。

限于观察内淋巴管和内淋巴囊（图2.4）；第五个层面主要是观察后半规管壶腹嵴和耳蜗骨性螺旋板疆孔内的听神经纤维的病变情况（图2.5）。由此可见，评估前庭毛细胞及其与之相连的前庭周边神经元的切片层面，主要是对颞骨切片第一层

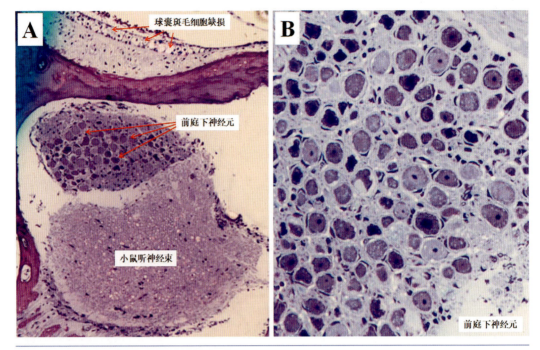

图2.8 小鼠颞骨中筛斑的横断面切片。A.在中筛斑的前庭池内可见小鼠球囊斑发生了散在性毛细胞缺失。在中筛斑另一侧的内听道的底部,可见与球囊斑和后半规管壶腹嵴毛细胞相联系的前庭下神经元,以及与耳蜗毛细胞相联系的听神经束。B.前庭下神经元切片的放大图像。

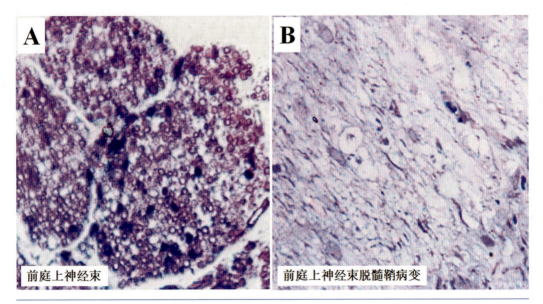

图2.9 A.显示正常大鼠前庭上神经束矢状面切片的显微照片。B.向前庭上神经管注射甘油1天后,前庭上神经束矢状面切片显示前庭上神经纤维发生了严重的脱髓鞘病变。

面、第二层面及第三层面的切片进行收集。

颞骨的矢状面切片主要被应用于观察和评估耳蜗听神经和前庭神经的中枢端神经纤维，这是因为颞骨岩部通向颅内的神经孔是内耳周边神经元与中枢神经元之间的唯一联系通路。内耳周边神经元是一种双极神经元，它们的周边端神经纤维与感觉毛细胞建立突触联系，而中枢端神经纤维则分别通向脑干的听觉中枢和平衡中枢。由此可见，在听觉神经束和前庭神经束，除了传出神经纤维之外，其余的每一根神经纤维都代表着一个内耳周边的神经元。这里的神经纤维密度改变将足以体现从内耳周边向中枢发送的输入信息是否因周边神经元的死亡而有所减少（图 2.9）。由于颞骨的矢状面切片角度与球囊斑、外壶腹嵴及后壶腹嵴几乎处于平行的角度，所以从矢状面获取的颞骨连续切片并不适用于评估球囊斑、外壶腹嵴及后壶腹嵴上的毛细胞病变。

颞骨的冠状面或额状面切片很少在检查中被采用。一个原因是这个切片角度与耳蜗基底膜、椭圆囊斑、上壶腹嵴和后壶腹嵴几乎平行，以至于难以获取理想的毛细胞长轴切片；另一个原因是从这个角度几乎不可能把内耳感觉毛细胞和与之相联系的神经纤维、神经元放在同一个观察平面，因而很难把周边毛细胞的病变与周边神经元的病变相互联系起来进行综合分析。一般只有在需要评估毛细胞纤毛束、毛细胞表皮板、I 型毛细胞核上区的传入神经末梢，或毛细胞底部神经突触连接装置的情况下，才会刻意选择冠状面切片（图 2.10）。

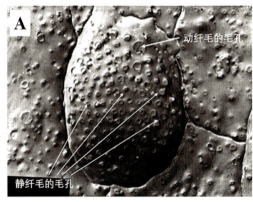
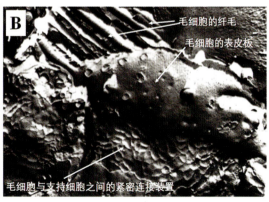

图 2.10　应用冰冻蚀刻技术在透射电镜下观察人类前庭毛细胞表皮板和侧面细胞连接装置浮雕表面的铂－碳复型膜。A. 在平行毛细胞表皮板的平面，在前庭毛细胞表皮板的一端可见一根较粗的动纤毛的毛根插入表皮板内，其余相对比较细的静纤毛的毛根则沿着动纤毛的根部几乎遍布毛细胞的整个表皮板。B. 在平行毛细胞长轴的侧面，在人类妊娠第 11 周壶腹嵴毛细胞的颈部发现 7～9 条呈平行排列的条纹状细胞，其间的紧密连接装置已经与支持细胞连接成有效的屏障。

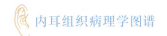

❷ 分离前庭膜迷路的切片

整个颞骨的切片技术由于长时间固定和脱钙造成的酶的活性丧失和蛋白质抗原抗体反应性丧失，以及包埋和脱水过程中温度和渗透给组织带来的不利影响，颞骨整体切片技术只适用于对内耳各个感受器和与之相联系的周边神经元之间的普通染色观察和整体病理学评估，却并非开展内耳酶组织化学和免疫组织化学研究的首选制片技术。但是，如果把前庭膜迷路从内耳腔的骨壁上分离取出，就可以避开脱钙环节，直接将前庭膜迷路应用于各种酶组织化学染色或免疫组织化学标记，并且可以对每一个前庭终器都获取最理想的横断面切片。分离前庭膜迷路切片技术不仅避免了整个颞骨切片样品制备过程中的诸多不利因素，而且可以确保各个前庭终器切片的有效病理学可比性。

2.1 内耳腔灌注固定

内耳腔灌注固定是一种特别适用于分离前庭膜迷路样品制备技术的有效固定方法，这种方法主要适用于体型比较小的实验动物，例如豚鼠、大鼠和小鼠。以小鼠为例，在麻醉状态下牵引小鼠颈部造成颈椎脱位，在两分钟内取出小鼠颞骨并浸入到固定液内，同时在解剖显微镜下摘除镫骨底板并打开前庭池的外侧壁，从而使前庭池内的各个前庭终器都立刻浸泡在固定液中。如果操作者不能在 2 分钟内完成前庭的固定，也可以将麻醉动物的后鼓室外侧壁打开并摘除镫骨，然后向鼓室内注满固定液，使受试动物的内耳组织和细胞在存活状态下就被有效固定，然后取出受试动物的颞骨，浸入到固定液中进行充分的固定，从而完全避免了在摘取颞骨过程中内耳细胞因缺血缺氧引起的死后变化。

2.2 前庭膜迷路终器的切片前处理

在解剖显微镜下，将经过充分固定的颞骨浸入到磷酸盐缓冲液中，打开前庭池，分离取出每一个前庭膜迷路终器（前庭膜迷路取材方法可参见本书第三章"前庭显微解剖取材和铺片技术"）。由于从前庭池骨壁上分离取下的前庭膜迷路不含骨质，所以无须进行脱钙处理。前庭各个终器的表面都有一种胶状质覆盖物，在球囊斑和椭圆囊斑表面覆盖的是耳石膜，在壶腹嵴的顶部覆盖的是终帽。用游丝镊和玻璃微电极在解剖显微镜下将覆盖在两个囊斑表面的耳石膜轻轻摘除。将尖针从半规管插入壶腹腔并注入磷酸盐缓冲液，即可将覆盖在壶腹嵴顶部的终帽冲洗脱落，然后打开壶腹腔暴露壶腹嵴，确保前庭各个终器表面的覆盖物都被彻底清除。取下的前庭各个终器的厚度仅有数层细胞，相当于一种较厚的切片，因此可以直接将取出的前庭各终器投入到各种酶组织化学孵育液或者免疫组织化学染色液中，完成染色标记后，用于冰冻切片的样品可以直接浸入到10%的明胶进行渗透和包埋，用于石蜡切片的样品可以在脱水后施行石蜡渗透和包埋，用于环氧树脂包埋切片的样品则需要在脱水后施行环氧树脂的渗透和包埋。

2.3 分离前庭膜迷路终器的切片

分离取出的球囊斑和椭圆囊斑均呈片状，包埋后只要沿着垂直于囊斑平面的角度进行切片，就可以获得理想的球囊斑和椭圆囊斑的横断面切片（图2.11）。

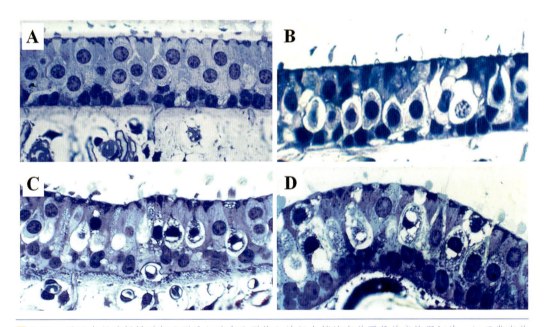

图2.11 显示卡铂选择性破坏Ⅰ型毛细胞和Ⅰ型传入神经末梢的南美栗鼠前庭终器切片。A.正常南美栗鼠的椭圆囊斑切片显示Ⅰ型和Ⅱ型毛细胞以及椭圆囊斑毛细胞底部的支持细胞。B.卡铂皮下注射6小时后，Ⅰ型毛细胞与杯状Ⅰ型传入神经末梢之间的间隙开始增大，Ⅰ型毛细胞开始出现轻度胞质固缩。C.卡铂皮下注射24小时后，几乎所有位于椭圆囊斑杯状Ⅰ型传入神经末梢的Ⅰ型毛细胞均呈现明显的核固缩和胞质空泡病变。然而，Ⅱ型毛细胞却保持着正常结构。D.卡铂皮下注射72小时后，壶腹嵴Ⅰ型毛细胞大部分被完全破坏，仅见被破坏的毛细胞碎片残留在Ⅰ型传入神经末梢的"神经杯"内。然而，Ⅱ型毛细胞保持完整。由此可以判断南美栗鼠前庭Ⅰ型传入神经末梢和Ⅰ型毛细胞是卡铂的主要破坏靶目标。

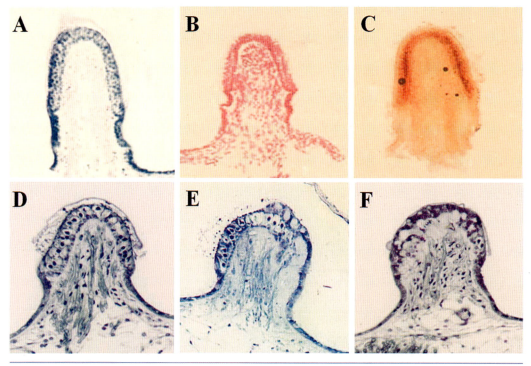

图 2.12　分离取出的壶腹嵴切片。A.应用苏木素染色显示细胞核的豚鼠壶腹嵴切片。B.应用 Feulgen 反应显示 DNA 的豚鼠壶腹嵴切片。C.应用硫化亚铜法显示乙酰胆碱酯酶的豚鼠壶腹嵴切片。D.经甲苯胺蓝染色的正常小鼠壶腹嵴切片。E.经甲苯胺蓝染色的小鼠壶腹嵴切片显示壶腹嵴上大部分毛细胞被破坏。F.经甲苯胺蓝染色的小鼠壶腹嵴切片显示壶腹嵴上所有的毛细胞都被破坏。

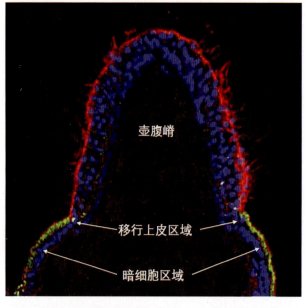

图 2.13　显微照片显示的是南美栗鼠壶腹嵴的冰冻切片。图中毛细胞纤毛束和表皮板上的丝状肌动蛋白（filamentous actin，F-actin）被 TRITC 偶联的鬼笔环肽（phalloidin）标记成红色，细胞核被 to-pro-3 染成蓝色，被携带 EGFP 基因的羟基磷灰石纳米载体转染的细胞则表达呈绿色。携带 EGFP 基因的羟基磷灰石纳米载体经南美栗鼠圆窗膜转染 48 小时后，壶腹嵴两侧半月面区域的暗细胞清晰表达出绿色荧光，提示前庭暗细胞可能像吸收变性耳石一样吞噬了纳米载体，从而使纳米载体携带的 EGFP 基因整合到被转染暗细胞的基因序列中，并在被转染的暗细胞中合成出绿色荧光蛋白。

壶腹腔内壶腹嵴的底部坐落在半规管凸侧缘的一侧，马鞍形的壶腹嵴与半规管的弧形走向正好相互垂直，因此只要将切片的平面调整到平行于半规管，就可以获得理想的壶腹嵴横断面切片（图2.12、图2.13）。至于前庭周边神经元的切片，只需将上筛斑骨壁颅内侧的前庭上神经束和听神经孔底部中筛斑区的前庭下神

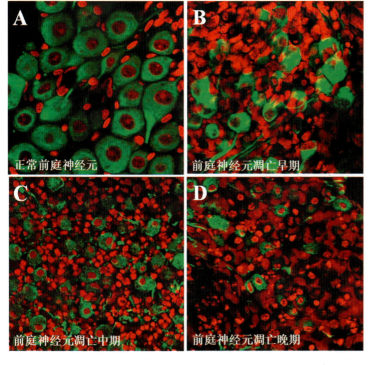

图 2.14　大鼠前庭上神经元切片，绿色荧光显示抗tubulin抗体标记的神经元细胞体及其神经纤维，红色荧光显示to-pro-3染色的细胞核。A.正常大鼠的前庭上神经元显示圆而大的细胞体。B.在前庭上神经元启动凋亡的早期，神经元的细胞核和细胞体开始变小。C.在前庭上神经元凋亡的中期，神经元的细胞核和细胞体都发生了明显的固缩。D.在前庭上神经元凋亡的晚期，除了大量被破坏的神经元已经消失之外，仅存的病变神经元都表现出不同程度的浓缩或破裂。

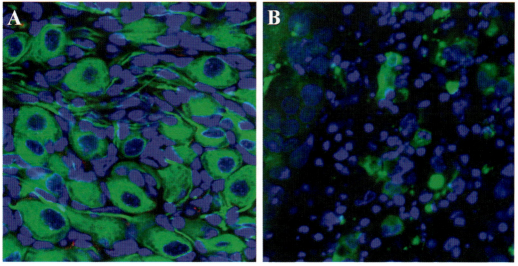

图 2.15　大鼠前庭下神经元切片，绿色荧光显示抗tubulin抗体标记的神经元细胞体及其神经纤维，蓝色荧光显示to-pro-3染色的细胞核。A.正常大鼠的前庭下神经元的细胞核呈圆形且相对比较大，神经元周围的支持细胞的细胞核呈椭圆形且相对比较小。B.胆红素造成了前庭下神经元及其周围支持细胞的明显固缩，说明胆红素引起的前庭神经元及其周围支持细胞的破坏都表现出典型的细胞凋亡特征。

经束取出，无须脱钙就可以分别获取前庭上神经元切片和前庭下神经元切片（图2.14、图2.15）。

　　将用明胶包埋或 OCT 包埋的冰冻切片直接移放到载玻片上的甘油滴中，盖上盖玻片并用中性树胶沿着盖玻片的周边封闭，即可将切片永久保存。将用环氧树脂包埋的半薄切片移放到载玻片上的蒸馏水滴中，在 乙醇灯或烘片台上烘

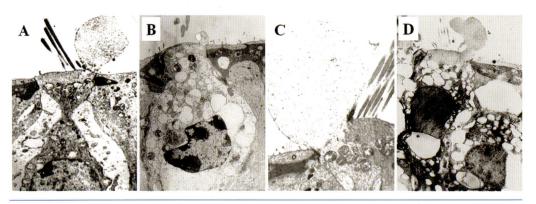

图 2.16　在透射电子显微镜下观察到的耳毒性药物引起的前庭毛细胞超微结构破坏。A. 卡那霉素造成的 I 型毛细胞中线粒体的空泡变性照片，同时显示细胞内容物通过胞吐作用从表皮板排出。B. 庆大霉素引起的 I 型毛细胞线粒体破坏的照片，由于能量供应障碍导致毛细胞内形成大量积水空泡。C. 庆大霉素损伤引起的前庭毛细胞表皮板穿孔、肿胀，甚至正常线粒体等细胞内容物从表皮板的破裂孔排出到细胞外。D. 卡铂破坏前庭毛细胞的照片，显示大量细胞内疏水空腔的形成和核膜下异常大液泡的形成。

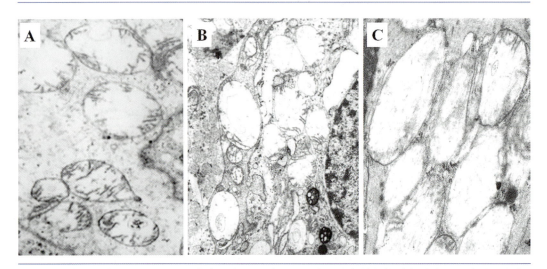

图 2.17　应用透射电镜证明卡那霉素在造成毛细胞死亡之前，首先特异性破坏前庭毛细胞的线粒体。A. 超薄切片显示在卡那霉素的作用下，线粒体发生嵴断裂是最早出现的病理学改变。B. 卡那霉素引起的嵴断裂使线粒体变成一个个积水的空腔。C. 超薄切片显示卡那霉素造成了线粒体的水泵机制发生障碍，从而导致线粒体的极度肿胀。这意味着卡那霉素导致毛细胞死亡的主要原因是破坏了毛细胞内的能量工厂，线粒体的破坏直接导致细胞内能量危机，从而使毛细胞内各种需能功能也都发生了障碍。

干，使切片在加温的蒸馏水中充分展开并粘贴在载玻片上，已经被染色的切片可以直接用中性树胶封片后观察；未经组织化学染色的切片或者需要复染的组化切片可以用 1% 甲苯胺蓝在烘片台上加温染色 1 分钟，用蒸馏水洗净切片后用中性树胶封片，即可在光学显微镜下观察切片（图 2.6，图 2.8，图 2.9，图 2.11，图 2.12D－图 2.12F）。

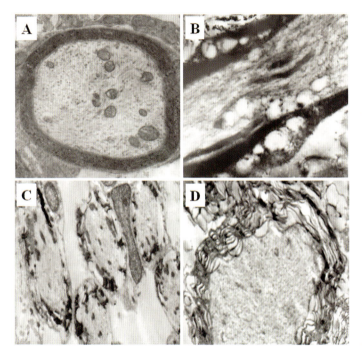

图 2.18　透射电镜证实卡铂诱导的前庭神经纤维脱髓鞘病变。A.正常前庭神经纤维中轴突分布均匀，轴突外围被多层致密的髓鞘紧紧包裹。B.卡铂注射后 24 小时，轴突内出现许多小空泡，轴浆内空泡附近的髓鞘也开始形成髓内空泡。C.卡铂注射后 48 小时，由于髓鞘的缺失使轴突暴露。D.卡铂注射后 24 小时，前庭神经轴突周围的髓鞘层被分离，使原来致密的髓鞘层分离为间隔开的受损髓鞘层。

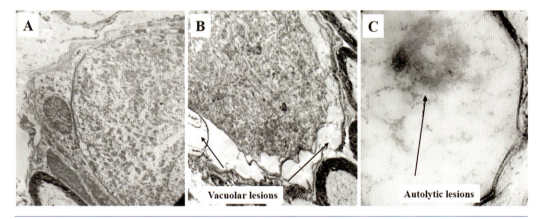

图 2.19　应用透射电镜证明卡铂引起的前庭神经节细胞体的破坏过程。A.南美栗鼠的正常前庭神经节。B.注射卡铂后 24 小时，南美栗鼠前庭神经节的质膜下开始出现空泡化区域。C.注射卡铂后 72 小时，南美栗鼠前庭神经节的细胞体发生了明显的自溶性病变。

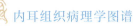

　　用环氧树脂包埋的前庭膜迷路终器在获取理想的半薄切片之后，将样品包埋块修成一个金字塔的形状，用玻璃刀在超薄切片机下获取超薄切片，切片的厚度一般控制在 50 纳米左右。当银色的超薄切片在玻璃刀槽内的蒸馏水中漂浮展开后，直接用游丝镊夹持铜网边缘并浸入到切片下方将超薄切片捞起；或者用铜网蘸将超薄切片吸附在铜网上，再用滤纸从铜网的反面将液体吸干；也可以用捞片圈笼罩超薄切片并获取含有超薄切片的水滴，再将捞片圈放在铜网的表面，随着捞片圈水滴被铜网背面的滤纸吸取，使超薄切片平整地铺放在铜网中央。常规对铜网上的超薄切片进行电子染色，晾干后在透射电镜下观察（图 2.16、图 2.17、图 2.18、图

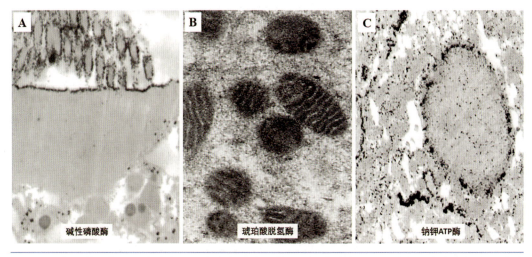

图 2.20　在透射电镜下观察前庭毛细胞的酶细胞化学。A. 正常前庭毛细胞静纤毛和表皮板表面的碱性磷酸酶。B. 前庭毛细胞线粒体内的琥珀酸脱氢酶。C. 前庭毛细胞质膜和内膜中的钠钾 ATP 酶。

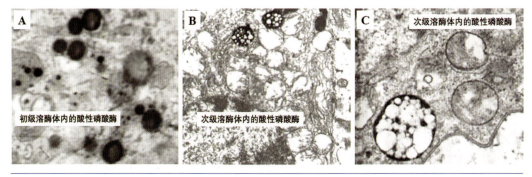

图 2.21　在透射电镜下观察前庭毛细胞溶酶体中的酸性磷酸酶。A. 位于正常前庭毛细胞内的酸性磷酸酶显示初级溶酶体呈现均匀的高电子密度。B. 在慢性卡那霉素耳中毒的过程中，酸性磷酸酶标记显示前庭毛细胞中的初级溶酶体由于吞噬了大量变性线粒体而转变成多泡的次级溶酶体。C. 在慢性卡那霉素耳中毒的过程中，酸性磷酸酶标记显示吞噬了大量变性线粒体和老废细胞器的次级溶酶体酶因超载而发生明显的膨胀。最终必然会因为溶酶体的超载破裂而导致毛细胞的自溶。

2.19）。或者不经柠檬酸铅染色，直接在透射电镜下观察超薄切片中的免疫组织化学反应产物与重金属相结合而形成的高电子密度产物，从而可以在细胞亚显微结构水平评估免疫组化产物在细胞器上的精确定位和病理学改变，进而深入探讨靶目标的受损过程和可能的受损机制（图 2.20、图 2.21、图 2.22）。

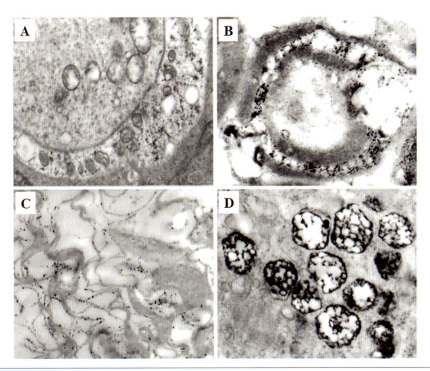

图 2.22　在透射电镜下观察前庭细胞中钙激活蛋白酶的病理学改变。A. 南美栗鼠在皮下注射卡铂后 12 小时，可见 I 型传入神经末梢的"神经杯"内出现大量高电子密度的颗粒状钙激活蛋白酶的免疫组化反应产物，提示卡铂对前庭终器的破坏可能最早始发于 I 型传入神经突触。B. 注射卡铂后 24 小时，在前庭神经发生脱髓鞘病变的部位可见大量颗粒状钙激活蛋白酶的免疫组织化学产物，说明脱髓鞘病变与钙激活蛋白酶的活动密切相关。C. 注射卡铂后 24 小时，在前庭神经纤维外围的髓鞘层次之间出现分离，使一层层髓鞘被分解开来，同时可见颗粒状的钙激活蛋白酶出现在被分解的髓鞘层次内，说明的确是由于钙结合蛋白酶的活动造成了髓鞘的崩解。D. 注射卡铂后 72 小时，在前庭神经节的胞体内出现大量充满钙激活蛋白酶反应产物的空泡群，说明钙激活蛋白酶在卡铂造成的前庭神经节破坏过程中扮演着重要的角色。

第三章 前庭显微解剖取材和铺片技术

内耳膜迷路的解剖取材和铺片是指在解剖显微镜下从骨迷路腔的内侧壁分离取出膜迷路并将膜迷路铺放在载玻片上的观察技术，内耳膜迷路铺片是指将分离取出的膜迷路铺放在载玻片上的观察技术。只有掌握了解剖分离内耳膜迷路的显微取材技术，才有可能将膜迷路组织结合各种组织化学标记法，从切片角度和铺片角度在光学显微镜下或电子显微镜下进行观察，才有可能开展内耳器官的离体培养实验研究，也才有可能进一步应用各种分子生物学检测技术探测各种内耳损害模型的损伤机制。

❶ 前庭膜迷路的固定和暴露

1.1 前庭固定

将取出的颞骨浸入固定液中，在解剖显微镜下将镫骨底板推入前庭池，椭圆窗的开放使固定液瞬间充满整个前庭池，从而使位于前庭池内的各个前庭终器都立刻浸泡在固定液中。

1.2 颞骨上前庭相关骨性标志

以豚鼠颞骨为例，在上鼓室的底部可见明显的上半规管凸和外半规管凸的骨性解剖标志，这两个隆起的骨性标志分别标识出其内部上半规管壶腹和外半规管壶腹的所在位置（图3.1A）；在圆窗后下方的凹陷部的中心呈现另一个隆起，这个隆起则标识出了后半规管壶腹的后半规管凸的骨性解剖标志（图3.1B）。由于这三个半规管凸的骨壁相对较薄，所以只要打开这三个半规管凸的骨壁，就可以看见隐藏在半规管凸内部的膜壶腹。

从豚鼠颞骨颅内侧相当于前庭池和前庭池前部的位置，可以看见有三个神经孔，它们分别是位于前上方的面神经孔和后上方的前庭上神经孔，以及位于面神经孔和前庭上神经孔下方的耳蜗神经孔（图3.1C）。在耳蜗传入神经束的后侧，有耳蜗传出神经束和前庭下神经束伴随耳蜗传入神经束一同进入耳蜗听神经孔，前庭下神经的传入神经元积聚在内听道的底部，前庭下神经元的周边神经纤维则分别向后穿越中筛斑和下筛斑的小孔，然后分别与球囊斑和后半规管壶腹嵴的感觉上皮建立神经联系。而耳蜗传出神经束则伴随着耳蜗传入神经束进入蜗轴中心的听神经孔，经蜗轴骨壁上的小孔进入蜗轴螺旋管并穿越蜗轴螺旋管，再经疆孔抵达耳蜗螺旋器。

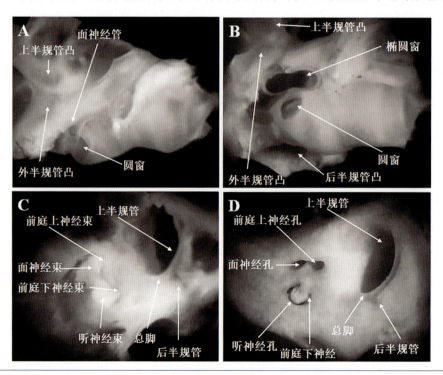

图3.1　从不同的角度观察南美栗鼠的颞骨解剖标志。A.打开上鼓室暴露上鼓室底部的两个突起，它们从内向外分别是上半规管凸和外半规管凸。B.摘除镫骨底板以充分暴露椭圆窗和圆窗。C.从颅后窝观察颞骨骨壁，可见从面神经管、前庭上神经管及听神经管分别进入颅内的面神经束、前庭上神经束及耳蜗神经束。D.将面神经束、前庭上神经束及听神经束摘除以充分暴露三个神经孔。

在豚鼠颞骨颅内侧三个神经孔后方，即相当于前庭池的后方，有一个由三个骨性半规管及其周围骨壁共同围成的内含小脑绒球叶的球形腔，构成这个球形腔后缘的骨管是上半规管。在这个球形腔的下缘，是上半规管和后半规管汇合形成总脚（图3.1C，图3.1D）的位置，内淋巴管和内淋巴囊则位于总脚下方颞骨岩部的骨性缝隙之内。

1.3　各个前庭终器的暴露

从豚鼠骨性外耳道后方的面神经管开口打开面神经管，并沿着面神经管的全长挑开面神经管外侧骨壁，暴露并取出面神经束。再用钢针挑开椭圆窗上方和后方的前庭池外侧骨壁，并扩展到外半规管凸和上半规管凸，以充分暴露前庭池的上部和

后部。然后用钢针挑开前庭池下方的骨壁并扩展到后半规管凸以充分暴露前庭池的下部。当打开整个前庭池外侧骨壁时，由于两个耳石器表面覆盖的呈白色的耳石膜十分醒目，所以附着在前庭池内侧骨壁上的球囊斑和椭圆囊斑得以清晰暴露。在椭圆囊斑的后部外侧和上方分别暴露出外半规管壶腹和上半规管壶腹。在椭圆囊的下部前方则暴露出后半规管壶腹。显而易见，在黑眼睛动物的椭圆囊膜和壶腹嵴两侧半月面区域都布满了含有黑色素的暗细胞（图3.2）。

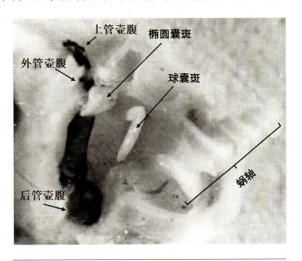

图3.2　打开黑色眼睛带有黑色素暗细胞的豚鼠鼓室侧骨迷路骨壁，充分暴露前庭池内的前庭膜迷路。可见球囊内没有含黑色素的暗细胞标记，但是椭圆囊的膜上和壶腹嵴两侧半月面却布满了含有黑色素的暗细胞。

② 球囊取材及球囊斑铺片

在解剖显微镜下，用分离针紧贴前庭池内侧骨壁截断穿入中筛斑的神经纤维和血管（图3.3A），直至把整个球囊从前庭池的内侧骨壁上分离下来（图3.3B），用

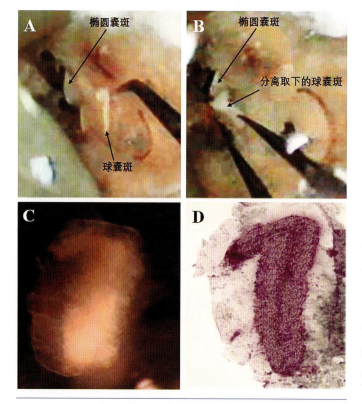

图3.3 在解剖显微镜下取出豚鼠球囊斑的解剖操作步骤。A.用分离针沿着球囊前部边缘紧贴前庭池内侧骨壁将球囊与前庭池内侧骨壁分开。B.用游丝镊将分离下来的球囊从前庭池内取出。C.在解剖显微镜下展示分离取出的整个球囊的全貌。D.摘除耳石膜并经琥珀酸脱氢酶染色之后的整个球囊斑铺片。

游丝镊取出球囊（图1.17、图3.3C）。再用游丝镊撕开球囊的膜暴露出球囊斑表面覆盖的耳石膜，将球囊斑表面的耳石膜用磷酸盐缓冲液轻轻冲洗脱落，或者用游丝镊轻轻摘下耳石膜。对充分暴露的球囊斑常规施行组织化学染色，最后将球囊斑铺放在载玻片上的甘油滴中，盖上盖玻片，盖玻片周围再用中性树胶封固，用于光学显微镜或荧光显微镜下的观察（图3.3D、图3.4、图3.5）。或者按照扫描电镜样品制备程序，经梯度乙醇脱水、临界点干燥及镀金后常规

在扫描电镜下观察球囊斑毛细胞表面的亚显微结构（图3.6、图3.7）。

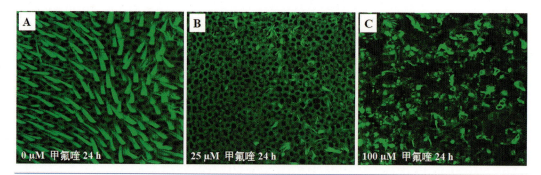

图3.4 甲氟喹造成的大鼠球囊斑毛细胞损害。A.正常对照大鼠的球囊斑毛细胞在无血清培养液中培养24小时后完整无损。B.大鼠球囊斑毛细胞在含有25微摩尔每升甲氟喹的无血清培养液中培养24小时时，绝大多数毛细胞都发生了纤毛束的脱落，但支持细胞的表皮板未遭到明显的破坏。C.大鼠球囊斑毛细胞在含有100微摩尔每升甲氟喹的无血清培养液中培养24小时时，所有的毛细胞和支持细胞都遭到破坏。

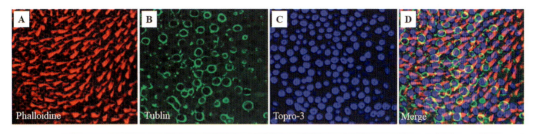

图 3.5 大鼠球囊斑铺片同一视野的三重染色图像。A.毛细胞纤毛中的 F 蛋白被鬼笔环肽染成红色荧光信号。B.围绕在 I 型毛细胞周围的 I 型传入神经末梢被抗 tubulin 抗体标记成绿色荧光信号。C.毛细胞的细胞核被 to-pro-3 染成蓝色荧光信号。D.将三种染色图像合并在一起的球囊斑铺片图像。

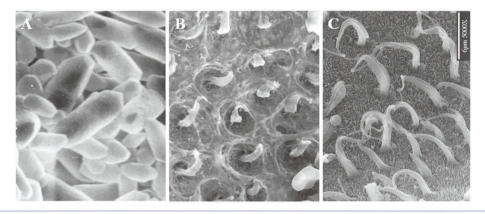

图 3.6 扫描电镜图像显示球囊斑表面结构的层次。A.从球囊斑的表面观察覆盖在球囊斑表面的耳石层结构。B.将耳石拨开后暴露出耳石层下方的胶状质结构，可见毛细胞的纤毛插入到胶状质中。C.将胶状质摘除之后，才能暴露出球囊斑毛细胞的纤毛束。

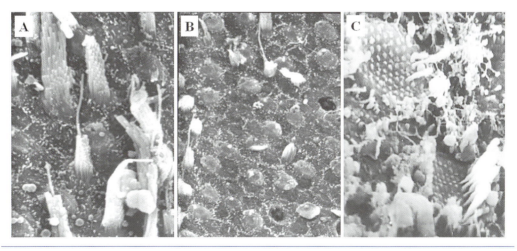

图 3.7 在扫描电镜下观察球囊斑毛细胞的纤毛损害情况。A.从球囊斑的表面观察正常 I 型毛细胞和 II 型毛细胞的纤毛束。B.连续每天注射卡那霉素数天后，可见不少毛细胞都发生了纤毛脱落，但是大多数毛细胞的表皮板依然存在。C.毛细胞的纤毛脱落后，暴露出插入到表皮板内的一根根纤毛的毛孔。

❸ 椭圆囊取材及椭圆囊斑铺片

在解剖显微镜下，用分离针在上筛斑处紧贴骨壁将椭圆囊斑背侧的神经纤维和血管截断（图3.8A、图3.8B），用游丝镊取出整个椭圆囊（图3.8C）。再用游

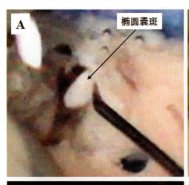
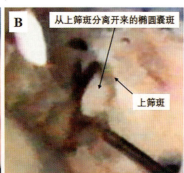
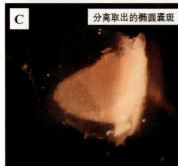
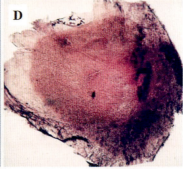

图3.8 在解剖显微镜下取出豚鼠椭圆囊斑的解剖操作步骤。A.用分离针沿着椭圆囊斑附着在上筛斑的骨壁边缘将通向椭圆囊斑的神经血管截断。B.用分离针将椭圆囊分离下来并用球囊将椭圆囊从前庭池内取出。C.在解剖显微镜下展示分离取出的整个椭圆囊斑全貌。D.摘除耳石膜并经苏木素染色之后的整个椭圆囊斑铺片。

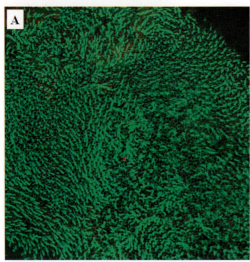
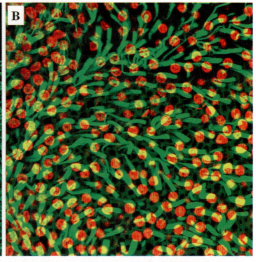

图3.9 A.在猴子椭圆囊斑铺片上可见每一个毛细胞的纤毛都被荧光标记的鬼笔环肽染成绿色。B.椭圆囊斑铺片双重染色显示出绿色的毛细胞纤毛束和红色的细胞核。

丝镊撕开椭圆囊的膜暴露出椭圆囊斑表面覆盖的耳石膜，用吸管将磷酸盐缓冲液注入椭圆囊，轻轻将耳石膜冲洗脱落，或者用游丝镊轻轻摘下耳石膜。将裸露的椭圆

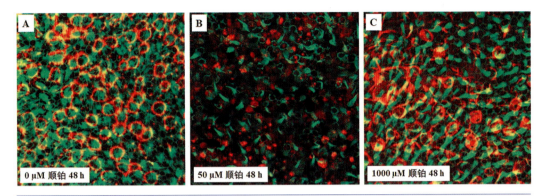

图 3.10　被抗 tubulin 抗体和鬼笔环肽双重标记的大鼠椭圆囊斑铺片。A. 在无血清培养液中离体培养 48 小时的椭圆囊斑显示正常的纤毛结构和环形的 I 型传入神经末梢及颗粒状的 II 型传入神经末梢。B. 经含有 50 微摩尔每升顺铂的无血清培养液培养 48 小时，椭圆囊斑上的 I 型毛细胞大都发生了纤毛束的缺失，同时伴有 I 型传入神经末梢的破坏，而 II 型毛细胞的纤毛及其传入神经末梢却未受明显损害。C. 经含有 1000 微摩尔每升顺铂的无血清培养液培养 48 小时，I 型毛细胞和 II 型毛细胞的纤毛束和传入神经末梢均完整无损。提示小剂量顺铂选择性破坏 I 型毛细胞及其传入神经末梢，但大剂量顺铂却不能损害毛细胞及其传入神经末梢。

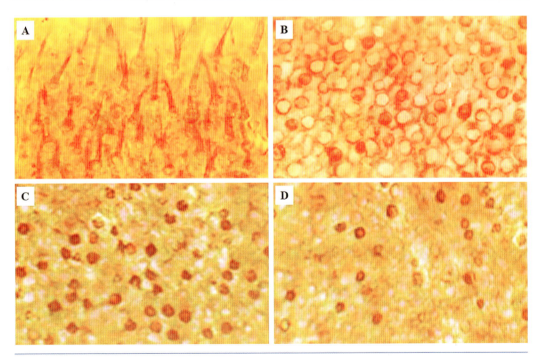

图 3.11　在椭圆囊斑铺片上显示椭圆囊斑毛细胞的表面结构。A. 图示椭圆囊斑毛细胞表面的纤毛束。B. 正常豚鼠椭圆囊斑毛细胞的表皮板轮廓被硝酸银浸润形成银沉淀物影。C. 每天肌注庆大霉素，连续用药七天，椭圆囊斑上的毛细胞表皮板的密度有所降低。D. 每天肌注庆大霉素，连续用药十天，椭圆囊斑上大部分毛细胞的表皮板都被彻底破坏，仅存少量残存毛细胞的表皮板。

囊斑常规施行拟定的组织化学染色，最后将椭圆囊斑铺放在载玻片上的甘油滴中，在普通光学显微镜或者荧光显微镜下观察椭圆囊斑的感觉上皮（图 3.9– 图 3.14）。或者按照扫描电镜样品制备的程序，经脱水和临界点干燥及镀金等步骤，最后在扫描电镜下常规观察椭圆囊斑毛细胞的表面亚显微结构及其病理学改变（图 3.15、图 3.16）。

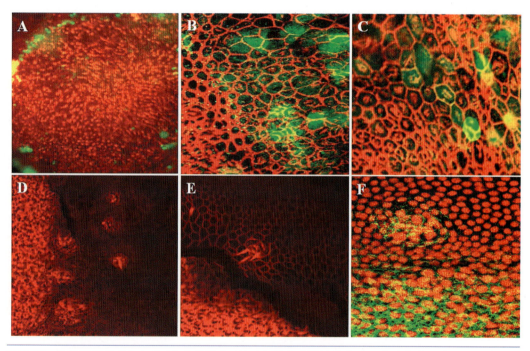

图 3.12　转录因子 Math1 由 Atoh1 基因编码，Math1 是内耳机械感觉毛细胞形成所必需的重要基因之一。组合图像显示的是携带 Math1 和 EGFP 蛋白基因的腺病毒载体通过圆窗膜进入成年南美栗鼠内耳后，一些被转染的前庭膜迷路上的上皮细胞被诱导成毛细胞样的细胞。A. 在携带 Math1 基因和 EGFP 基因的腺病毒载体转染后的第三天，前庭感觉区外围的许多支持细胞都被转染并显示出 EGFP 的绿色荧光标记。B. 在转染后第三天，在暗细胞区有许多暗细胞表达出 EGFP 的绿色荧光标记。C. 图示椭圆囊斑周围被转染支持细胞表达 EGFP 的放大图像。D. 在携带 Math1 基因的腺病毒载体转染后的第 10 天，在椭圆囊斑的外围偶见散在的被具有纤毛束的细胞占据的岛屿状细胞群落。E. 显微照片显示岛屿状细胞群落中的被 Math1 转染支持细胞的表皮板表面呈现出类似于纤毛束的结构，这种纤毛束看上去很像感觉毛细胞的纤毛束。F. 显微照片显示抗肌球蛋白（myosin）Ⅵ抗体的免疫组织化学产物在感觉毛细胞呈绿色荧光标记，to-pro-3 染色在细胞核呈红色标记。除了被抗肌球蛋白Ⅵ抗体标记成绿色的椭圆囊斑毛细胞之外，在椭圆囊斑外围支持细胞区域被几个毛细胞样细胞占据的"岛屿"上，那些转化成毛细胞样的细胞同样被抗肌球蛋白Ⅵ抗体标记出绿色。此外，支持细胞的细胞核一般小于毛细胞的细胞核，但是在支持细胞区域内出现在毛细胞样细胞的"岛屿"上，这个毛细胞样细胞群落中的细胞核却明显大于周围支持细胞的细胞核，而与毛细胞的细胞核大小相似。这些结果表明，Math1 可能在被转染支持细胞的再分化过程中通过启动调节信号诱导支持细胞转化为毛细胞样的细胞。

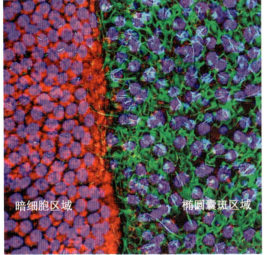

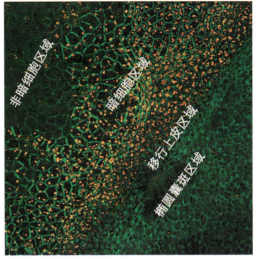

图3.13 显微照片展示的是带有 TAT 双链 RNA 结合结构域（TAT-DRBDs）的重组蛋白载体携带的 Cy3 标记的小干扰 RNA（siRNA）通过圆窗膜渗透到南美栗鼠内耳液体环境中对前庭的转染效应。除了转染内耳中的一些上皮细胞之外，大多数 siRNA 被转染到位于椭圆囊斑外围和壶腹嵴两侧半月面的前庭暗细胞中（红色荧光）。这表明暗细胞中大量积累的 siRNA 很可能是由于 TAT 双链 RNA 结合结构域（TAT-DRBDs）的重组蛋白载体被具有强大吞噬功能的暗细胞主动摄取所致。

图3.14 显微照片显示了带有 TAT 双链 RNA 结合结构域（TAT-DRBDs）的重组蛋白载体携带的 Cy3.5 标记的 siRNA 通过圆窗膜进入猴子内耳后对前庭的转染效果。橙色荧光标记的 siRNA 主要聚集在椭圆囊斑外围的暗细胞中。提示 Cy3.5 标记的 siRNA 可能主要以吞噬方式被吞噬功能强大的暗细胞摄取。

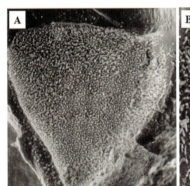

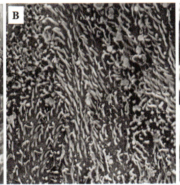

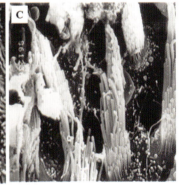

图3.15 扫描电镜下的豚鼠椭圆囊斑毛细胞的表面图像。A. 在扫描电镜下观察整个椭圆囊斑铺片。B. 椭圆囊斑铺片的局部放大图像。C. 在较高放大倍数下，显示椭圆囊斑Ⅰ型毛细胞的静纤毛沿着动纤毛从长到短的束状亚显微结构。

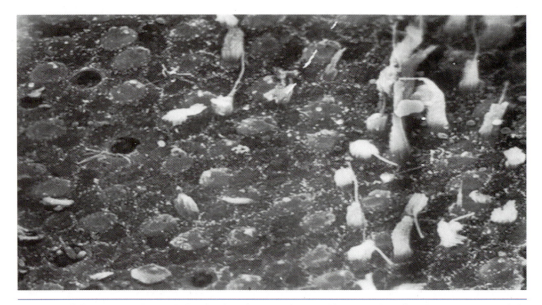

图3.16　在每天肌肉注射卡那霉素（连续用药10天）的豚鼠椭圆囊斑上，除了个别毛细胞的表皮板遭到彻底破坏之外，大多数毛细胞虽然丧失了纤毛束，但是毛细胞的表皮板依然存在。提示那些失去纤毛束的前庭毛细胞尽管或许可以继续存活，但是却丧失了其接受机械振动刺激的功能。值得注意的是，在这个视野中的绝大部分残存毛细胞都是具有一根长的动纤毛和一小撮短的静纤毛的Ⅱ型毛细胞，提示卡那霉素可能主要破坏前庭的Ⅰ型毛细胞。

❹ 膜壶腹半规管取材及壶腹嵴铺片

在解剖显微镜下，用分离针分别在上筛斑和下筛斑沿着骨壁分别截断外半规管壶腹嵴、上半规管壶腹嵴及后半规管壶腹嵴的神经纤维和血管，使三个膜壶腹游离（图3.17A）。再用分离针截断外半规管的单脚，并用小咬骨钳截断颞骨岩部前庭池后方的球形腔下缘处的总脚，使三个半规管的非壶腹端也被游离。用游丝镊夹持膜壶腹端的半规管并轻轻抽拉，当被抽动的半规管不再回缩时，说明在半规管周围起到固定作用的小梁组织都已经被拉断，此时再将整个膜半规管从骨半规管中完整抽出（图3.17B）。再用游丝镊撕开膜壶腹，充分暴露壶腹嵴（图3.17C、图3.17D）。将整个壶腹嵴按照拟定的组织化学染色程序进行靶目标的标记，完成染色标记后，将壶腹嵴底部的神经纤维断端修剪平齐，并铺放在载玻片上的甘油滴中，用于光学显微镜下的观察（图3.17E，图3.18-图3.23）。或者将壶腹嵴常规按照扫描电镜样品的制备程序实施脱水、临界点干燥及镀金，常规在扫描电镜下观察壶腹嵴毛细胞的表面亚显微结构及其病理学改变（图3.24-图3.27）。

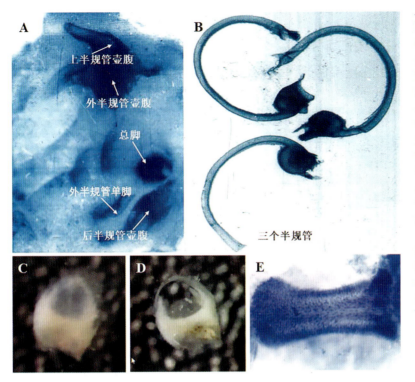

图3.17 在解剖显微镜下取出豚鼠膜壶腹并制备壶腹嵴铺片的操作步骤。A.打开前庭池的外侧壁，充分暴露上半规管、外半规管及后半规管的膜壶腹，同时暴露外半规管的单脚，上半规管及后半规管汇合而成的总脚。B.用游丝镊夹持膜壶腹将膜半规管轻轻从骨半规管内抽出。C.取下整个膜壶腹。D.打开膜壶腹暴露壶腹嵴。E.经琥珀酸脱氢酶染色的壶腹嵴铺片图像。

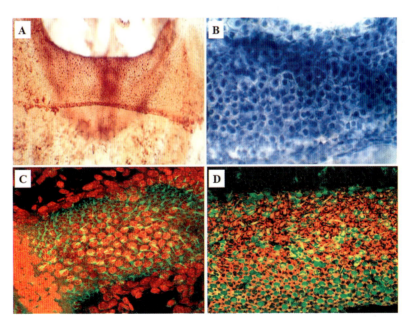

图3.18 几种常用的壶腹嵴铺片染色方法。A.正常南美栗鼠壶腹嵴毛细胞的表皮板轮廓被硝酸银浸润后形成银沉淀物影，使每一个毛细胞的表皮板都清晰显示。B.正常小鼠壶腹嵴铺片经苏木素染色后，每一个毛细胞的细胞核都清晰显示。C.正常小鼠壶腹嵴铺片的纤毛束和细胞核双重染色结果，绿色显示鬼笔环肽标记的毛细胞的纤毛束，红色显示to-pro-3染色的细胞核。D.卡铂造成南美栗鼠壶腹嵴上病变毛细胞内出现p53阳性免疫组织化学产物，提示p53在卡铂引起的壶腹嵴毛细胞凋亡中扮演着重要角色。

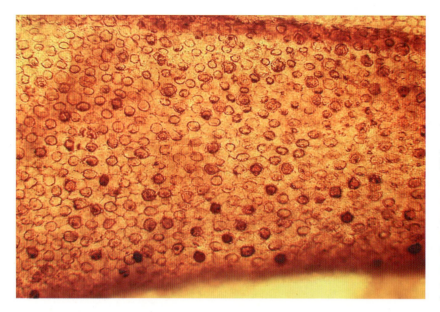

图 3.19 正常南美栗鼠壶腹嵴毛细胞的表皮板轮廓被硝酸银浸润后形成银沉淀物影，使每一个毛细胞的表皮板都被清晰显示。

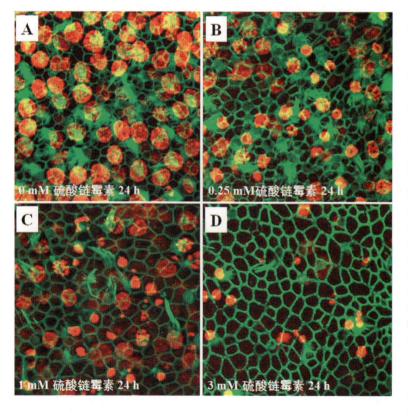

A 0 mM 硫酸链霉素 24 h

B 0.25 mM硫酸链霉素 24 h

C 1 mM 硫酸链霉素 24 h

D 3 mM 硫酸链霉素 24 h

图 3.20 硫酸链霉素对离体培养壶腹嵴毛细胞的破坏。A.在无血清培养液中培养了 24 小时的正常对照大鼠壶腹嵴铺片的纤毛束和细胞核双重染色结果，绿色显示鬼笔环肽标记的毛细胞的纤毛束，红色显示 to-pro-3 染色的细胞核。B.经含有 0.25 毫摩尔每升硫酸链霉素的无血清培养液培养 24 小时，壶腹嵴上将近 50% 的毛细胞遭到破坏，细胞核染色显示残存毛细胞的细胞核大都伴有染色质的凝集和细胞核的缩小。C.经含有 1 毫摩尔每升硫酸链霉素的无血清培养液培养 24 小时，残存毛细胞的细胞核发生明显的胞核浓缩或胞核破裂。D.经含有 3 毫摩尔每升硫酸链霉素的无血清培养液培养 24 小时，壶腹嵴上绝大部分毛细胞都被彻底破坏。

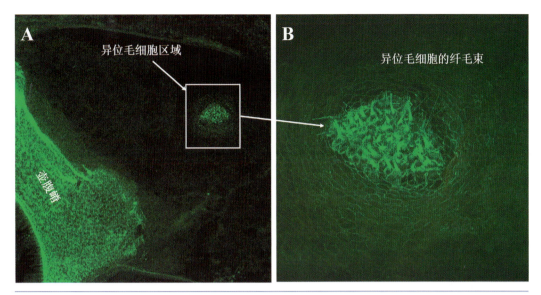

图 3.21　用携带 Math1 基因的腺病毒载体转染 10 天后，在成年南美栗鼠壶腹腔的非感觉区发现一个异位毛细胞群落。A. 用携带 Math1 基因的腺病毒载体转染 10 天后，在壶腹腔的底部发现一个类似于毛细胞群的异位细胞群落。B. 异位毛细胞区域的放大图像。提示这种具有毛细胞表面结构特征的异位细胞群落很可能是来源于被 Math1 基因转染并被诱导再分化的支持细胞。

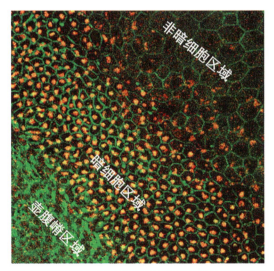

图 3.22　显微照片显示的是经圆窗膜渗透进入猴子内耳的 Cy3.5 标记的 siRNA，其转染暗细胞后呈桔黄色，积聚在壶腹嵴底部半月面区域的暗细胞内。

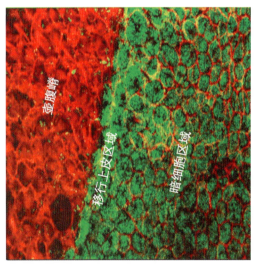

图 3.23　显微照片显示的是携带 EGFP 基因的羟基磷灰石纳米载体通过南美栗鼠圆窗膜进入前庭腔液体环境后 48 小时的壶腹嵴铺片图像。呈现绿色荧光的被转染上皮细胞是壶腹嵴底部周边的移行上皮细胞和暗细胞。这表明羟基磷灰石纳米载体是被移行上皮过渡区和暗细胞区的上皮细胞所吞噬，使 EGFP 基因被整合到被转染细胞的基因序列中，并在被转染细胞中快速合成绿色荧光蛋白。

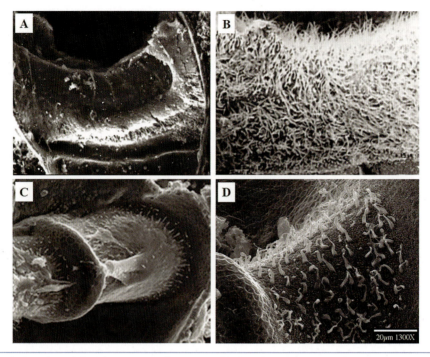

图 3.24　壶腹嵴表面结构的扫描电镜图像。A. 豚鼠壶腹嵴表面覆盖的终帽经临界点干燥后将毛细胞的纤毛几乎全部覆盖。B. 在固定前向豚鼠壶腹腔内注入生理盐水使终帽从壶腹嵴的表面被冲洗掉，可以确保豚鼠壶腹嵴毛细胞的纤毛充分暴露。C. 在固定前没有清除大鼠上半规管壶腹嵴表面覆盖的终帽，在临界点干燥之后可见终帽还是覆盖了大部分毛细胞的纤毛。D. 经预先冲洗壶腹腔清除终帽之后，大鼠上半规管壶腹嵴毛细胞的纤毛得到充分的暴露。

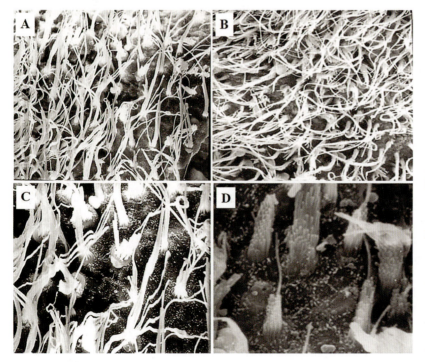

图 3.25　扫描电镜下可见壶腹嵴毛细胞的纤毛束细长而弯曲（图 3.25A，图 3.25B）。由此可见，壶腹嵴毛细胞的纤毛束（图 3.25C）与囊斑毛细胞的纤毛束（图 3.25D）亚显微结构并不完全相同。

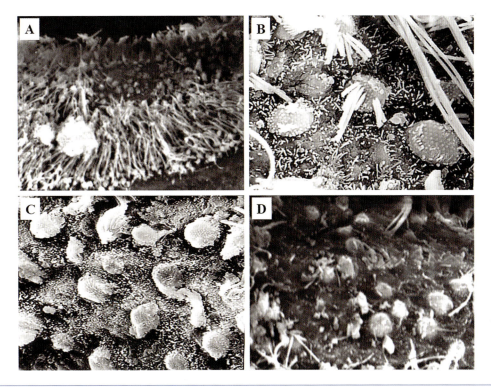

图 3.26 在扫描电镜下观察庆大霉素造成的壶腹嵴毛细胞的损害情况。A.庆大霉素引起的壶腹嵴毛细胞损害首先出现在壶腹嵴的顶部。B.壶腹嵴毛细胞在被彻底破坏之前首先发生纤毛束的脱落。C.壶腹嵴毛细胞的纤毛束脱落之后,毛细胞的表皮板呈现隆起的迹象,提示毛细胞内可能发生了肿胀。D.在庆大霉素耳中毒的晚期,壶腹嵴顶部的毛细胞首先发生死亡,从而导致壶腹嵴顶部毛细胞的表皮板最先被瘢痕组织所替代。

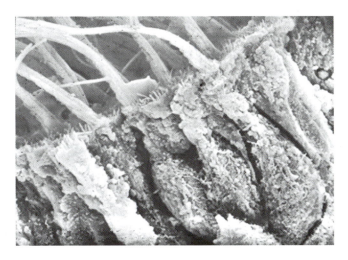

图 3.27 将壶腹嵴从嵴的中部断开之后,应用扫描电镜沿着壶腹嵴断端的边缘可以同时观察毛细胞的表面结构和细胞体形态。

第四章 前庭器官培养

由于前庭终器的器官培养技术为探索前庭系统内的细胞机制提供了有利的研究方法和途径，人们开始越来越关注应用前庭终器培养技术在培养皿中研究前庭终器的感觉上皮和周围神经系统。

① 前庭器官培养程序

1.1 前庭器官培养液的配制

预先配制用于内耳器官培养的无血清培养液。无血清培养液中含有 2 克 Bovine serum albumin（Sigma A-4919），2 毫升 Serum-free supplement（Sigma I-1884），4.8 毫升 20% Glucose（Sigma G-2020），0.4 毫升 Penicillin G（Sigma P-3414），2 毫升 200 毫摩尔每升 Glutamine（Sigma G-7029），190.8 毫升 1×Basal Medium Eagle（Sigma B-1522）。

1.2 鼠尾凝胶的配制

在实施前庭器官培养之前，须新鲜配制鼠尾凝胶。鼠尾凝胶的配制方法是将 I 型鼠尾胶原蛋白（Collaborat Biomedical Products Cat#40236）和 10× Basal Medium Eagle（Life Technologies Cat# 41100-017）及 2% 碳酸钠（Sigma S-2127）以 9∶1∶1 的比例混合均匀。将 10 微升新鲜配制的鼠尾胶原蛋白滴在

35毫米培养皿中央，使其在15分钟左右凝胶化。然后向培养皿中加入1400微升无血清培养液，使无血清培养液的液平面与鼠尾凝胶滴的顶端平齐。

1.3 前庭感觉上皮的培养程序

将解剖分离取出的颞骨浸入Hanks培养液，在解剖显微镜下用游丝镊取出前庭池内的每一个前庭终器（图4.1）。用游丝镊摘除覆盖在球囊斑和椭圆囊斑表面的耳石膜以充分暴露这两个囊斑表面的毛细胞层（图4.2A、图4.2B），同时用游丝镊撕开膜壶腹暴露

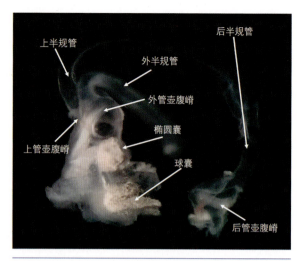

图 4.1 解剖取出整个前庭膜迷路。

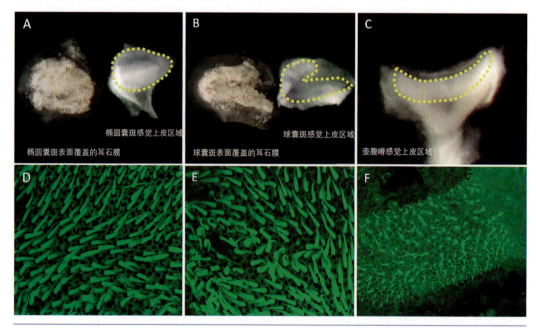

图 4.2 A. 在解剖取出的椭圆囊可见覆盖在椭圆囊斑表面的耳石膜。摘除椭圆囊斑表面覆盖的耳石膜之后暴露出整个椭圆囊斑，黄色虚线勾勒出椭圆囊斑感觉上皮区域。B. 在解剖取出的球囊可见覆盖在球囊斑表面的耳石膜。摘除球囊斑表面覆盖的耳石膜之后暴露出整个球囊斑，黄色曲线勾勒出球囊斑感觉上皮区域。C. 撕开膜壶腹暴露壶腹嵴，黄色虚线勾勒出面对镜头的壶腹嵴感觉上皮区域。D. 用鬼笔环肽染色法显示椭圆囊斑外植体毛细胞表面的纤毛束。E. 用鬼笔环肽染色法显示球囊斑外植体毛细胞表面的纤毛束。F. 用鬼笔环肽染色法显示壶腹嵴外植体毛细胞表面的纤毛束。

壶腹嵴（图 4.2C）。或者将椭圆囊斑和与之相连的上半规管壶腹嵴、外半规管壶腹嵴及前庭上神经束一起取出，这将有助于同时评估前庭上神经系统和与之相连的前庭感觉毛细胞（图 4.3）。将每个前庭终器平整铺放在无血清培养液中鼠尾凝胶滴的表面，在 37 摄氏度二氧化碳培养箱内孵育 60 分钟，使前庭各个感觉上皮贴附

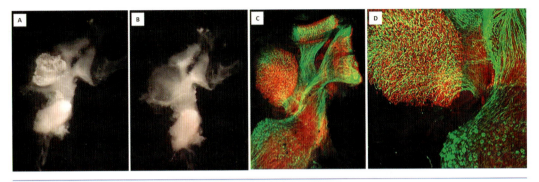

图 4.3 整个椭圆囊斑、外壶腹嵴及上壶腹嵴连同前庭上神经束的样品制备步骤。A. 将椭圆囊斑、外半规管壶腹嵴及上半规管壶腹嵴连同整个前庭上神经束从前庭腔内解剖取出。B. 在解剖显微镜下摘除覆盖在椭圆囊斑表面的耳石膜。C. 前庭神经节神经元和前庭神经纤维被抗 tubulin 抗体染成绿色，毛细胞的纤毛束被鬼笔环肽染成红色。D. 椭圆囊斑和前庭上神经纤维双重染色的放大图像。

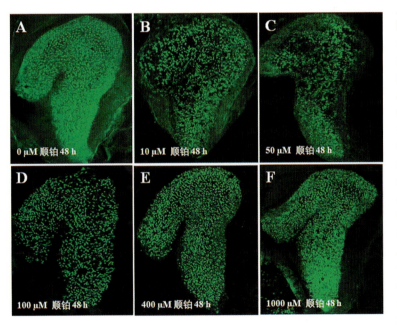

图 4.4 大鼠球囊斑外植体的表面制备图像。A. 球囊斑外植体在无血清培养基中培养 48 小时，球囊斑上的感觉毛细胞完好无损。B. 球囊斑外植体在含 10 微摩尔每升顺铂的无血清培养基中培养 48 小时后，球囊斑上的毛细胞受损严重。C. 球囊斑外植体在含有 50 微摩尔每升顺铂的无血清培养基中培养 48 小时后，球囊斑上的毛细胞大部分遭到破坏。D. 球囊斑外植体在含有 100 微摩尔每升顺铂的无血清培养基中培养 48 小时后，球囊斑上的存活毛细胞数量有所增加。E. 球囊斑外植体在含 400 微摩尔每升顺铂的无血清培养基中培养 48 小时后，球囊斑上的毛细胞未受损害。F. 球囊斑外植体在含有 1000 微摩尔每升顺铂的无血清培养基中培养 48 小时后，球囊斑上的毛细胞完整无损。提示低浓度顺铂可以通过铜转运蛋白通道进入毛细胞并对细胞造成损害。但是，高浓度顺铂却因铜转运蛋白通道的主动关闭而不能进入毛细胞，从而使毛细胞通过阻止顺铂的进入实现了最有效的自我保护。

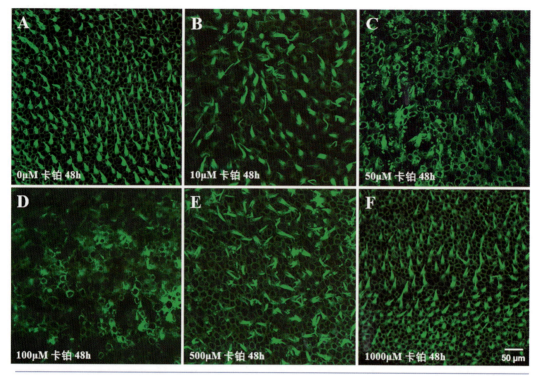

图 4.5　大鼠外植体椭圆囊斑的显微照片。A. 在不含卡铂的无血清培养基中培养 48 小时后，椭圆囊斑毛细胞呈现正常的形态结构。B.10 微摩尔每升卡铂培养 48 小时后，椭圆囊斑毛细胞纤毛束的数量有所减少。C.50 微摩尔每升卡铂处理 48 小时后，大量毛细胞受损。D.100 微摩尔每升卡铂处理 48 小时后，大部分毛细胞被破坏。E.500 微摩尔每升卡铂处理 48 小时后，许多毛细胞未受损害。F.1000 微摩尔每升卡铂处理后 48 小时，椭圆囊斑上的绝大部分毛细胞都完好无损。

在鼠尾凝胶的表面。然后将 600 微升无血清培养液加入到培养基中，使平整铺放在鼠尾凝胶滴表面的前庭终器铺片完全被培养液淹没。前庭终器在 37 摄氏度二氧化碳培养箱内继续用无血清培养液中孵育过夜，在第二天按照实验计划向培养液内加入实验药物，例如用无血清培养液配制的不同浓度的耳毒性药物或者神经毒性药物或者重金属，前庭终器在含有实验药物的培养液内继续培养数天后按照预先制定的实验计划终止培养。终止实验时，首先将培养液吸出，然后向培养皿内直接注入固定液。随后应用各种染色方法根据实验观察的需要显示前庭终器中不同的组分和结构（图 4.4、图 4.5、图 4.6）。

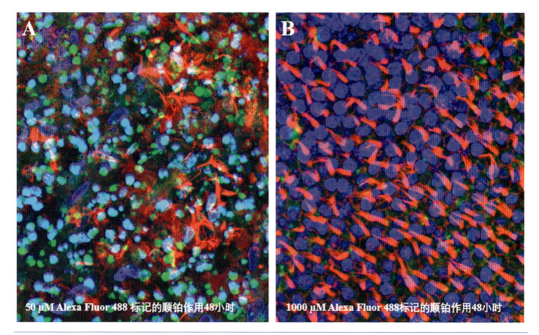

图 4.6　椭圆囊斑感觉毛细胞中荧光标记顺铂的示踪观察。A.50 微摩尔每升荧光标记顺铂处理 48 小时后，绿色荧光标记的顺铂大量存在于椭圆囊斑的毛细胞中。毛细胞的细胞核有明显的核浓缩或核破裂，表明培养基中的低浓度顺铂可以通过铜转运通道进入到毛细胞并启动毛细胞的凋亡程序。B.1000 微摩尔每升荧光标记顺铂处理 48 小时后，椭圆囊斑上所有毛细胞都完整无损，毛细胞中很少发现荧光标记的顺铂蓄积，提示培养基中的高浓度顺铂使毛细胞主动关闭了细胞膜上的铜转运通道，使顺铂难以进入毛细胞，从而有效阻止了顺铂对毛细胞的破坏。

第五章 前庭感觉上皮的定量观察技术

应用前庭切片技术和铺片技术足以对发生在前庭感觉上皮的病变范围和病变程度进行定位和定性评估。如果需要在实验中对前庭感觉上皮的病变进行可靠的定量分析，我们建议参考如下前庭终器的定量观察技术。

① 前庭切片的定量观察技术

假设每张切片的厚度被设定为 5 微摩尔每升，垂直于小鼠球囊斑和椭圆囊斑的连续切片数量大约在 100 片，垂直于小鼠壶腹嵴的垂直连续切片数量大约在 50 片。从一张垂直于小鼠球囊斑或椭圆囊斑最大直径部位的横断切片，大约可以看见 80 个毛细胞（图 5.1）；从一张垂直于小鼠壶腹嵴中部的横断切片，大约可以看见 25 个毛细胞（图 5.2）。然而，若要将每张连续切片上的毛细胞计数结果相加以获取每个前庭终器上的毛细胞总数，虽然在理论上是可行的，却往往会因为切片的丢失或者被从正中切开毛细胞的重复计数而影响数据的准确性，同时也由于工作量较大，很少被人们采用。

Abercrombie 在 1946 年首先建立起一个根据切片上的原始毛细胞计数结果进行双重计数校正的换算公式：$Hi = hi \times t / (t + d)$；在这个公式中，$Hi$ 是指毛

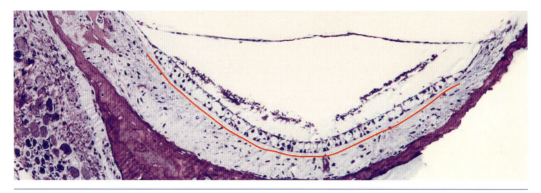

图 5.1 小鼠球囊斑横断切片的显微照片显示垂直于球囊斑的截面。毛细胞的密度可以根据球囊斑切片的实际长度对沿着球囊斑排列的毛细胞数量进行一个粗略评估。

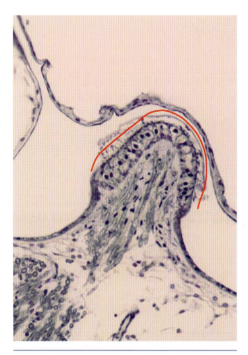

图 5.2 小鼠壶腹嵴切片显微照片显示垂直于壶腹嵴的横截面。毛细胞密度可以根据壶腹嵴切片的实际长度对沿着壶腹嵴排列的毛细胞数量进行一个粗略评估。

细胞的校正密度，hi 是指毛细胞实际计数结果，t 是指切片的厚度，d 是指细胞核的直径。从这个前庭毛细胞的校正密度等于毛细胞计数密度乘以切片的厚度，再除以切片厚度与细胞核直径之和的计算公式，可以看出在应用公式之前，已经从前庭终器切片上获得了该切片上实际存活的毛细胞数量值。为什么还要乘以切片的厚度与细胞核直径之和呢？经过这样测量换算的前庭毛细胞校正密度难道能比直接获取的前庭毛细胞实际密度说明更多的问题吗？这一点有待商榷。也有人主张对每个前庭终器的连续切片中每间隔 50 微米进行一次毛细胞的计数，然后将结果相加后再乘以 25，以此数据作为该前庭终器上的毛细胞总数。以这种每间隔 10 张切片记录一张切片再乘以 25 的换算方式来评估每个前庭终器上的毛细胞总数，难道真的可以如实反映每个前庭终器上实际存在的毛细胞总数吗？这种未作毛细胞全计数而仅仅通过一个换算公式得到的前庭终器毛细胞总数的计算方法，同样有待商榷。我们主张先测量一张前庭终器切片中感觉上皮的实际长度，然后对该长度单位内的毛细胞进行计数（图5.1、图5.2），从该前庭终器的连续切片中每间隔几张切片获取一张切片上的毛细胞计数结果，然后将这些数据的平均值作为该前庭终器单位长度范围内的平均毛细胞密度，这样或许可以比应用公式换算所得到的结果更接近真实。然而，从间隔的连续切片中选择出来的毛细胞计数结果，毕竟没有经过对该前庭终器上每一个毛细胞的认真检查，因此从前庭终器切片上获得的毛细胞定量观察结果再加上换算，精准度还是有限的，最多只能算是对该前庭终器毛细胞密度有一个粗略的评估。

　　前庭毛细胞死亡之后不能天然再生，因此对残存毛细胞的定量观察理应足以评估前庭各个感受器上缺失的毛细胞数量。然而，在一些前庭毛细胞损害的实验模型中，经常检测到幸存的受损毛细胞发生了毛细胞纤毛束缺失的情况。在存活毛细胞仅仅发生纤毛受损的情况下，单纯的毛细胞计数恐怕无法如实反映那些纤毛受损的存活毛细胞的真实情况。对没有纤毛束的存活毛细胞应该如何进行病理学评估？看来还需要有不一样的评判标准。例如只对具有正常纤毛功能的毛细胞进行计数，但不对那些丧失纤毛功能的毛细胞进行计数（图5.3）。从图5.3B可以看出，如果以毛细胞的细胞核是否缺失作为是否病变的判断依据，该视野显然并没有发生毛细胞的缺失。但是，如果以毛细胞能否摄取红色荧光标记的AM1-43作为判断毛细胞是否发生病变的评判依据，则该视野中将近50%的毛细胞都由于纤毛顶端机械转换通道的破坏而

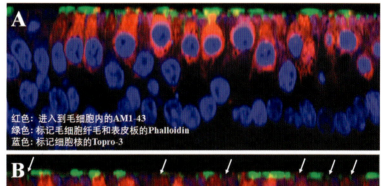

红色：进入到毛细胞内的AM1-43
绿色：标记毛细胞纤毛和表皮板的Phalloidin
蓝色：标记细胞核的Topro-3

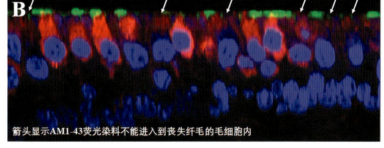

箭头显示AM1-43荧光染料不能进入到丧失纤毛的毛细胞内

图5.3　显微照片显示AM1-43（红色）被摄取到椭圆囊斑的前庭毛细胞中。细胞核用to-pro-3染成蓝色，纤毛簇和毛细胞表皮板用Alexa Fluor 488标记的鬼笔环肽标记成绿色。A.AM1-43标记存在于每一个正常大鼠毛细胞的细胞质中。B.椭圆囊斑外植体经10微摩尔每升顺铂的培养基孵育48小时后，纤毛簇受损或缺失的毛细胞无法摄取AM1-43。

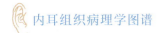

无法摄取 AM1-43。这意味着不同的评判标准可能会得到完全不一样的病理诊断结果。根据细胞核是否存在只能用来判断毛细胞是否存活，而根据毛细胞能否摄取 AM1-43 以判断毛细胞的纤毛是否具有转换功能，将有利于判断存活的毛细胞是否具备接受刺激信号的功能。由此可见，应用 AM1-43 标记技术来判断毛细胞是否具有功能或许比单纯判断毛细胞是否存活更符合发生在该前庭终器的实际功能情况。

❷ 前庭铺片的定量观察技术

与前庭切片技术相比，前庭感受器的表面样品制备技术为实现各个前庭终器上的毛细胞定量分析提供了更加理想的观察角度。在光学显微镜下，从前庭终器铺片上方的物镜来俯视样品，不仅可以清晰显示球囊斑和椭圆囊斑上的每一个毛细胞并获得两个囊斑上的毛细胞总数，还可以清晰显示壶腹嵴表面正对物镜区域的每一个毛细胞，只是由于壶腹嵴呈马鞍形的壶腹嵴立体结构，无法看到与观察角度平行的壶腹嵴两侧的毛细胞，也无法看到被壶腹嵴遮挡的壶腹嵴另外一侧的毛细胞。因而难以获得壶腹嵴毛细胞的总数。尽管有人主张将壶腹嵴上皮细胞层剥离下来再制作成平整的铺片，但在实际操作方面还是存在很大的技术难度。

2.1 前庭感觉上皮区域的面积测量

为了实现对整个前庭终器上毛细胞密度的测量，有时有必要事先测量每个前庭终器的实际面积。如前所述，呈片状的球囊斑和椭圆囊斑可以被制备成平整的铺片，因而可以在显微镜下精确测量出两个囊斑的实际面积。但是，呈马鞍形隆起的壶腹嵴却难以铺放平整。因此，我们在这里仅介绍测量球囊斑和椭圆囊斑面积的方法，具体如下。

根据 $A=aW^b$ 的幂函数计算公式，Crile 于 1940 年提出了前庭感觉上皮面积测量值和前庭终器上毛细胞数量与实验动物体重的关系。这个计算公式的意思是每个前庭终器的表面积和毛细胞总数等于系数 a 乘以受试动物的体重，再乘以系数 b。对于体重小于 4 千克的实验动物，计算球囊斑和椭圆囊斑面积及毛细胞总数的系数 a 和系数 b 分别是 0.045±0.01 和 0.45±0.03；计算壶腹嵴的系数 a 和系数 b 分别是 0.025±0.013 和 0.44±0.07。对于体重大于 4 千克的实验动物，体重与球囊斑面积之间幂律关系的斜率为 0.45，体重与椭圆囊斑面积之间幂律关系的斜率为 0.44。虽然这个计算公式看起来似乎可以简单地通过测量动物体重就可以轻松获得每个测试动物各个前庭终器的表面积和毛细胞总数，但是，这种表面积和毛细胞总数的计算算法真的可靠合理吗？试想如果一只豚鼠在出生后一个月的体重大约在 100 克，到出生后 12 个月其体重增加到了 800 克左右。那么，在系数 a 和 b 不变但体重增加 8 倍的情况下，难道这只豚鼠的前庭器官的表面积和毛细胞数量也会增加 8 倍吗？显然这是不可能的。已经确定的是成年哺乳类动物内耳的毛细胞不再继续增殖，但体重还可以增加。显然，成年动物前庭毛细胞的数量绝不可能随着动物体重的增加而增多。就算通过称量体重真的能换算出前庭各个终器的表面积和毛细胞的总数，那么如果前庭终器上的毛细胞被耳毒性药物永久破坏之后，难道体重还会减轻吗？对这个问题的明确答案是毛细胞的数量和体重之间没有任何因果关系。这说明仅凭称量动物体重来推算前庭各个终器的表面积和毛细胞总数的算法，在前庭终器病理改变的定量评估中毫无应用价值。

应用 ImageJ 软件的图像测量程序，我们分别测量了小鼠、裸鼠、大鼠、豚鼠、龙猫、兔和猴子的球囊斑铺片和椭圆囊斑铺片的实际面积。以一只豚鼠的球囊斑为例，我们首先在光学显微镜下拍摄一个长度为 1 毫米的显微测微尺（图 5.4A），经 ImageJ 窗口选择直线并沿着显微测微尺画一条直线，窗口内的读数显示出该测微尺上 1 毫米距离的像素为 1012.03，然后在已知距离栏目中填入 1，在单位栏目中填入毫米，最后选择 Global 后点击 OK，从而完成对测量标准的软件设定（图 5.4B）。设定了测量标准之后，用 freehand selection 功能沿着囊斑铺片照片上毛细胞与周围支持细胞的分界线勾画出囊斑的轮廓（图 5.4C），再同时按下键盘上的 Ctrl 键和 M 键，软件系统即可自动显示受试动物被勾画出来的球囊斑区域的精准实际面积为 0.55 平方毫米（图 5.4D）。经过精准测量，我们发现，小鼠的球囊斑和椭圆囊斑面积分别为 0.193±0.009 平方毫米和 0.193±0.02 平方毫米；裸鼠的球囊斑和椭圆囊斑面积分别为 0.216±0.008 平方毫米和 0.208±0.013 平方毫米；大鼠的球囊斑和椭圆囊斑面积分别为 0.323±0.01 平方毫米和 0.321±0.011 平方毫米；豚鼠的球囊斑和椭圆囊斑面积分别为 0.528±0.035 平

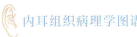

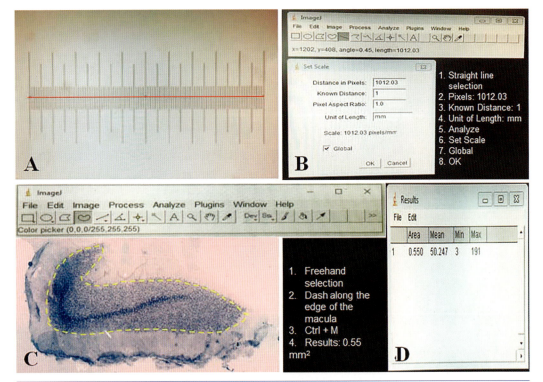

图 5.4　应用 ImageJ 软件的图像测量程序测试受试动物囊斑面积的方法。在完成了受试动物的球囊斑铺片之后，在放大 100 倍的光学显微镜下拍摄球囊斑铺片的全貌。A. 在放大 100 倍的光学显微镜下拍摄一个长度为 1 毫米的显微测微尺。经 ImageJ 窗口选择直线并沿着显微测微尺画出一条直线。B. 软件窗口内立刻显示出 1 毫米长度直线的像素大约在 1000。然后在软件窗口内的已知距离栏目中填入 1，并在单位栏目中填入毫米，最后选择 Global 后点击回车，即可完成测量标准的设定。C. 用 ImageJ 软件的 freehand selection 功能沿着球囊斑铺片照片上毛细胞与外周支持细胞的分界线勾画出球囊斑的轮廓，然后按下 Ctrl 键和 M 键。D. 软件系统即可自动显示被测量球囊斑的实际面积为 0.55 平方毫米。

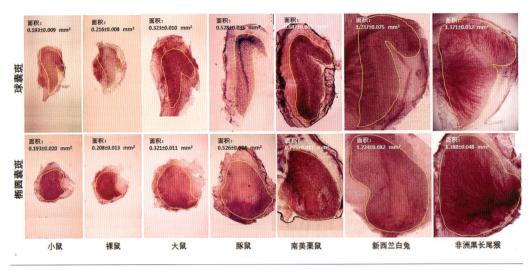

图 5.5　图示几种常用实验动物球囊斑和椭圆囊斑的铺片照片，以及球囊斑和椭圆囊斑的平均实际面积。

方毫米和 0.526±0.034 平方毫米；南美栗鼠的球囊斑和椭圆囊斑面积分别为 0.687±0.065 平方毫米和 0.795±0.017 平方毫米；兔的球囊斑和椭圆囊斑面积分别为 1.237±0.075 平方毫米和 1.224±0.082 平方毫米；猴的球囊斑和椭圆囊斑面积分别为 1.371±0.032 平方毫米和 1.388±0.048 平方毫米（图 5.5）。

2.2　球囊斑和椭圆囊斑毛细胞总数的测定

如前所述，光镜下可以对球囊斑和椭圆囊斑上的毛细胞总数进行计数，但无法对壶腹嵴上的毛细胞总数进行计数。因此，我们仅将球囊斑和椭圆囊斑上的毛细胞计数方法描述如下。

在测量了试验动物的球囊和椭圆囊斑的实际面积后，我们分别测量了小鼠、裸鼠、大鼠、豚鼠、南美栗鼠、新西兰白兔和非洲黑长尾猴的球囊斑和椭圆囊斑上的毛细胞总数。为了确保毛细胞计数的准确性，我们将照片上的整个囊斑区域划分为若干个带有网格的小方块（图 5.6A）。在放大图像下准确计数每个方格中的毛细胞数量（图 5.6B），然后将每个方格的计数相加以分别获得球囊斑和椭圆囊斑的每个

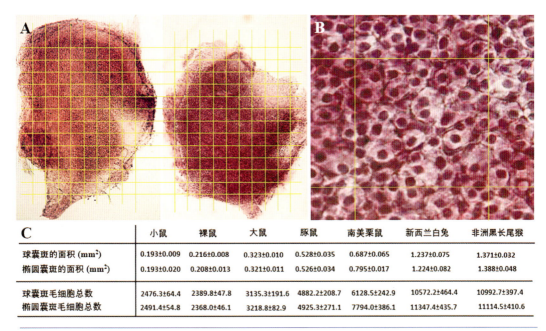

C	小鼠	裸鼠	大鼠	豚鼠	南美栗鼠	新西兰白兔	非洲黑长尾猴
球囊斑的面积 (mm²)	0.193±0.009	0.216±0.008	0.323±0.010	0.528±0.035	0.687±0.065	1.237±0.075	1.371±0.032
椭圆囊斑的面积 (mm²)	0.193±0.020	0.208±0.013	0.321±0.011	0.526±0.034	0.795±0.017	1.224±0.082	1.388±0.048
球囊斑毛细胞总数	2476.3±64.4	2389.8±47.8	3135.3±191.6	4882.2±208.7	6128.5±242.9	10572.2±464.4	10992.7±397.4
椭圆囊斑毛细胞总数	2491.4±54.8	2368.0±46.1	3218.8±82.9	4925.3±271.1	7794.0±386.1	11347.4±435.7	11114.5±410.6

图 5.6　大鼠球囊斑和椭圆囊斑毛细胞全计数的方法。A.在球囊斑和椭圆囊斑铺片的照片上用网格将其分成若干个小方块区域，然后对每个方块内的毛细胞进行计数，最后将每个方块区域内的毛细胞计数结果相加。B.图示如何在放大图像下对每一个方块内的毛细胞进行精准计数。C.常用实验动物球囊斑和椭圆囊斑的实际面积和毛细胞总数。在测量了每个囊斑的表面积和获得毛细胞总数的前提下，每个囊斑上的平均毛细胞总密度自然唾手可得。

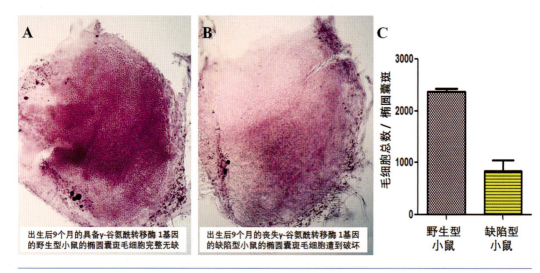

A 出生后9个月的具备γ-谷氨酰转移酶1基因的野生型小鼠的椭圆囊斑毛细胞完整无缺

B 出生后9个月的丧失γ-谷氨酰转移酶1基因的缺陷型小鼠的椭圆囊斑毛细胞遭到破坏

C 纵轴：毛细胞总数/椭圆囊斑　横轴：野生型小鼠　缺陷型小鼠

图5.7　A.出生后9个月的具备 γ－谷氨酰转移酶1基因的野生型小鼠的椭圆囊斑铺片显示整个囊斑上的毛细胞完整无缺。B.出生后9个月的丧失 γ－谷氨酰转移酶1基因的Ggt1dwg/dwg 纯合子小鼠的椭圆囊斑铺片显示大量毛细胞遭到破坏。C.出生后9个月的具备 γ－谷氨酰转移酶1基因的野生型小鼠和出生后9个月的丧失 γ－谷氨酰转移酶1基因的Ggt1dwg/dwg 纯合子小鼠的椭圆囊斑毛细胞总数之比较。提示 γ－谷氨酰转移酶1基因的缺失造成了椭圆囊斑毛细胞的寿命变短。

黄斑中的毛细胞总数（图5.6C，图5.7）。我们将上述通过实际计数得到的毛细胞总数结果与Desai通过称量体重应用公式换算出来的毛细胞总数结果进行了比较，发现两种不同测试方法所得结果存在着相当显著的差异。鉴于Desai所得结果只是将动物体重代入到换算公式，并没有真正对球囊斑和椭圆囊斑上的毛细胞进行实际计数，而我们得到的所有数据都是在显微镜下对每一个毛细胞进行了精准的实际计数，因此我们确信我们实验结果的可靠性。

如上所述，通过体重换算得到的球囊斑或椭圆囊斑上的毛细胞总数不能与实际计数的结果相提并论。然而，Lindeman在20世纪60年代应用相差显微镜对未经染色的毛细胞的实际计数结果与我们所得结果也有显著性差异。我们的计数结果显示豚鼠球囊斑和椭圆囊斑的毛细胞总数分别为 4882.2 ± 208.7 和 4925.3 ± 271.1，可是 Lindeman 记录到的豚鼠球囊斑和椭圆囊斑的毛细胞总数却分别为 7500（6018–7983）和 9000（7118–10760）。为什么同样是在显微镜下对毛细胞进行实际计数，Lindeman 所得计数结果和我们的计数结果之间竟会出现如此大的差异？在共聚焦显微镜下，我们分别对同一区域的毛细胞层和支持细胞层中的细胞数量进行了计数。我们发现毛细胞的细胞核比支持细胞的核大，因而同一区域的毛细胞数量远少于支持细胞的数量。即使在相同的视野，不同焦距下看到

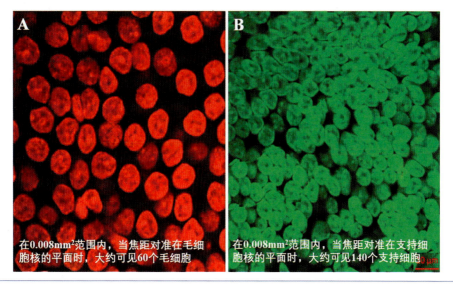

在0.008mm²范围内，当焦距对准在毛细胞核的平面时，大约可见60个毛细胞

在0.008mm²范围内，当焦距对准在支持细胞核的平面时，大约可见140个支持细胞

图 5.8　共聚焦荧光显微镜下拍摄的同一视野相同放大倍数的大鼠椭圆囊斑铺片。A. 在焦距对准在毛细胞的细胞核平面，显示前庭毛细胞的细胞核和毛细胞间距都比较大。B. 在焦距对准在支持细胞的细胞核平面，可见毛细胞下层支持细胞的细胞核都很小，支持细胞之间的间距也非常紧密。因此，前庭毛细胞的密度显著低于其下层支持细胞的密度。

的细胞数量并不相同，我们在图 4.8 的毛细胞核的焦距可以识别出大约有 60 个毛细胞，而在支持细胞核的焦距却可以识别出大约有 140 个支持细胞（图 5.8）。在 1960 年代，膜迷路的表面处理通常采用戊二醛和四氧化锇双重固定而没有任何其他特定的染色标记。尽管四氧化锇可以对脂肪小滴和髓鞘进行染色，但是毛细胞上既没有脂肪滴也没有神经髓鞘，因此，四氧化锇对毛细胞完全没有任何染色作用。在当时那个年代，人们不得不使用相差显微镜来根据细胞间连接处的折光差异来区分细胞的轮廓。在这种情况下，随着显微镜焦距的上下移动，支持细胞很可能与毛细胞相互混淆而都被当作毛细胞被计数。在当前先进的科技条件下，我们不仅可以用共聚焦显微镜来区分囊斑铺片的各个细胞层，还可以用特异性抗体来区分毛细胞和支持细胞。结合各种组织化学染色方法并从共聚焦显微镜获取高分辨率高质量的图像，当然要比应用 1960 年之前生产的普通光学显微镜来观察未染色透明样品更为精准可靠。

2.3　前庭终器小视野定量观察技术

对球囊斑和椭圆囊斑铺片上的每一个毛细胞进行计数，不仅耗时，而且需要掌握高水平的显微解剖铺片技术。对于壶腹嵴铺片则只能观察到壶腹嵴面对物镜的

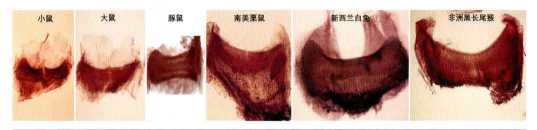

图 5.9 图示各种常用实验动物的壶腹嵴铺片。由于壶腹嵴呈小峰状隆起，铺片时不可能将壶腹嵴上的感觉毛细胞层完整剥离下来并平整铺放，因此，从壶腹嵴铺片上只可能观察到面对显微镜镜头的毛细胞，却不可能观察到铺片背面的毛细胞。

感觉上皮覆盖区域，却不可能看到壶腹嵴的背面或侧面的毛细胞（图 5.9）。此外，前庭各个终器上毛细胞总数的可参考数据也由于各自存在的方法问题而无法保持一致，这些都给定量评估前庭各个终器上的毛细胞总数带来一定的困难。为了有效定量评估前庭各个终器上的毛细胞密度，前庭终器小视野范围内的毛细胞定量观察技

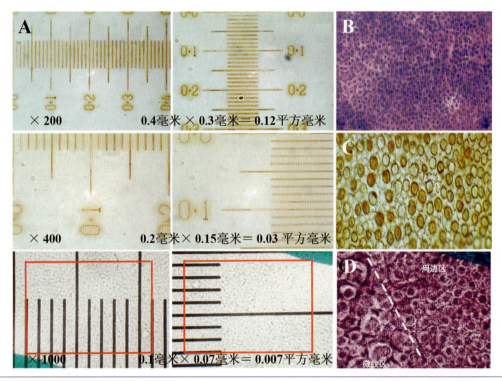

图 5.10 对前庭终器铺片进行小视野范围内的毛细胞密度测量方法。A. 在放大 200 倍和 400 倍以及 1000 倍的光学显微镜下，分别拍摄显微镜下取景框内的显微测微尺尺度。B. 放大 200 倍显微镜下拍摄的大鼠椭圆囊斑铺片图像。C. 放大 400 倍显微镜下拍摄的南美栗鼠壶腹嵴铺片图像。D. 放大 1000 倍显微镜下拍摄的大鼠球囊斑铺片图像，可见微纹区的毛细胞体型略大于周边区毛细胞的体型，微纹区 I 型毛细胞坐落的神经杯也大于周边区 I 型毛细胞坐落的神经杯，因此囊斑微纹区的毛细胞密度低于周边区的毛细胞密度。

D	小鼠	大鼠	豚鼠	南美栗鼠	新西兰白兔	非洲黑长尾猴
球囊斑微纹区 （毛细胞/0.007mm²）	101.0±5.79	95.4±3.91	78.4±6.54	60.0±4.74	57.2±3.83	53.8±4.21
球囊斑周边区 （毛细胞/0.007mm²）	120.8±4.15	109.2±5.26	94.8±4.38	84.6±2.61	80.0±3.54	68.0±4.18
椭圆囊斑微纹区 （毛细胞/0.007mm²）	103.8±5.02	91.2±2.49	74.1±3.54	60.4±4.98	57.8±1.92	54.0±2.74
椭圆囊斑周边区 （毛细胞/0.007mm²）	119.2±3.70	106.4±4.16	90.8±3.56	81.6±2.07	77.8±3.70	66.4±2.51
壶腹嵴 （毛细胞/0.007mm²）	112.4±6.38	105.4±3.51	95.2±3.42	84.0±7.16	78.2±2.86	70.8±2.39

图 5.11　A.在放大1000倍的显微镜下，小鼠毛细胞的体型较小，因而毛细胞的密度较高。B.在放大1000倍的显微镜下，豚鼠毛细胞的体型略大于小鼠毛细胞的体型，因而毛细胞的密度略低于小鼠毛细胞的密度。C.同样在放大1000倍的显微镜下，非洲黑长尾猴的毛细胞体型显著大于小鼠和豚鼠的毛细胞体型，因而非洲黑长尾猴的毛细胞密度显著低于小鼠和豚鼠的毛细胞密度。D.六种常用实验动物球囊斑和椭圆囊斑及壶腹嵴在0.007平方毫米范围内的前庭小视野毛细胞密度参考值。

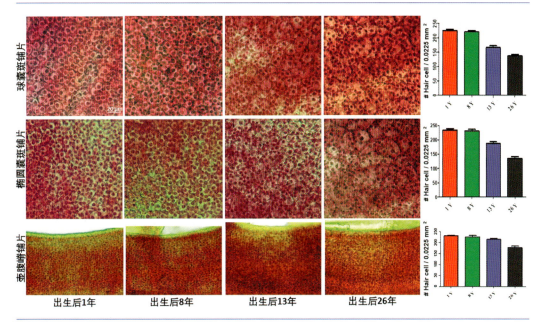

图 5.12　图示出生后1年、8年、13年、26年猴子的球囊斑铺片和椭圆囊斑铺片及壶腹嵴铺片的照片和小视野范围内毛细胞密度的测试结果。

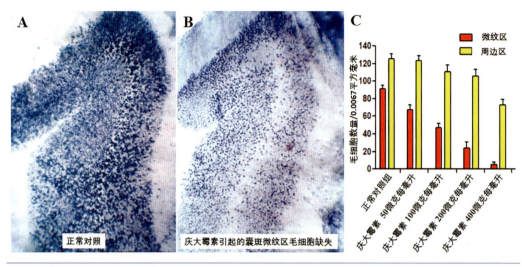

图 5.13　显微照片显示了用琥珀酸脱氢酶染色的南美栗鼠球囊斑铺片和毛细胞计数的定量数据。A.对照南美栗鼠的毛细胞染色呈现正常密度。B. 200 微克每毫升庆大霉素灌注 5 天后，微纹区的毛细胞大量丢失。C.统计分析图显示微纹区毛细胞的缺失程度远大于周边区。

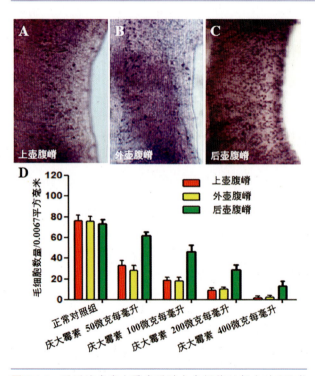

图 5.14　不同浓度庆大霉素通过上半规管以每小时 0.5 微升的速度缓慢输送进前庭池 7 天，上壶腹嵴和外壶腹嵴的毛细胞损害比后壶腹嵴严重。A.上壶腹嵴铺片。B.外壶腹嵴铺片。C.后壶腹嵴铺片。D.从比较三个壶腹嵴毛细胞的密度值可以看出，越是靠近庆大霉素进入前庭池入口处的壶腹嵴毛细胞，遭受破坏的程度也就越严重。

术得到较为广泛的应用。

在不同放大倍数的光学显微镜下，首先拍摄取景视野内显微测微尺的照片并计算出不同放大倍数下的每个实际视野的面积（图 5.10A、图 5.11A、图 5.11B），然后在选定显微镜放大倍数下的视野范围内拍摄前庭终器铺片的照片（图 5.10B，图 5.10C，图 5.11C– 图 5.11F）。最后对照片上该视野内的毛细胞数量进行计数。毛细胞的平均密度可以从同一个前庭终末器官铺片拍摄的几个不同位置的平均毛细胞计数结果中获得（图 5.12）。

鉴于球囊斑和椭圆囊斑上微纹区的毛细胞密度低于周边区的

毛细胞密度，因此在定量观察球囊斑和椭圆囊斑上毛细胞密度的时候，有时需要分别评估囊斑微纹区的毛细胞密度和周边区的毛细胞密度，这将有助于确定发生在囊斑微纹区和周边区的毛细胞损害程度是否存在差异（图5.13）。除了对囊斑铺片需要按照不同区域实施毛细胞计数之外，耳毒性药物引起的壶腹嵴顶部的毛细胞破坏往往比壶腹嵴的底部更为严重，这就不仅要求在壶腹嵴铺片时保持壶腹嵴的顶部朝上，而且需要确保从壶腹嵴的顶部收集小视野范围内的毛细胞计数资料。另外，从圆窗膜渗透进入耳蜗鼓阶的耳毒性药物往往对后壶腹嵴毛细胞的破坏程度要比对外壶腹嵴和上壶腹嵴毛细胞的破坏程度更为严重，而从上半规管进入前庭池的耳毒性药物则对上壶腹嵴和外壶腹嵴毛细胞的破坏程度要比对后壶腹嵴毛细胞的破坏程度严重得多（图5.14）。因此，在实验中有时需要对三个半规管壶腹嵴上的毛细胞密

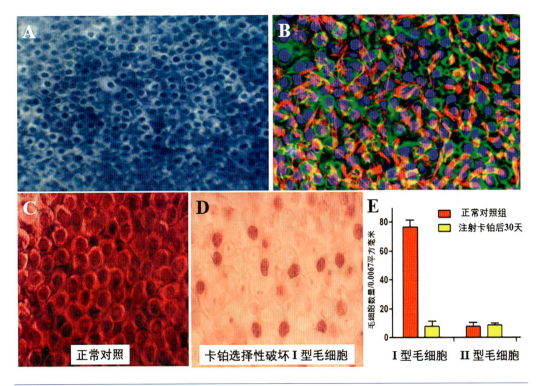

图5.15　前庭终器两种类型毛细胞的鉴别方法。A.应用苏木素染色方法显示前庭终器铺片中的细胞核，将显微镜的焦距对准在毛细胞细胞核的平面，可在Ⅰ型毛细胞的细胞核周围看见有一个由Ⅰ型传入神经末梢围成的环形空隙，而Ⅱ型毛细胞的细胞核周围却无此环形空隙。B.应用抗tubulin抗体可以清晰显示被绿色荧光标记的呈圆环形的Ⅰ型传入神经末梢。C.经苏木素染色的正常南美栗鼠椭圆囊斑铺片清晰显示出两种不同类型的毛细胞。D.注射卡铂后30天，南美栗鼠椭圆囊斑铺片显示残存毛细胞的细胞核周围都没有环形的Ⅰ型传入神经末梢，说明卡铂选择性破坏了前庭的Ⅰ型毛细胞。E.对前庭终器铺片小视野毛细胞计数的定量检查结果证实，南美栗鼠前庭终器中Ⅰ型毛细胞确实是卡铂特异性破坏的靶目标，但是Ⅱ型毛细胞却并不被卡铂破坏。

度进行分别的定量观察。前庭终器上的毛细胞可分为 I 型和 II 型两种不同的毛细胞类型，某些耳毒性药物如卡铂或庆大霉素，倾向于优先破坏前庭终器的 I 型毛细胞。因此，我们有时还需要分别计数 I 型和 II 型毛细胞，以有效证明耳毒性药物是否对某一种类型的毛细胞更具特异性破坏作用（图 5.15）。

第六章 | 耳蜗解剖

耳蜗是位于颞骨岩部内部的听觉感受器官。耳蜗的外周有一层坚硬的称为耳蜗骨迷路的骨质外壳。在中空的骨迷路腔内包含着一个与骨迷路外形相似的由膜性组织包裹的膜性囊腔，称之为耳蜗膜迷路。在耳蜗骨迷路与耳蜗膜迷路之间充满外淋巴液，在耳蜗膜迷路内则充满内淋巴液。

❶ 耳蜗骨迷路

哺乳动物耳蜗骨迷路的外形形似一个螺旋形的蜗牛壳（图 6.1、图 6.2、图 6.3），其底部朝向内侧后方，其顶端朝向外侧前方。在耳蜗腔的中央有一根骨质的

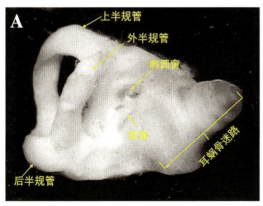
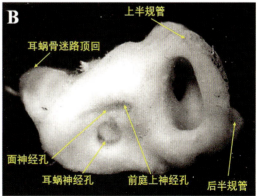

图 6.1　豚鼠骨迷路。A. 豚鼠骨迷路的外侧面观。B. 豚鼠骨迷路的内侧面观。

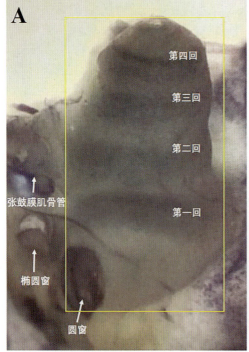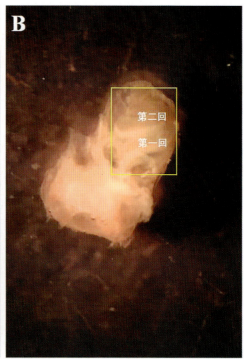

图 6.2　A.豚鼠耳蜗骨迷路。B.大鼠耳蜗骨迷路。

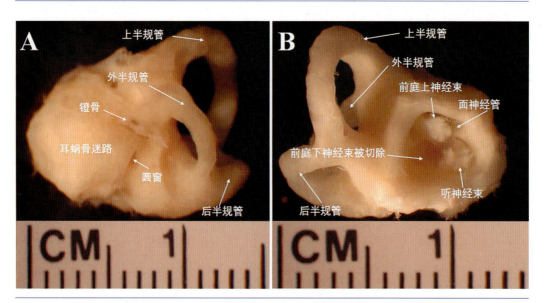

图 6.3　猴子骨迷路。A.猴子骨迷路的外侧面观。B.猴子骨迷路的内侧面观。

螺旋形蜗轴，位于耳蜗骨迷路腔内中心部位的蜗轴呈现一个处于水平位的圆锥形，较粗的蜗轴底部坐落在空间相对比较宽大的耳蜗底回，相对较细的蜗轴顶端抵达空间狭小的耳蜗顶回（图 6.4）。蜗轴与蜗壳骨壁之间则是中空的螺旋形骨性管道，

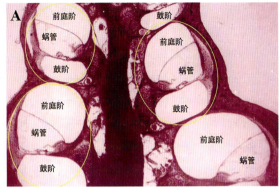
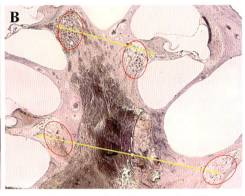

图 6.4　A.豚鼠耳蜗的中轴切片。黄色圆圈代表耳蜗各回螺旋形骨性管道的横断切面。B.大鼠耳蜗的中轴切片。黄色双向箭头显示底回蜗轴的直径明显大于第二回蜗轴的直径。红色圆圈代表耳蜗各回蜗轴螺旋管的横断切面。从这张耳蜗中轴切片可以看出，将10毫摩尔每升哇巴因置放在圆窗后第7天，耳蜗底回的螺旋神经节神经元大量缺失，但耳蜗第二回的螺旋神经节损失较少。相比之下，耳蜗顶回的螺旋神经节完好无损。

由蜗轴向蜗壳伸出的螺旋形骨质薄板将不同回转的耳蜗腔分隔为螺旋形骨性管道（图 6.4）。

　　耳蜗骨迷路的蜗壳骨壁可分为三层，由外至内分别是质地坚硬的骨外膜层、含有软骨细胞的内生软骨层及菲薄的骨内膜层。

　　各种哺乳动物环绕耳蜗蜗管的长度和圈数各不相同，例如人类耳蜗的螺旋形蜗管长度约为 35 毫米，蜗管圈数大约为 2.63 周；豚鼠耳蜗的螺旋形蜗管长度约为 20 毫米，蜗管圈数为 4 周；南美栗鼠耳蜗的螺旋形蜗管长度约为 18.4 毫米，蜗管圈数约为 3 周；大鼠耳蜗的螺旋形蜗管长度约为 9.2 毫米，蜗管圈数约为 2.4 周；小鼠耳蜗的螺旋形蜗管长度约为 6 毫米，蜗管圈数约为 2 周。

❷ 耳蜗膜迷路

　　耳蜗膜迷路是一个位于骨迷路腔内部与耳蜗骨迷路形状相似的封闭的膜性管腔，耳蜗膜迷路由上皮组织和结缔组织组成，耳蜗膜迷路的内侧缘附着在蜗轴的骨性螺旋板，外侧连接着附着在骨性蜗壳的螺旋韧带，耳蜗膜迷路的内部充满内淋巴液。因此，只要剥除耳蜗骨迷路的蜗壳，就可以暴露整个耳蜗膜迷路（图 6.5、图

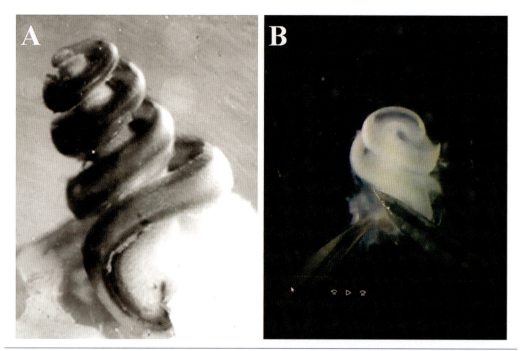

图 6.5　剥除蜗壳暴露耳蜗膜迷路。A.豚鼠耳蜗膜迷路。B.小鼠耳蜗膜迷路。

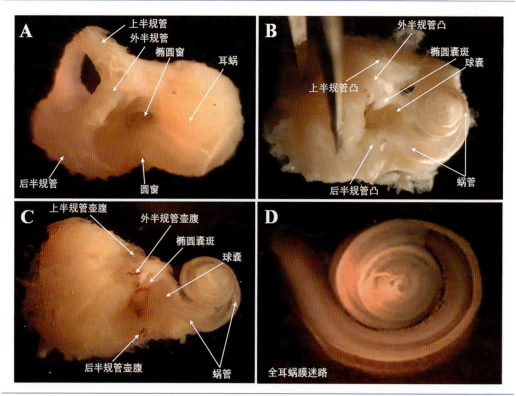

图 6.6　显微解剖猴子耳蜗的步骤。A.暴露耳蜗骨迷路。B.剥离耳蜗骨迷路暴露耳蜗膜迷路。C.将耳蜗基底膜从耳蜗蜗轴上分离开来。D.解剖取出整个耳蜗膜迷路。

6.6）。呈螺旋形的耳蜗蜗管在耳蜗底回起始端的尽头借助连合管与球囊相通，围绕蜗轴盘旋至耳蜗顶回的蜗管以盲端终止于蜗顶。

耳蜗蜗轴除了向蜗壳伸出螺旋形骨质薄板将不同回转的耳蜗腔分隔为各回的螺旋形骨性管道之外，蜗轴上还发出螺旋形的骨性螺旋板延伸到骨性蜗管内。耳蜗基底膜的内侧附着在骨性螺旋板上，耳蜗基底膜的外侧连接在蜗管外壁的螺旋韧带的基底嵴，因此耳蜗基底膜将骨性蜗管腔分割为上下两个腔。从耳蜗基底膜内侧缘向外侧延伸发出到螺旋韧带前庭嵴的前庭膜将骨性蜗管的上腔又分割为两个腔，于是骨性蜗管腔被耳蜗基底膜和前庭膜分割为三个腔，它们从上至下分别为前庭阶和蜗管及鼓阶（图 6.4）。耳蜗底回的前庭阶与前庭池相通，耳蜗底回的鼓阶在靠近圆窗的尽头借助耳蜗导水管与颅内蛛网膜下腔相通，前庭阶和鼓阶则在耳蜗顶回借助蜗尖孔相互交通。

2.1 膜性蜗管的下壁

由耳蜗基底膜和前庭膜及螺旋韧带共同围成横断切片呈三角形的蜗管（图 6.4A）。耳蜗基底膜构成膜性蜗管的下壁，耳蜗基底膜的内侧缘覆盖在蜗轴的骨性螺旋板表面，其外侧缘连接在螺旋韧带的基底嵴，基底膜与螺旋韧带的连接角度约呈 90°（图 6.7A）。

从耳蜗基底膜横断面切片的角度观察基底膜，耳蜗螺旋器（又称科蒂器，Corti organ）坐落在耳蜗基底膜的中部，其内侧和外侧分别是内螺旋沟和外螺旋沟。螺旋器的细胞组成主要有内毛细胞、外毛细胞及多种支持细胞。在螺旋器的中央，由顶部相接底部分开的内柱细胞和外柱细胞构成一个三角形横断面的 Corti 隧道，在参与构成 Corti 隧道的内柱细胞表皮板的内侧有一排内毛细胞，在内毛细胞的底部和周围有支持细胞围绕，这些支持细胞由外向内依次为内指细胞（inner phalangeal cell）、内侧边缘细胞（inner border cell）及内螺旋沟细胞（inner spiral sulcus cell）。在内毛细胞底部的支持细胞的内侧是内螺旋沟，内螺旋沟的上方被从前庭唇伸出的盖膜遮盖。在参与构成 Corti 隧道的外柱细胞表皮板的外侧有三排外毛细胞，在外毛细胞的底部和外侧同样是由支持细胞围绕，这些支持细胞从内向外依次为外指细胞（Deiters cell）、亨森细胞（Hensen's cell）、克劳迪乌斯细胞（Claudius cell），以及底回的伯特歇尔细胞（Boettcher's cell）（图 6.7A、

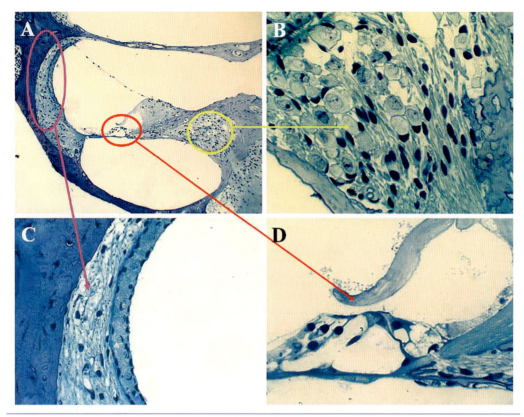

图6.7 大鼠耳蜗半薄切片。A.大鼠耳蜗切片显示基底膜和螺旋韧带及蜗轴螺旋管的不同位置和结构。B.螺旋神经节细胞位于蜗轴内的蜗轴螺旋管内。C.螺旋韧带和血管纹位于蜗管的外侧壁。D.螺旋器坐落在耳蜗基底膜上。

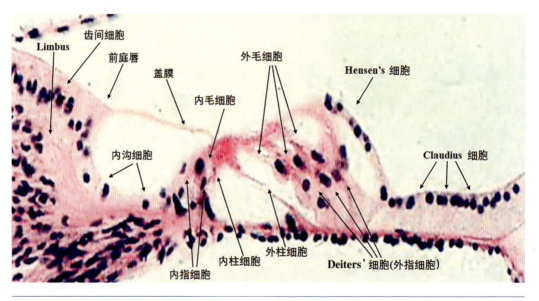

图6.8 豚鼠耳蜗基底膜切片。

图 6.7D、图 6.8、图 6.9)。耳蜗基底膜上所有面对蜗管的毛细胞和支持细胞的表皮板和细胞膜都具有保护屏障，从而可以确保这些接触内淋巴液的细胞体部分可以阻隔内淋巴液的渗透，而不会使细胞遭受含有高钾浓度的内淋巴

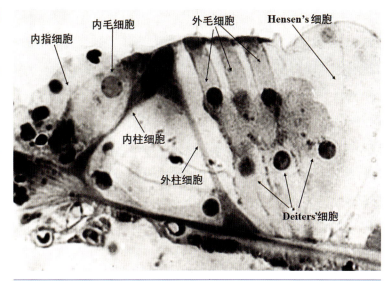

图 6.9　豚鼠螺旋器的半薄切片。

液的损害。在 Corti 隧道内和螺旋器的细胞间隙之间充满着与外淋巴液成分相似的 Corti 淋巴液。

耳蜗基底膜上不同位置的毛细胞高度、重量，及螺旋器所占面积的宽度共同决定了毛细胞对不同频率声音刺激的反应，特别是螺旋器所占面积的宽度对不同部位毛细胞接受不同频率的声波振动刺激起到决定性作用。在耳蜗底回基底膜上的螺旋器所占宽度最窄，因而其共振频率适合感受高频声波引起的基底膜振动；在耳蜗中回基底膜的螺旋器所占宽度较宽，因而其共振频率适合感受中频声波引起的基底膜振动；而在耳蜗顶回基底膜的螺旋器所占宽度最宽，其共振频率则只能适合感受低频声波引起的基底膜振动（图 6.10A– 图 6.10C ）。但是在许多教科书中，螺旋器的宽度都被误写成基底膜的宽度，因此，人们长久以来都误认为从底回到顶回的耳蜗基底膜的宽度是由窄变宽。耳蜗基底膜的宽度应该是指从附着在耳蜗骨性螺旋板表面的膜性基底膜的内侧缘到附着在螺旋韧带基底嵴之间的距离，也有人认为基底膜的宽度是指从内柱细胞的细胞核到螺旋韧带基底嵴之间的基底膜的可振动部分的宽度。鉴于大多数同道对耳蜗膜迷路基底膜范围的认定倾向于前者，为了证明哺乳类动物耳蜗基底膜从底回到顶回到底是由窄变宽还是由宽变窄，我们测量了 CBA 小鼠耳蜗基底膜从骨性螺旋板表面的基底膜内侧缘到附着在螺旋韧带基底嵴之间的距离，我们发现 CBA 小鼠耳蜗基底膜的宽度在耳蜗底回距起始端约 1.5 毫米处为 339.1±9.87 微米，在耳蜗中回距起始端约 3 毫米处为 304.5±11.82

微米，在耳蜗顶回距起始端约 5 毫米处为 300.1 ± 7.22 微米，可见 CBA 小鼠耳蜗基底膜的宽度随着耳蜗基底膜从底回向顶回的螺旋盘升实际上是由宽变窄。在测量恒河猴的耳蜗基底膜宽度时，我们发现恒河猴的耳蜗基底膜宽度在耳蜗底回的中部为 740.8 ± 29.63 微米，在中回的中部为 690.8 ± 31.25 微米，在耳蜗顶回的中部是 680 ± 31.45 微米，说明从底回到顶回的恒河猴耳蜗基底膜的宽度也是由宽变窄。从大鼠耳蜗基底膜铺片至少也可以看出，无论是从耳蜗底回到耳蜗顶回的整个基底膜宽度还是从内柱细胞到螺旋韧带基底嵴之间的基底膜可振动部分的宽度，都不是由窄变宽。然而，只有耳蜗螺旋器的宽度才是从底回到顶回由窄变宽（图 6.10D–图 6.10F）。

　　哺乳类动物的耳蜗毛细胞在胚胎发育阶段都曾经有过一根动纤毛和几十根静纤毛，可是那根动纤毛在内耳胚胎发育的末期阶段退化消失。因此，出生后哺乳动物耳蜗的所有内外毛细胞都只具备静纤毛而没有动纤毛。但是，成熟哺乳动物的每个前庭毛细胞却终生具备一根动纤毛和静纤毛束，而且前庭毛细胞的动纤毛决定着毛细胞的极性和接受刺激的方式。没有动纤毛的耳蜗毛细胞显然缺乏这种极性装

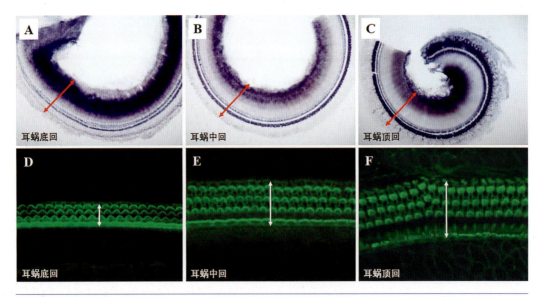

图 6.10　显微照片显示大鼠耳蜗基底膜铺片上的基底膜宽度和螺旋器宽度。A. 双向箭头显示的是耳蜗底回基底膜的宽度。B. 双向箭头显示的是耳蜗中回基底膜的宽度。C. 双向箭头显示的是耳蜗顶回基底膜的宽度。从图 A、B 和 C 中的双头箭头的长度可以看出，在耳蜗基底膜的整个长度上，基底膜的宽度并没有显著的差别。D. 双向箭头显示的是耳蜗底回基底膜上的螺旋器宽度。E. 双向箭头显示的是耳蜗中回基底膜上的螺旋器宽度。F. 双向箭头显示的是耳蜗顶回基底膜上的螺旋器宽度。以上结果表明，耳蜗基底膜上的频率响应位置是取决于螺旋器的宽度而并非耳蜗基底膜的宽度。

备，这是否意味着耳蜗毛细胞接受刺激的方式和释放神经递质的机制并不与前庭毛细胞相同呢？这还有待进一步研究。

耳蜗内外毛细胞表面静纤毛束的形态并不相同（图6.11、图6.12）。每个耳蜗内毛细胞椭圆形表皮板的表面有两列呈弓形的静纤毛，其中靠近其外侧内柱细胞表皮板的那列静纤毛较长，靠近内螺旋沟的那列静纤毛比较短（图6.13）。每个耳蜗外毛细胞的圆形表皮板表面有三列阶梯状排列的呈W形的静纤毛，其中靠近Hensen's细胞一侧的那一列静纤毛最长，而面向外柱细胞的那一列静纤毛最短（图6.14）。

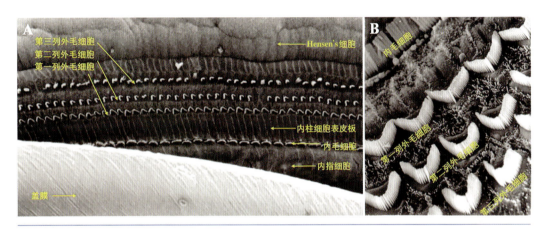

图6.11 耳蜗基底膜的表面结构。A.南美栗鼠耳蜗基底膜的表面结构。B.豚鼠耳蜗基底膜的表面亚显微结构。

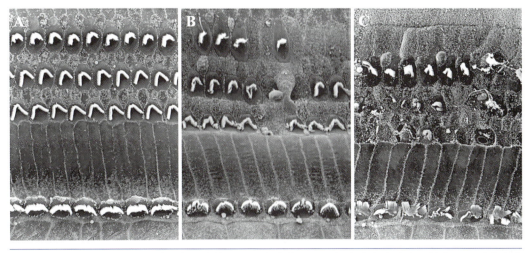

图6.12 南美栗鼠耳蜗基底膜的表面结构。A.正常南美栗鼠耳蜗感觉上皮的表面结构。B.强噪声引起的外毛细胞中度损害。C.强噪声引起的内毛细胞和外毛细胞严重损害。

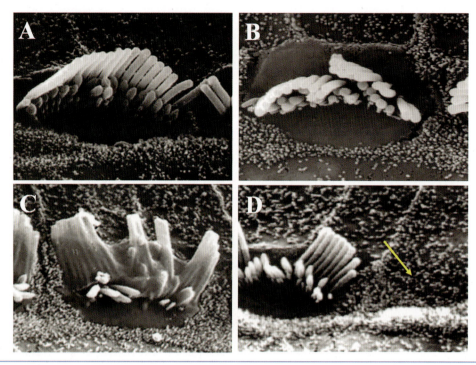

图 6.13　南美栗鼠内毛细胞表皮板上静纤毛的扫描电镜图像。A.正常南美栗鼠内毛细胞表皮板上的两列静纤毛，靠近内柱细胞表皮板侧的一排静纤毛较长，靠近内指细胞的一排静纤毛较短。B.当内毛细胞开始受损时，往往首先出现静纤毛束的散乱。C.随着病变的发展，内毛细胞较长静纤毛发生纤毛的融合。D.死亡内毛细胞的表皮板脱落后，内柱细胞表皮板和内指细胞表皮板相互连接共同修复缺损的表面。

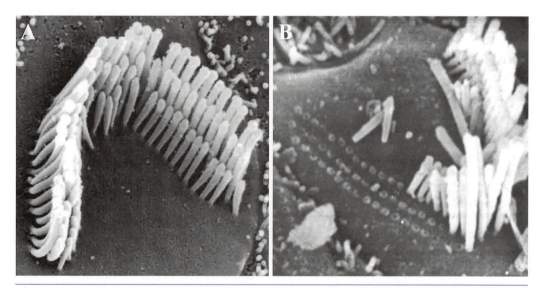

图 6.14　豚鼠外毛细胞表皮板上静纤毛的扫描电镜图像。A.正常豚鼠外毛细胞表皮板呈 W 形排列的三排静纤毛。B.卡那霉素引起的外毛细胞表皮板上的静纤毛散乱和脱落，静纤毛脱落处遗留下明显的三排静纤毛在表皮板上的残根小孔。

在许多教科书中，根据耳蜗切片图像中的盖膜位置，认为只有外毛细胞的静纤毛插入到盖膜内，而内毛细胞的静纤毛并不与盖膜接触。然而，处于生活环境中的耳蜗内外毛细胞的静纤毛，实际上都与覆盖在其上方的盖膜有接触，这一点可以从内外毛细胞表面那一排最长的静纤毛遗留在盖膜上的插入孔得到证明（图6.15、

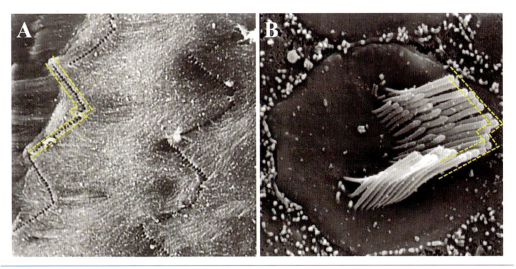

图 6.15　盖膜上遗留下一排外毛细胞静纤毛的插入孔（A）与外毛细胞上最长的第三列静纤毛（B）相吻合，提示只有外毛细胞表面最长的第三列静纤毛在盖膜上遗留下明显的插入孔痕迹，而较短的第二列静纤毛和第一列静纤毛并没有在盖膜上遗留下插入过的痕迹。

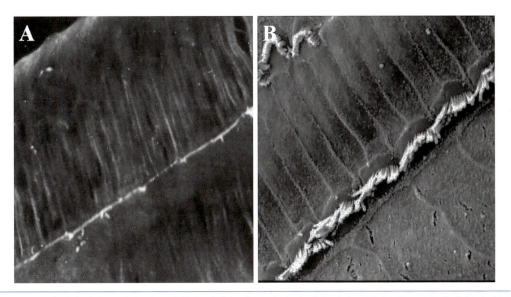

图 6.16　盖膜上遗留下的内毛细胞静纤毛的压迹（A）与内毛细胞表面外侧那一列长的静纤毛（B）相吻合，提示内毛细胞表面靠外侧的那一列长的静纤毛很有可能插入到盖膜内，而内毛细胞表面靠内侧的那列短静纤毛并没有在盖膜上留下插入的痕迹。

图 6.16）。随着声波刺激引起的耳蜗淋巴液流动和基底膜振动，附着在蜗轴骨性螺旋板的基底膜和附着在前庭唇的盖膜因相互间的剪切运动而发生相对位移，从而使毛细胞的静纤毛被盖膜推移而弯曲并使毛细胞释放出神经冲动信号。

2.2 膜性蜗管的外侧壁

蜗管的外侧壁实际上是由与螺旋韧带前庭嵴相连接的前庭膜和与螺旋韧带基底嵴相连接的基底膜之间的螺旋韧带内侧壁组成。在蜗管外侧壁上有一条被称为螺旋凸的略为隆起的单层立方上皮细胞区，从前庭膜连接螺旋韧带前庭嵴到螺旋凸之间的区域则完全被三层血管纹上皮细胞覆盖（图 6.17）。血管纹上皮细胞层从蜗管外侧壁的表面向内依次为边缘细胞、中间细胞及基底细胞，其中边缘细胞层面临蜗管内的内淋巴液，中间细胞层的间隙中遍布丰富的毛细血管网，基底细胞则紧靠螺旋韧带（图 6.17）。除了三层上皮细胞之外，血管纹中还散在分布着暗细胞。这些暗细胞的表皮板与血管纹的边缘细胞平齐，而其基底部与血管纹的基底细胞平齐，血管纹上皮细胞和血管纹暗细胞的主要功能是分泌和吸收内淋巴液并产生内淋巴静

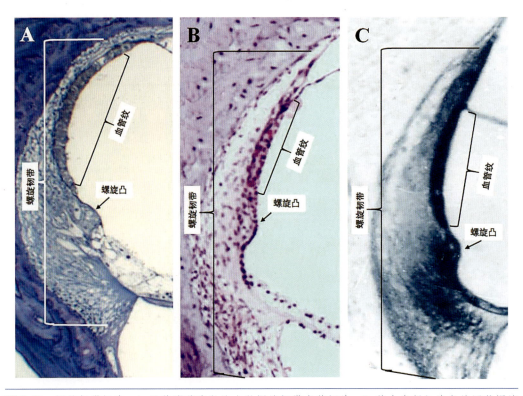

图 6.17　螺旋韧带切片。A.甲苯胺蓝染色的小鼠螺旋韧带半薄切片。B.苏木素伊红染色的豚鼠螺旋韧带火棉胶切片。C.琥珀酸脱氢酶染色的豚鼠螺旋韧带冰冻切片。

息电位。与蜗壳相连的螺旋韧带是由大量成纤维细胞构成的一种疏松结缔组织，由于螺旋韧带向下延伸到鼓阶的部分呈开放状态，因此充满在螺旋韧带纤维组织间隙内的液体是外淋巴液。

2.3　膜性蜗管的上壁

蜗管的上壁是由前庭膜将蜗管与前庭阶分割为两个隔绝的管腔。前庭膜是由覆盖在基底层两侧的两层不同形态的上皮细胞组成，其面向蜗管的扁平上皮细胞数量较多且排列紧密，面向前庭阶的间皮细胞数量较少且排列稀疏（图 6.18）。作为耳蜗膜迷路屏障之一的前庭膜与螺旋韧带和基底膜共同围成的充满内淋巴液的高钾液体环境，是耳蜗螺旋器感受听觉振动信号的重要先决条件。前庭膜的存在不仅有助于隔绝前庭阶骨膜下动脉毛细血管搏动对听觉的干扰，而且有助于将前庭阶中的液体流动通过蜗尖孔传递到鼓阶，从而确保耳蜗基底膜随着鼓阶外淋巴液的行波流动而产生相应的频率共振。由于前庭膜菲薄，声波刺激引起的听骨链振动造成前庭阶的外淋巴液流动时，有人认为前庭阶外淋巴液的流动不仅使外淋巴液流向蜗尖孔再进入鼓阶，而且还可以通过前庭膜的振动无阻碍地传递到蜗管。有实验结果提示前

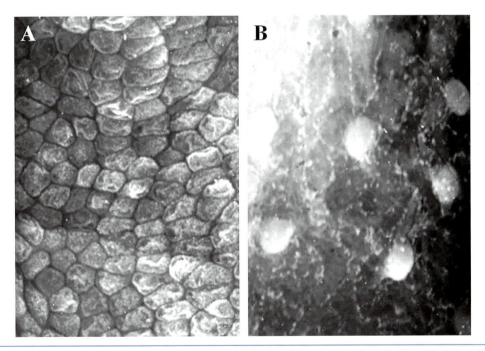

图 6.18　豚鼠耳蜗前庭膜基膜两侧表面结构的扫描电镜图像。A. 豚鼠耳蜗前庭膜面对蜗管的上皮细胞排列紧密。B. 豚鼠耳蜗前庭膜面对前庭阶的间皮细胞排列稀疏。前庭膜两面的双层细胞层是分隔内外淋巴液的重要屏障。

庭膜可以通过吸收内淋巴中的钠离子参与维持正常的耳蜗内环境，电镜观察结果发现在前庭膜的上皮细胞层和间皮细胞层之间存在一个菲薄的隔室空间，电生理实验观察发现在前庭膜基底层和面对蜗管的上皮细胞层之间布满负电荷并认为这层负电荷是存在于内外淋巴液之间的一道选择性离子屏障。显然，前庭膜的物质转远机制还有待于更深入的实验研究。

③ 耳蜗神经系统

耳蜗神经系统可分为两部分，一部分是将耳蜗毛细胞产生的听觉信号传入到颅内各级听觉中枢神经元的传入神经系统，另一部分是从中枢上橄榄复合体发出的参与调控耳蜗听觉信息的传出神经系统。

3.1 耳蜗传入神经系统

耳蜗周边的听觉神经元是位于蜗轴螺旋管内的螺旋神经节，螺旋神经节是一种双极神经元，其周边端的神经纤维穿越蜗轴骨性螺旋板边缘的疆孔进入耳蜗基底膜，与内外毛细胞建立突触联系（图6.19、图6.20、图6.21），其中枢端经蜗轴

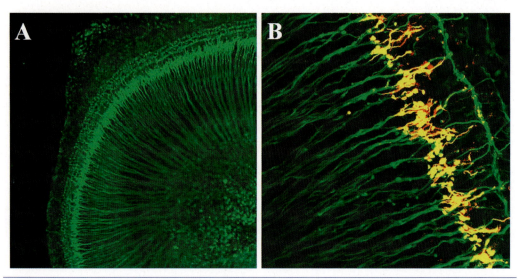

图6.19　耳蜗传入神经纤维及其末端在耳蜗基底膜上的分布。A.用抗微管蛋白抗体标记大鼠耳蜗基底膜上的听觉神经纤维及其末梢。B.用抗神经丝（neurofilament）-200抗体和抗突触蛋白抗体双重免疫染色分别显示大鼠耳蜗基底膜上的传入神经纤维（绿色）和Ⅰ型传入神经末梢（橙色）。

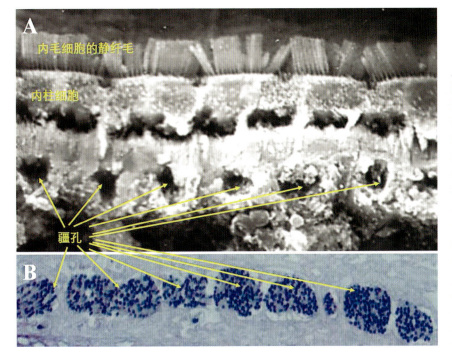

图 6.20 从骨性螺旋板的横断面显示耳蜗传入神经和传出神经进出耳蜗基底膜的疆孔。A. 扫描电子显微照片显示骨螺旋板中的疆孔。B. 光学显微镜照片显示从骨螺旋板横截面半薄切片中穿越疆孔的神经纤维。

内毛细胞的静纤毛

内柱细胞

疆孔

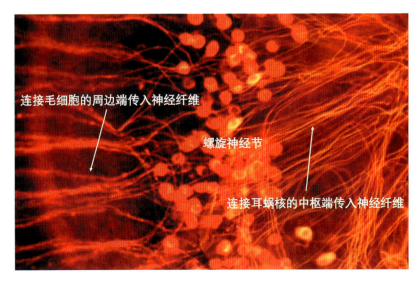

连接毛细胞的周边端传入神经纤维

螺旋神经节

连接耳蜗核的中枢端传入神经纤维

图 6.21 大鼠耳蜗螺旋神经节细胞体及其周边端传入神经纤维和中枢端传入神经纤维。

　　螺旋管内侧壁上的骨孔进入蜗轴中心管道形成听神经束，然后经内听道进入颅内把听觉信息传递到脑干听觉中枢的耳蜗神经核（图 6.19、图 6.20、图 6.21）。

　　螺旋神经节可大致分为两种类型，一种是与内毛细胞相联系的 I 型螺旋神经节，约占螺旋神经节总数的 95%；另一种是与外毛细胞相联系的 II 型螺旋神经节，约占螺旋神经节细胞总数的 5%（图 6.22）。在耳蜗的 I 型传入神经系统，每一个 I 型螺旋神经节只能与一个内毛细胞建立突触联系，而每个内毛细胞却同时与大约 20

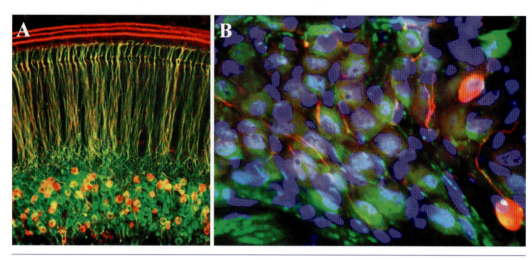

图 6.22 抗神经丝抗体和抗外周蛋白抗体双重免疫组化染色可用来区分两种不同类型的螺旋神经节及其神经纤维。A. 与内毛细胞相联系的 I 型螺旋神经节及其神经纤维被抗神经丝 -200 抗体 (anti-neurofilamen-200 antibody) 染成绿色。与外毛细胞相联系的 II 型螺旋神经节及其神经纤维被抗外周蛋白抗体 (anti-peripherin antibody) 标记为红色。B. I 型螺旋神经节及其神经纤维被抗神经丝蛋白抗体染成绿色，II 型螺旋神经节及其神经纤维被抗外周蛋白抗体标记为红色。

个 I 型螺旋神经节保持着并联式的突触联系。与耳蜗的 I 型传入神经系统不同的是，每个外毛细胞只能联系一个 II 型螺旋神经节，但每一个 II 型螺旋神经节却与

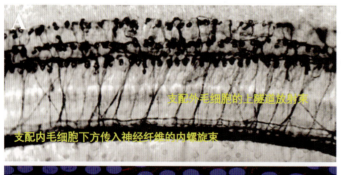

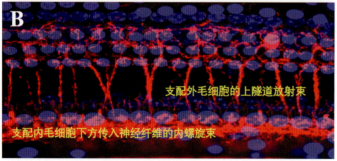

图 6.23 应用乙酰胆碱酯酶的酶组织化学染色方法或免疫组织化学染色方法显示耳蜗传出神经在基底膜上的分布。

15 ~ 20 个外毛细胞保持着串联式的突触联系。

3.2 耳蜗传出神经系统

耳蜗传出神经系统可分为来自内侧橄榄体的耳蜗传出神经和来自外侧橄榄体的耳蜗传出神经。来自于脑干上橄榄复合体内侧的上橄榄核神经元发出的大部分传出神经纤维在第四脑室穿越中线交叉到对侧以支配对侧耳蜗，少部分传出神经纤维则分布

到同侧耳蜗，但也有极少数传出神经纤维投射到双侧耳蜗。这些来自内侧橄榄体的耳蜗传出神经纤维经疆孔进入耳蜗基底膜后形成上隧道放射束，并穿越 Corti 隧道与外毛细胞建立突触联系（图 6.23），其功能被认为是通过降低外毛细胞对声音刺激信号的增益作用来减轻强声对耳蜗的刺激。来自于脑干上橄榄复合体外侧的大部分传出神经纤维都投射到同侧耳蜗，仅有少部分传出神经纤维投射到对侧耳蜗，这些来自外侧橄榄体的耳蜗传出神经纤维经疆孔进入耳蜗基底膜后在内毛细胞的底部形成内螺旋束并与 I 型传入神经纤维建立突触联系（图 6.23），其功能可能也与保护性耳蜗抑制有关。

❹ 耳蜗血液系统

　　耳蜗的供血来源于从椎动脉基底动脉环发出的迷路动脉分支。耳蜗的静脉回流汇集到岩上窦和岩下窦，最终汇入到颈内静脉。在耳蜗的动脉毛细血管和静脉毛细血管之间是保持直通的毛细血管网，这也许意味着耳蜗内的物质交换在血液流经物质交换区的过程中可以快速完成。那么这些物质的交换是如何通过耳蜗上皮细胞之间进行转运，又是如何与血液中携带的物质进行交换，尚有待进一步研究。

4.1　耳蜗动脉供血

　　迷路动脉在靠近蜗神经孔处发出两个分支，一个分支形成耳蜗总动脉，另一个分支形成前庭动脉，这两条动脉分别进入蜗神经孔和前庭神经孔。进入蜗神经孔的耳蜗总动脉又分为耳蜗主支和前庭耳蜗支。耳蜗主支在蜗轴内形成的螺旋动脉沿着蜗轴螺旋管盘曲直到蜗顶。前庭耳蜗支分出三个分支，其中一个分支是抵达耳蜗底回的螺旋动脉，另外两个分支则分别经中筛斑和下筛斑进入前庭池，并分别向球囊和椭圆囊的下部、内侧、后半规管和总脚供血。简而言之，供应耳蜗的动脉是由耳蜗总动脉发出的耳蜗主支和前庭耳蜗支，前者承担向耳蜗第二回到顶回的动脉供血，后者仅承担向耳蜗底回的供血。

4.2　耳蜗毛细血管

　　在蜗轴螺旋管上方的螺旋动脉发出七组动脉毛细血管，其中四组动脉毛细血管

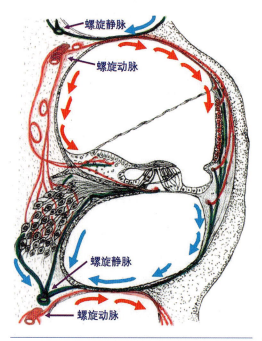

图 6.24 　耳蜗血液循环模式图。

在前庭阶的骨膜下呈放射状分布到蜗管的外侧壁，另外三组毛细血管则在蜗轴内下行分别分布到耳蜗基底膜的螺旋缘（spiral limbus）区域、Corti 隧道底部的螺旋血管，以及蜗轴螺旋管内螺旋神经节聚集的区域（图 6.24）。分布到蜗管外侧壁的动脉毛细血管在抵达螺旋韧带之前分成四组，其中第一组动脉毛细血管抵达螺旋韧带前庭膜附着处，第二组毛细血管抵达血管纹，第三组毛细血管抵达螺旋凸，第四组毛细血管抵达螺旋韧带的鼓阶下缘。动脉血在上述各个终端完成物质交换后转换成静脉血，这意味着上述七个动脉末梢毛细血管网分布的区域是耳蜗内物质交换的重要场所。

4.3　耳蜗静脉回流

流经蜗管外侧壁的动脉血在螺旋韧带和血管纹完成物质交换之后直接进入相应的四组静脉毛细血管，这些静脉毛细血管沿着鼓阶骨膜下呈放射状进入蜗轴抵达位于蜗轴螺旋管下方的螺旋静脉。从耳蜗基底膜和蜗轴螺旋管回归的静脉血则从蜗轴的内部直接抵达蜗轴螺旋管下方的螺旋静脉。耳蜗中回到顶回的静脉回流经蜗轴内的螺旋静脉汇集到岩上窦的迷路静脉，耳蜗底回的静脉回流则经耳蜗导水管静脉汇入到岩下窦的侧静脉窦。耳蜗的静脉血回流最终都汇入到颈内静脉，重新回归体循环。由此可见，进入到乙状窦的静脉血只能直接回流到心脏，却不可能逆流返回到内耳。

⑤ 耳蜗淋巴液系统

耳蜗腔内充满了淋巴液，这些液体可分为三种，它们分别是位于蜗管内的内淋巴液，位于鼓阶和前庭阶内的外淋巴液，以及位于螺旋器内部腔隙中的科蒂氏淋巴液（图 6.25）。

5.1 外淋巴液

耳蜗内的外淋巴液是指耳蜗骨迷路腔内充满耳蜗膜迷路外腔隙内的液体。从耳蜗横断切片的角度，可见耳蜗腔内的外淋巴液存在于耳蜗的鼓阶和前庭阶（图 6.25）。螺旋韧带的鼓阶下缘有缝隙与鼓阶相

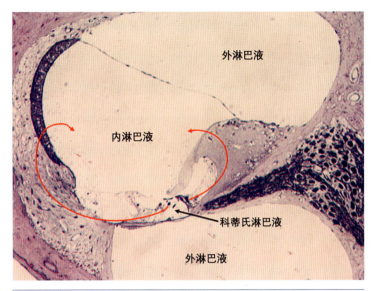

图 6.25 耳蜗腔内的淋巴液分布及进入螺旋器的钾离子回收路径。

通，因此充满螺旋韧带纤维细胞之间疏松间隙的液体也被确认为外淋巴液。外淋巴液的成分与细胞外液相似，其钠离子浓度和钾离子浓度分别为 138 毫摩尔每升和 6.9 毫摩尔每升。关于耳蜗内外淋巴液的来源，目前有两种说法，一种说法是根据外淋巴液的离子成分与血浆相似，认为外淋巴液是由前庭阶和鼓阶壁上的毛细血管通过血浆滤过而产生；另一种说法是根据外淋巴液的离子成分与脑脊液相似，而且耳蜗内的外淋巴液可以通过耳蜗导水管与蛛网膜下腔相通，因此认为耳蜗内的外淋巴液进入和排出途径可能都需要通过耳蜗导水管这条唯一的通道。

5.2 内淋巴液

耳蜗内的内淋巴液是指包含在耳蜗膜迷路内的液体。从耳蜗横断切片的角度，可见耳蜗腔内的内淋巴液仅存在于蜗管内（图 6.25）。内淋巴液的成分类似于细胞内液，其钠离子浓度和钾离子浓度分别为 0.91 毫摩尔每升和 154 毫摩尔每升。

内耳的内淋巴循环存在着两种不同的模式。一种模式是辐射流循环，专指由暗细胞独立完成的局部分泌并在局部吸收的内淋巴循环过程，这种内淋巴液的辐射流循环主要发生在椭圆囊和半规管；另一种模式是纵向流循环，专指由耳蜗血管纹分泌的内淋巴液流向球囊再经内淋巴管进入内淋巴囊，最后被内淋巴囊上皮细胞所吸收的内淋巴循环过程，显然内淋巴液的纵向流循环只是发生在耳蜗和球囊。虽然蜗管内由血管纹上皮分泌的内淋巴液同样可以由散在分布在血管纹上的暗细胞予

以吸收，但是血管纹上皮细胞中散在的暗细胞数量甚少。此外，由血管纹上皮分泌出来的内淋巴液不仅需要供应蜗管自身，还需要经连合管输送到球囊。然而，由于没有暗细胞的球囊既不能分泌也不能吸收内淋巴液，球囊内的内淋巴液只能依靠血管纹的远程输送，而球囊内的内淋巴液吸收也只能通过内淋巴管再输送到内淋巴囊予以吸收，由此便形成了从蜗管到球囊再到内淋巴囊的内淋巴液运输的纵向流动。由此可见，内耳中的内淋巴纵向流循环主要存在于从耳蜗到球囊再到内淋巴囊这条通路，而内耳中的内淋巴辐射流循环则主要存在于富含暗细胞的椭圆囊和三个半规管。

以鼓阶外淋巴液的电位作为参考零电位，充满内淋巴液的蜗管内在静息情况下保持着一个 +80 毫伏左右的耳蜗内电位（endocochlear potential，EP），而毛细胞内的静息电位约为 –70 或 –80 毫伏，从而使毛细胞表皮板两侧的电位差高达 160 毫伏。声波振动引起的耳蜗毛细胞机械电活动，使钾离子进入毛细胞，从而促使毛细胞去极化并释放兴奋性神经递质，进入到外毛细胞内的钾离子从外毛细胞底部被释放后，经外指细胞和外侧螺旋沟细胞进入螺旋韧带再经特定的钾离子通道穿越血管纹重新进入蜗管，这条循环路经被认为是钾离子循环的外侧循环通路，进入到内毛细胞的钾离子从内毛细胞的底部被释放后，经内侧边缘细胞和内侧螺旋沟细胞再经螺旋缘的齿间细胞重新分泌到蜗管内，这条循环路经被认为是钾离子循环的内侧循环通路（图 6.25）。

5.3 科蒂氏淋巴液

科蒂氏淋巴液是指充满在螺旋器内部的细胞间隙内的细胞外液（图 6.25）。在耳蜗基底膜的底部有通道与鼓阶内的外淋巴液相互交通。因此凡是进入到外淋巴液的药物都可以通过基底膜底部的通道很快进入到科蒂氏淋巴液，从而使耳蜗毛细胞直接浸浴在含有药物的科蒂氏淋巴液中。

第七章 | 耳蜗切片

如前所述，听觉系统外周器官的骨性耳蜗是由中空的螺旋形管道围绕蜗轴盘旋数圈的骨性空腔。从蜗轴伸向螺旋形管道的骨性螺旋板到蜗管外侧壁的螺旋韧带螺旋缘之间被耳蜗基底膜将耳蜗腔分成为上下两个腔，上

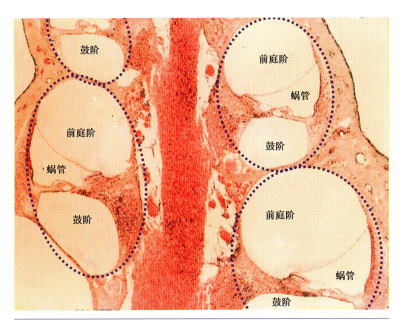

图 7.1 火棉胶包埋的豚鼠耳蜗切片。

腔由从耳蜗基底膜内侧缘发出到螺旋韧带前庭嵴之间的前庭膜再分隔为两个腔。从平行蜗轴的耳蜗横断面切片，耳蜗螺旋管被前庭膜和基底膜的分隔从上到下分成为前庭阶、中阶及鼓阶三个腔（图 7.1、图 7.2）。

由于耳蜗是一个中空的骨性和膜性结构，虽然耳蜗组织病理学研究的切片技术与其他实心软组织的病理切片制备过程基本相似，但除了固定、脱水、切片、染色等基本样品处理过程相同之外，对取材、脱钙及渗透包埋等步骤还是有一些特殊的样品制备要求。

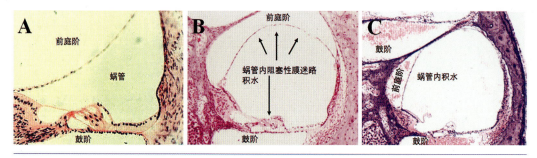

图 7.2 火棉胶包埋的豚鼠耳蜗切片。A.正常豚鼠的蜗管切片。B.内淋巴囊破坏术后 30 天，蜗管内因阻塞性膜迷路积水使前庭膜向前庭阶隆起，基底膜则向鼓阶膨出。C.内淋巴囊破坏术后 30 天，蜗管内因阻塞性膜迷路积水使隆起的前庭膜抵达前庭阶的顶部，从而使鼓阶积水的空间几乎占据了整个前庭阶的空间，同时伴有鼓阶和前庭阶内出血的迹象。

❶ 整个颞骨切片的样品制备

1.1　颞骨固定

组织固定是内耳病理学检查技术的第一个步骤。组织固定的目的是使组织细胞迅速发生蛋白质的凝固或沉淀，同时终止各种内源性和外源性酶反应，从而使被固定的组织保持在接近于其生活状态的形态结构。颞骨固定的有效方法是在麻醉状态下进行心脏灌注，并通过体循环灌流途径固定全身组织，或者通过耳蜗局部灌流途径固定内耳组织。用于常规组织病理学观察的颞骨样品可以在醛类固定液中保存较长时间。但是用于酶组织化学染色的颞骨样品不宜在醛类固定剂中长时间固定，这是因为长时间固定将使酶蛋白失活。用于免疫组织化学染色的颞骨样品也不宜在醛类固定剂中长时间固定，这是因为固定剂中的醛基可与抗原蛋白的氨基交联形成羧甲基，这将使抗原的决定簇发生空间三维结构的改变，一旦羧甲基的分子间交联网络结构遮盖了抗原决定簇，被阻断的抗原决定簇也就完全丧失了对抗体的特异性结合能力。

1.2　颞骨脱钙

由于耳蜗埋藏在颞骨的内部，要想从完整的颞骨获取耳蜗切片，对颞骨进行脱钙处理是必不可少的重要步骤。应用单纯酸类脱钙液或混合酸类脱钙液可使骨组织中的钙盐被除去而发生软化。以盐酸脱钙液为例，骨质中含有的碳酸钙在 5% 氯

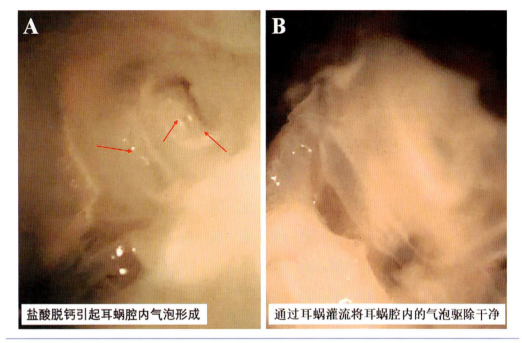

图 7.3　大鼠颞骨经盐酸溶液脱钙后造成的耳蜗内空泡形成。A. 5% 盐酸脱钙 48 小时造成耳蜗腔内气泡形成。B. 通过耳蜗灌流将耳蜗腔内的气泡驱除干净。

化氢脱钙液的作用下发生复分解反应产生出溶解于水的氯化钙和碳酸。作为极不稳定的二元弱酸，碳酸很容易再分解为二氧化碳和水，此时产生的二氧化碳气体就会在封闭的耳蜗腔内形成空泡（图 7.3）。由此可见，酸类脱钙液的应用是造成耳蜗腔内空泡形成的主要原因。为了清除耳蜗腔内的空泡，脱钙后需要对耳蜗实施液体灌流或者用真空抽气的方法驱逐耳蜗腔内积聚的气体空泡。酸类脱钙液不仅会造成耳蜗腔内空泡形成，还会引起各种酶的失活并破坏抗原的决定簇结构，因此强酸类脱钙液仅适用于对颞骨切片常规染色的样品进行脱钙处理，却不能用于对颞骨切片酶组织化学和免疫组织化学标记的样品进行脱钙处理。应用螯合剂乙二胺四乙酸（disodium ethylenediamine tetraacetic acid，EDTA）溶液进行脱钙虽然被认为可以在一定程度上保留某些酶的残余活性和保留某些抗原对抗体的残余反应性，但是 EDTA 保持酶蛋白活性和抗原反应性的作用十分有限，因此用这种脱钙方法获得的酶组织化学染色结果和免疫组化反应结果的可靠性有待商榷。

1.3　颞骨包埋

为了获取接近于生活状态的理想耳蜗切片，经过脱钙的耳蜗需要用包埋剂进行充分的梯度渗透，使耳蜗内各个腔隙及组织细胞内的液体都被包埋剂置换并被包埋剂充满，从而使包埋剂在耳蜗腔内和组织细胞内支撑起耳蜗组织细胞的形态结构。以颞骨冰冻切片为例，将经过脱钙和整体染色的颞骨组织直接浸入 10% 明胶溶液，并在 37 摄氏度恒温箱内渗透过夜，再浸入到 25% 明胶溶液，在 37 摄氏度恒温箱内渗透 24 小时，然后把被 25% 明胶充分渗透的颞骨组织块移放到冰冻切片机的冷台上使明胶凝固，最后再实施对整个耳蜗的连续冰冻切片。

1.4　颞骨切片

在冠状面、矢状面及横断面这三个不同角度的颞骨切片中，横断面切片在耳蜗切片中是应用最多、效果也最好的理想切片角度，因此颞骨横断面切片被公认为是观察耳蜗病理学改变的规范切片平面（图7.1、图7.2、图7.4）。以平行蜗轴的耳蜗横断面切片为例，当平行蜗轴的水平切片从切开耳蜗到推进至耳蜗底回骨性螺旋板处时，首先可获取耳蜗底回骨性螺旋板内的疆孔横断面切片（图7.5、图7.6、图7.7）。由于疆孔是听神经纤维与耳蜗螺旋器之间的唯一通道，因此疆

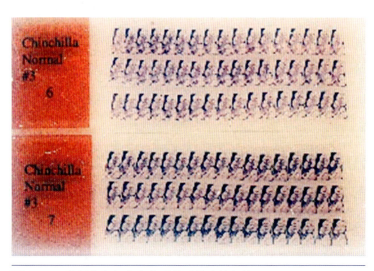

图 7.4　环氧树脂包埋的南美栗鼠耳蜗连续切片。

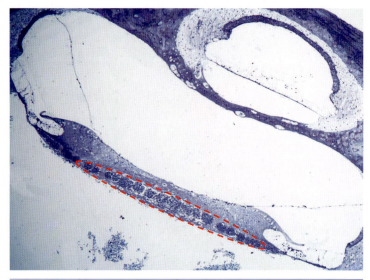

图 7.5　环氧树脂包埋的小鼠耳蜗半薄切片。红色虚线环标识出小鼠耳蜗底回骨性螺旋板切片中的疆孔位置。

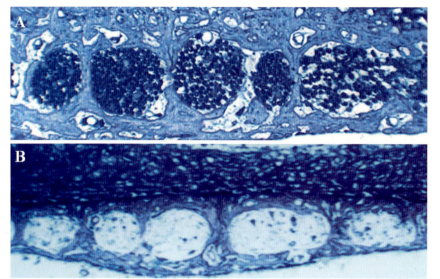

图 7.6　环氧树脂包埋的大鼠耳蜗半薄切片。A.正常大鼠骨性螺旋板切片显示疆孔内听神经纤维的正常密度。B.在强度为115分贝、中心频率在10千赫的窄带噪声暴露30分钟后的第6个月，大鼠骨性螺旋板疆孔内的听神经纤维全部消失。

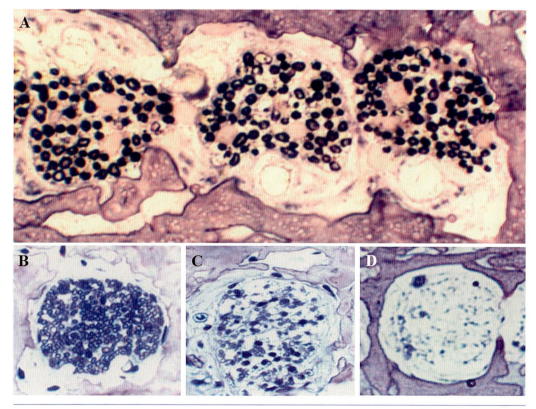

图 7.7　环氧树脂包埋的耳蜗骨性螺旋板半薄切片。A.正常南美栗鼠疆孔内的听神经纤维。B.正常南美栗鼠耳蜗骨性螺旋板切片甲苯胺蓝染色显示疆孔内的听神经纤维。C.注射卡铂后第3天，疆孔内的听神经纤维数量有所减少，同时可见听神经纤维开始发生脱髓鞘病变。D.注射卡铂后第5天，疆孔内的听神经纤维全部遭到破坏。

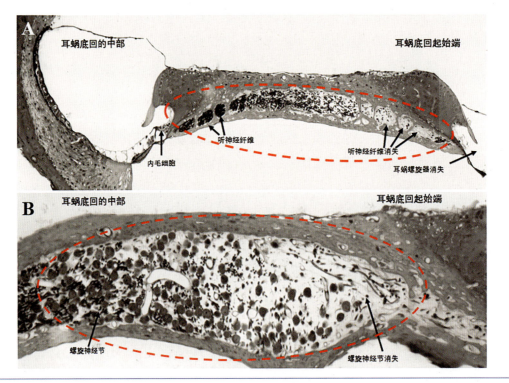

图 7.8　出生后 6 个月 C57BL/6J 小鼠的骨性螺旋板切片。A. 出生后 6 个月，耳蜗底回起始端螺旋器的内外毛细胞都遭到彻底破坏，疆孔内的听神经纤维亦随之消失（图 A 右侧）。切片另一端耳蜗底回基底膜中部的外毛细胞虽然也有缺失，但内毛细胞尚未损害，疆孔内与此处内毛细胞相联系的听神经纤维的密度基本正常（图 A 左侧）。B. 当把骨性螺旋板连续切片继续推进到蜗轴螺旋管的时候，可见丧失螺旋器和听神经纤维一端的螺旋神经节细胞数量明显减少（图 B 右侧），但耳蜗底回基底膜中部的蜗轴螺旋管内却有大量螺旋神经节细胞存活（图 B 左侧）。说明内毛细胞的缺失将造成与之相联系的听神经纤维退化和延迟性螺旋神经节细胞死亡。

孔内的听神经纤维密度可以作为评估耳蜗螺旋神经节与耳蜗毛细胞之间神经联系的重要评判指标（图 7.5、图 7.6、图 7.7、图 7.8A）。当平行蜗轴的水平切片继续推进到一侧蜗轴螺旋管时，可以看到蜗轴螺旋管内的螺旋神经节细胞（图 7.8B、图 7.9）。

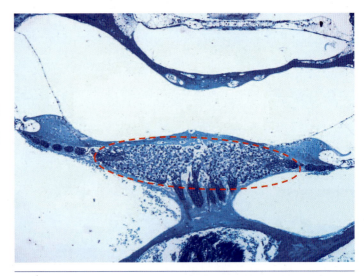

图 7.9　小鼠骨性螺旋板切片抵达蜗轴一侧蜗轴螺旋管的图像。

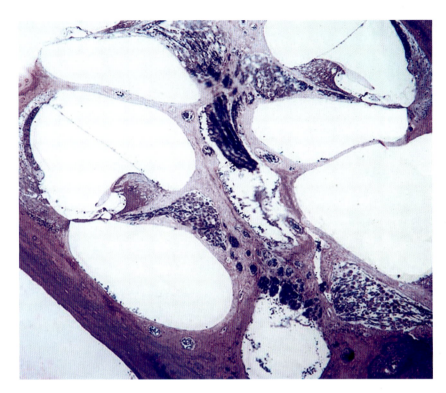

图 7.10 环氧树脂包埋的大鼠耳蜗中轴切片。

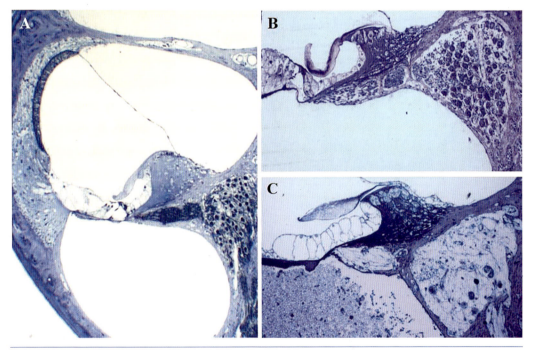

图 7.11 环氧树脂包埋的耳蜗半薄切片。A.正常小鼠耳蜗蜗管的横断面切片。B.正常大鼠的耳蜗螺旋器和螺旋神经节中轴切片。C.在强度为 115 分贝、中心频率在 10 千赫的窄带噪声暴露 30 分钟后的第 6 个月，对应于 10 千赫频率响应区域的大鼠耳蜗螺旋器和螺旋神经节细胞全部消失。

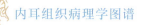

当平行蜗轴的水平切片切到蜗轴正中线时，在每张中轴切片上不仅可以看到耳蜗各回螺旋器的横断切片（图7.10-图7.18），还可以看到耳蜗蜗轴内通向耳蜗各回的蜗轴螺旋管内的螺旋神经节细胞。因此从耳蜗中轴切片获得的耳蜗各回蜗轴螺旋管内的螺旋神经节切片可以作为评估螺旋神经节密度的重要评判指标（图7.10、图7.11、图7.12、图7.19、图7.20A、图7.20B）。

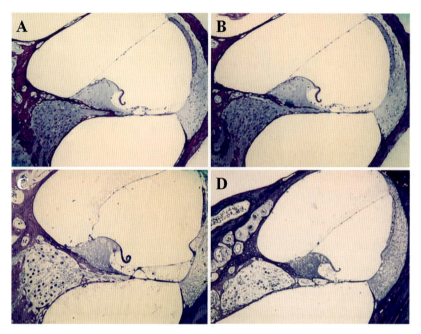

图7.12　环氧树脂包埋的大鼠耳蜗半薄切片。A.正常大鼠耳蜗蜗管的横断面切片。B.皮下注射环糊精（每千克体重4000克）之后一周仅发生外毛细胞的破坏，但内毛细胞和螺旋神经节均未受损。C.皮下注射环糊精（每千克体重4000克）造成外毛细胞破坏之后第4周，内毛细胞和螺旋神经节开始发生继发性损害。D.皮下注射环糊精（每千克体重4000克）之后8周，内毛细胞随着螺旋器结构的继发性坍塌而破坏，蜗轴螺旋管内的螺旋神经节细胞也发生延迟性神经元死亡。

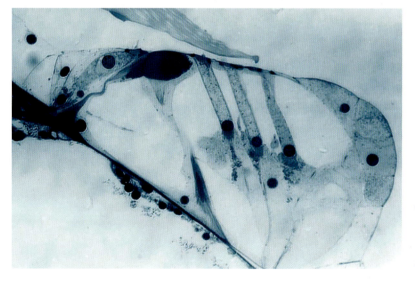

图7.13　环氧树脂包埋的南美栗鼠耳蜗螺旋器的半薄切片。

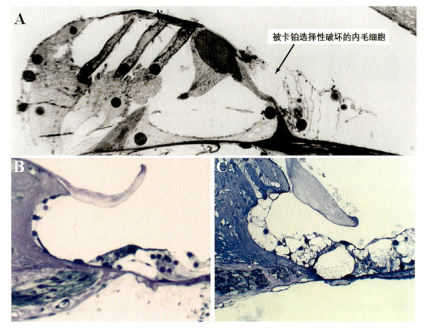

被卡铂选择性破坏的内毛细胞

图 7.14 环氧树脂包埋的耳蜗螺旋器半薄切片。A.南美栗鼠的耳蜗螺旋器半薄切片,箭头显示注射卡铂后第3天,南美栗鼠的内毛细胞表皮板虽然尚存,但细胞体已经遭到破坏,然而外毛细胞却完整无损。B.正常小鼠耳蜗螺旋器半薄切片。C.耳毒性药物引起的小鼠耳蜗螺旋器破坏。

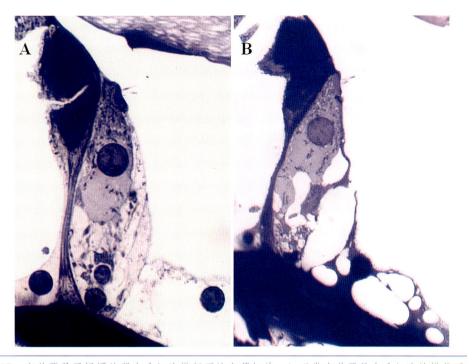

图 7.15 南美栗鼠耳蜗螺旋器内毛细胞横断面的半薄切片。A.正常南美栗鼠内毛细胞的横截面切片显示内毛细胞的细胞体及其底部的Ⅰ型传入神经突触和周围的支持细胞。B.经圆窗膜渗透红藻氨酸(kainic acid,KA)后24小时,位于内毛细胞下方的Ⅰ型传入神经末梢和周围的支持细胞都被严重破坏,但内毛细胞完好无损。实验结果表明,谷氨酸及其类似物仅选择性破坏Ⅰ型螺旋神经节神经元的传入神经末梢及其周围的支持细胞,并不损害生产谷氨酸的内毛细胞本身。

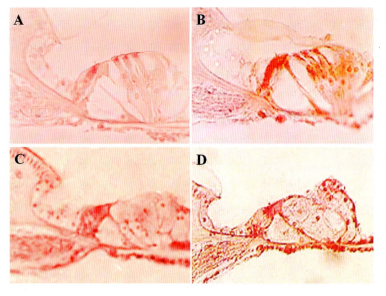

图 7.16　豚鼠耳蜗明胶包埋冰冻切片酸性磷酸酶染色。A.酸性磷酸酶的酶组织化学标记定位于正常豚鼠内外毛细胞表皮板的下方。B.按照每天每千克体重500毫克的剂量肌注卡那霉素，连续用药7天，在停药后第7天，豚鼠内外毛细胞内的酸性磷酸酶表达有所增强，并且从表皮板的下方弥散到整个细胞体。C.按照每天每千克体重500毫克的剂量肌注卡那霉素，连续用药7天，在停药后第11天，豚鼠外毛细胞内的酸性磷酸酶表达消失，肿胀的外毛细胞细胞体占据了螺旋器内的空间。内毛细胞内的酸性磷酸酶表达有所减弱并且弥散。D.按照每天每千克体重500毫克的剂量肌注卡那霉素，连续用药7天，在停药后第13天，外毛细胞死亡后消失，外毛细胞底部的 Deiters 细胞因发生膨胀而占据螺旋器内部所有的空间。内毛细胞亦发生明显肿胀，并伴随着酸性磷酸酶的表达减弱。提示在卡那霉素引起的耳蜗毛细胞变性坏死过程中，作为溶酶体的标志酶，酸性磷酸酶的一系列活动实际上反映了溶酶体对毛细胞内的老废细胞器的异溶作用和对毛细胞的自溶性破坏作用。

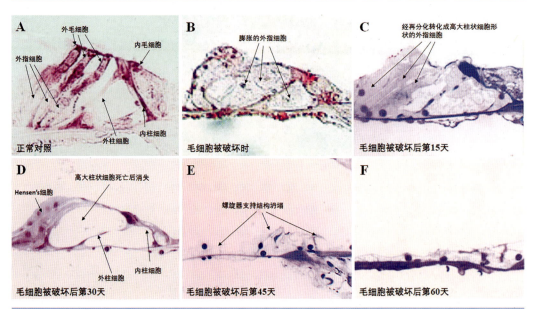

图 7.17　螺旋器切片组合图展示毛细胞破坏后所发生的一系列病理学改变进程。A.正常耳蜗螺旋器切片。B.在毛细胞被破坏的过程中，膨胀的外指细胞充满了 Nuel 氏间隙。C.发生了膨胀变化的外指细胞不能再恢复到其原始的形态，经再分化转变成为高大的柱状细胞，以支撑起螺旋器的外形。D.在发生大面积外毛细胞缺失的部位，发生了再分化改变的外指细胞在30天后死亡，Hensen's 细胞可能短暂继续支撑螺旋器的外形。E.随着内柱细胞和外柱细胞的坍塌，内毛细胞也随之死亡，螺旋器上的支持结构彻底坍塌。F.螺旋器的彻底破坏最终使基底膜上仅存一层扁平上皮细胞。

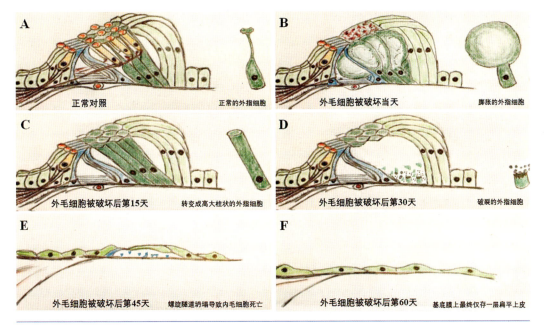

图 7.18　手绘示意图展示外指细胞在单纯外毛细胞破坏后的变化过程。A. 正常外指细胞从细胞体向上伸出一根细长的"手臂"，向上伸出的细长臂在顶部形成一个八角形的表皮板。每个外指细胞的指状突小皮板相互连接形成网状膜，外毛细胞的表皮板镶嵌在网状膜的网眼中。B. 在外毛细胞遭到破坏的时刻，外指细胞立刻膨胀开来，在将被破坏的外毛细胞表皮板和细胞碎片排出到网状膜表面的同时封堵住网状膜上的穿孔。C. 外指细胞的指状图小皮板在网状膜上形成瘢痕之后，外指细胞通过再分化转变成高大的柱形细胞，继续支撑起螺旋器的整体外形。D. 在发生大面积外毛细胞死亡的区域，转变成高大柱形的前外指细胞在发生再分化改变后的 30 天左右破裂死亡，但螺旋隧道和内毛细胞仍可短暂存在。E. 随着柱细胞外侧支持细胞的继发性死亡，内柱细胞和外指细胞也随之坍塌，内毛细胞则随着螺旋隧道的坍塌而死亡。F. 最终，原先呈"二层楼"结构的联体别墅样的螺旋器被夷为"平地"。

　　蜗轴内的听神经束在抵达耳蜗底回内听道的底部后拐向内侧，进入内听道，位于内听道的听神经束在此部位由外向内穿越内听道，把耳蜗周边的听觉信号传入到颅内。在听神经束由外向内转弯进入颅内处的矢状面切片，是观察听神经束横断切片的理想角度（图 7.20C、图 7.20D）。从这个矢状面切片的角度获取到的听神经束横断切片，对于评估耳蜗周边与耳蜗核之间的神经联系具有重要意义。在平行蜗轴的横断面切片，可以从沿着听神经束长轴的平面评估通向耳蜗核的螺旋神经节中枢端神经纤维的病理学改变（图 7.21）。

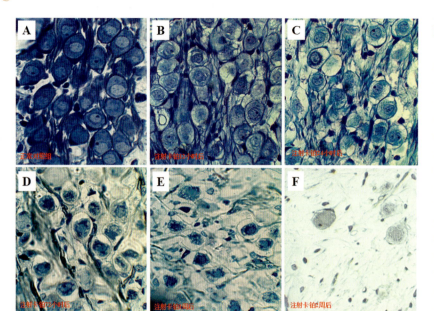

图7.19 环氧树脂包埋的南美栗鼠耳蜗蜗轴螺旋管半薄切片。A.正常南美栗鼠的螺旋神经节细胞保持着完好的细胞结构。B～C：注射卡铂后12小时和24小时，南美栗鼠的螺旋神经节开始发生细胞内空泡样变。D.注射卡铂后72小时，南美栗鼠螺旋神经节内的小空泡汇聚成大空泡。E.注射卡铂后一周，南美栗鼠螺旋神经节呈现细胞核固缩的病理学改变。F.注射卡铂后两周，南美栗鼠蜗轴螺旋管内绝大部分I型螺旋神经节细胞被破坏殆尽，残存的螺旋神经节细胞很可能只是II型螺旋神经节。提示卡铂对南美栗鼠耳蜗内的I型螺旋神经节具有选择性破坏作用。

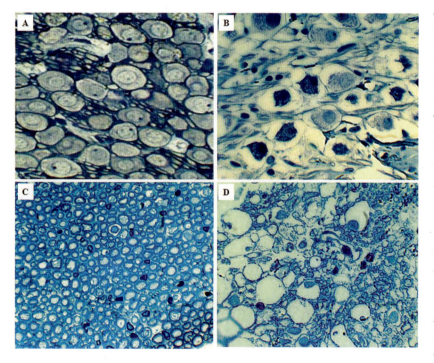

图7.20 环氧树脂包埋的南美栗鼠耳蜗蜗轴螺旋管半薄切片和听神经束矢状面半薄切片。A.正常南美栗鼠螺旋神经节细胞半薄切片。B.注射卡铂后72小时，螺旋神经节细胞呈现明显的细胞固缩病变。说明卡铂引起的螺旋神经节破坏表现出细胞凋亡的典型特征。C.正常南美栗鼠听神经束的矢状面切片显示每一根听神经纤维外周包裹着致密的髓鞘。D.向内听道内注射10微升浓度为每毫升37.5微克的阿霉素溶液后24小时，听神经束矢状面切片显示听神经纤维发生了严重的脱髓鞘病变。

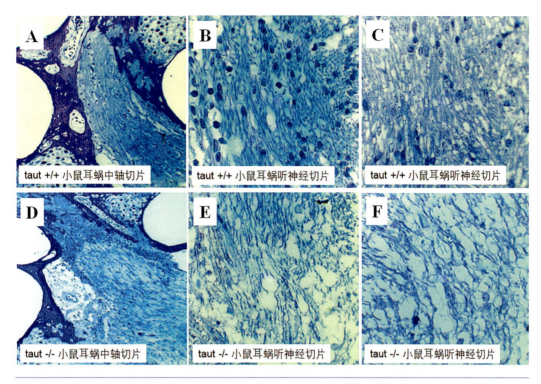

图 7.21　牛磺酸转运蛋白（taurine transporter，TAUT）缺失小鼠的平行听神经束的半薄切片。A. TAUT 野生型小鼠的耳蜗中轴切片。B. 螺旋神经节中枢端听神经切片显示出生后 3 个月的 TAUT 野生型小鼠的听神经纤维周围有髓鞘包裹，在听神经纤维间隙有大量少突神经胶质细胞的细胞核。C. 螺旋神经节中枢端听神经切片显示出生后 18 个月的 TAUT 野生型小鼠的听神经纤维保持着正常的结构。D. TAUT 缺陷型小鼠的耳蜗中轴切片。E. 螺旋神经节中枢端听神经切片显示出生后 3 个月的 TAUT 缺陷型小鼠的听神经纤维呈现脱髓鞘病变，在听神经纤维间隙看不到细胞核，说明 TAUT 缺陷型小鼠缺乏少突神经胶质细胞。F. 螺旋神经节中枢端听神经切片显示出生后 18 个月的 TAUT 缺陷型小鼠的听神经纤维轴突丧失髓鞘。提示 TAUT 的基因敲除造成的少突神经胶质细胞的减少，可能是导致螺旋神经节中枢端听神经纤维的轴突丧失髓鞘的重要原因。

❷ 分离耳蜗膜迷路切片的样品制备

如前所述，整个耳蜗切片技术基本上只能适用于普通染色观察和大致病理学评估，却并非开展耳蜗酶组织化学和免疫组织化学研究的首选制片技术。但是，分离取出的耳蜗膜迷路片段却可以直接用于各种免疫组织化学标记而无须脱钙，因此分离耳蜗膜迷路的切片技术合理避免了脱钙引起的一系列问题，为开展耳蜗膜迷路的酶组织化学染色和免疫组织化学标记提供了理想的样品制备方法。

2.1　耳蜗固定

在解剖显微镜下打开麻醉动物的圆窗和椭圆窗，同时在蜗尖骨壁上钻一个小孔，再将固定液从蜗尖小孔灌入到耳蜗的前庭阶和鼓阶，经蜗尖小孔灌入到前庭阶和鼓阶内的固定液分别从开放的椭圆窗和圆窗流出。耳蜗灌流固定途径可以使耳蜗腔内的淋巴液瞬间被固定液取代，耳蜗螺旋器上的所有细胞在存活状态下被立刻浸入在固定液中。因此，耳蜗灌流固定法是确保耳蜗细胞在存活状态下就被迅速固定而不发生死后变化的有效途径。

2.2　分离耳蜗膜迷路的染色和切片

耳蜗基底膜和螺旋韧带都是呈片状的膜性组织，但并不含骨质。因此，只要将基底膜和螺旋韧带分别从耳蜗蜗轴上的骨性螺旋板和蜗壳骨壁上分离取出，就可以

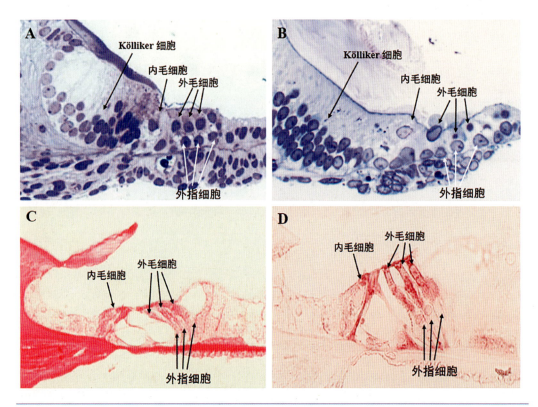

图 7.22　分离的耳蜗基底膜切片。A. 幼鼠出生后第 3 天耳蜗外植体基底膜切片显示，螺旋器仍然是没有 Nuel 间隙的实体组织，内侧螺旋沟内侧充满了 Kölliker 细胞。B. 经 0.5 毫摩尔每升庆大霉素作用 24h 后，耳蜗外植体上的外毛细胞发生了明显的细胞核固缩，同时可见细胞内容物从外毛细胞的表皮板排出。C. 糖原染色显示成年豚鼠耳蜗基底膜冰冻切片上的含糖蛋白质的分布。D. 在成年豚鼠耳蜗冰冻切片上显示非特异性酯酶的分布。

直接用于切片而无须进行脱钙处理。这种仅有数层细胞的耳蜗基底膜和螺旋韧带的厚度相当于50～100微米的厚切片，这样的膜组织厚度基本上不妨碍染色剂的渗透。因此，取下的耳蜗膜迷路片段可以直接投入到各种酶组织化学染色或者免疫组织化学标记的处理程序。完成染色标记之后，

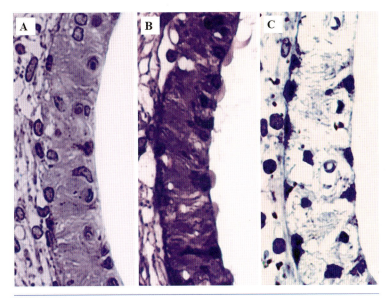

图7.23　分离取出的小鼠螺旋韧带半薄切片。A.正常小鼠血管纹的半薄切片。B.腹腔注射呋塞米后10分钟，血管纹边缘细胞发生明显的肿胀。C.腹腔注射呋塞米后60分钟，血管纹三层上皮细胞均发生严重的细胞空泡变性。

可将耳蜗基底膜和螺旋韧带用环氧树脂包埋后实施半薄切片或者用明胶包埋后实施

图7.24　应用共焦图像处理软件的Z平面截图功能得到螺旋器的横截面切片图像。A.用抗myosin VI抗体、抗SOX2抗体及to-pro-3三重标记的螺旋器的Z切片。红色荧光显示抗myosin VI抗体标记的毛细胞，绿色荧光显示抗SOX2抗体标记的支持细胞，蓝色荧光显示所有的细胞核。B.用抗tubulin抗体、鬼笔环肽及to-pro-3三重标记的螺旋器Z切片。红色荧光显示鬼笔环肽在毛细胞静纤毛和表皮板的染色标记，绿色荧光显示抗tubulin抗体在毛细胞底部传入神经末梢的免疫组织化学标记，蓝色荧光显示细胞核。

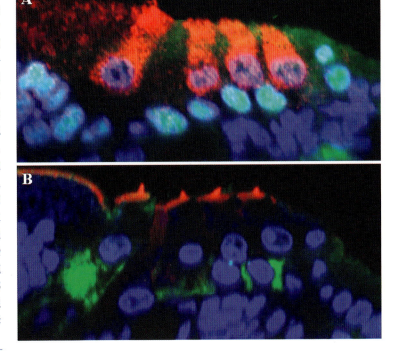

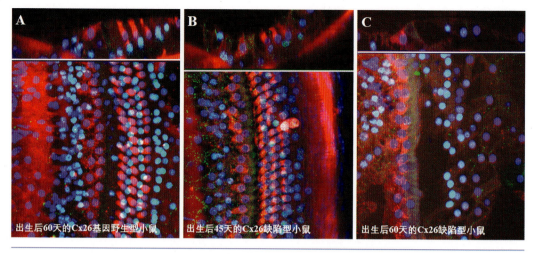

出生后60天的Cx26基因野生型小鼠　　出生后45天的Cx26缺陷型小鼠　　出生后60天的Cx26缺陷型小鼠

图 7.25　应用共焦图像处理软件的 Z 平面截图功能从耳蜗基底膜铺片图像层中得到螺旋器的横截面切片图像。每张图像中的下方图像是耳蜗基底膜铺片图像，上方图像则是 Z 平面截图获取的切片图像。用抗 myosinⅥ 抗体、抗 SOX2 抗体及 to-pro-3 三重染色标记的连接蛋白 26（Connexin 26, CX26）野生型小鼠的螺旋器铺片和 Z 平面截图切片的图像。红色荧光是抗 myosinⅥ 抗体标记的毛细胞，绿色荧光是抗 SOX2 抗体标记的支持细胞的细胞核，蓝色荧光显示所有细胞的细胞核。A. 出生后 60 天的 CX26 基因野生型小鼠的螺旋器切片和铺片。B. 出生后 45 天的 CX26 缺陷型小鼠的螺旋器切片和铺片显示毛细胞下层的支持细胞标记开始有所减弱。C. 出生后 60 天的 CX26 缺陷型小鼠的螺旋器切片和铺片显示外毛细胞及其底部的支持细胞遭到严重破坏，鉴于 GJB2 基因编码的 CX26 蛋白关系到相邻细胞缝隙连接蛋白的形成和完整缝隙连接通道的组成，因此 CX26 缺陷型小鼠的外毛细胞破坏有可能是继发于支持细胞间细胞外基质的破坏所引起的失巢凋亡。

横断面的冰冻切片（图 7.22、图 7.23），也可以将耳蜗基底膜和螺旋韧带铺放在载玻片上分别制作成基底膜铺片和螺旋韧带铺片，然后在共聚焦显微镜下获取耳蜗膜迷路铺片的每一层图像文件，再应用共聚焦图像处理软件的 Z 平面截图功能获取耳蜗基底膜或螺旋韧带的横断面图像（图 7.24、图 7.25）。分离取出的耳蜗基底膜或螺旋韧带片段经环氧树脂包埋后可以直接进行半薄切片，将半薄切片放在载玻片上的蒸馏水滴上，经烘干使半薄切片伸展并平整地贴附在载玻片上，在组织切片的表面滴一滴 1% 甲苯胺蓝溶液，加温染色 1 分钟，再用蒸馏水将甲苯胺蓝冲洗干净后烘干，即可直接在光镜下观察螺旋器切片或螺旋韧带切片或蜗轴螺旋管内螺旋神经节切片的显微结构（图 7.4- 图 7.14、图 7.15、图 7.17、图 7.19- 图 7.23）。

　　用环氧树脂包埋的耳蜗膜迷路在获取理想的半薄切片之后，可继续沿着切片的平面用玻璃刀切取超薄切片，然后在透射电镜下观察耳蜗螺旋器、血管纹上皮细胞或螺旋神经节细胞的亚显微结构（图 7.26- 图 7.32）。除了应用透射电镜观察耳蜗细胞的超微结构改变之外，还可以应用放射自显影技术在超薄切片的感光膜上观察

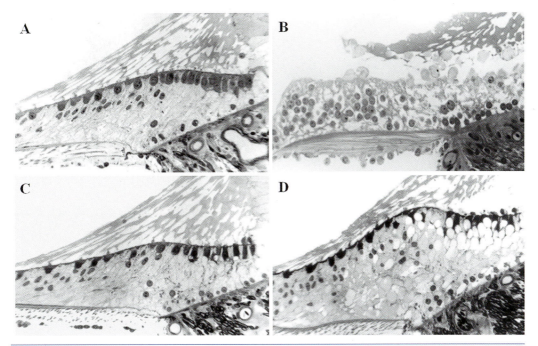

图 7.26　鸡耳蜗基底膜的半薄切片。A. 正常鸡的耳蜗基底膜切片。B. 以每千克体重 400 毫克的剂量每天肌肉注射卡那霉素，连续用药 10 天，在停药后的第二天，大部分毛细胞已被完全破坏，而耳蜗基底膜上却出现了许多新的分裂细胞。这些位于耳蜗基底膜表面的增殖细胞最终将分化成新的再生毛细胞。C. 将低浓度的红藻氨酸（0.3 毫摩尔每升）放置在圆窗龛，只能导致高毛细胞下方传入神经突触的暂时性轻度空泡变性。D. 将高浓度的红藻氨酸（5 毫摩尔每升）放置在圆窗龛上造成了高毛细胞底部传入神经末梢的严重破坏，使高毛细胞的下方出现一系列的空泡样病变。然而红藻氨酸却并不会损害毛细胞本身。提示与鸡的高毛细胞相联系的传入神经末梢中含有谷氨酸受体，因此高毛细胞底部的传入神经末梢成为海藻酸攻击的靶目标。

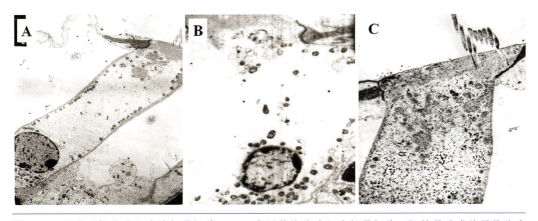

图 7.27　豚鼠耳蜗外毛细胞的超薄切片。A. 正常豚鼠的外毛细胞超薄切片。B. 缺氧造成的豚鼠外毛细胞极度肿胀。C. 用 9370 兆赫微波辐射耳蜗 30 分钟，豚鼠外毛细胞内出现大量高电子密度的小颗粒。这些高电子密度小颗粒是否有可能是某种与金属相结合的氧化应激产物，还有待进一步研究。

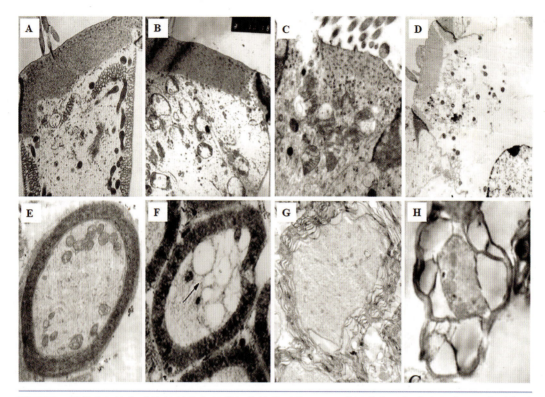

图 7.28 耳蜗毛细胞和听神经纤维的超薄切片显微照片。A.正常豚鼠的耳蜗外毛细胞。B.按照每千克体重 400 毫克的剂量每天肌内注射卡那霉素，连续用药 7 天后，豚鼠外毛细胞出现最早的超微结构病理变化是线粒体空泡化。这一现象表明线粒体可能是卡那霉素的主要攻击靶目标。C.肌内注射卡那霉素（每天每千克体重 400 毫克，连用 7 天）停药后 1 周，毛细胞的表皮板发生穿孔，细胞内容物从表皮板的破裂处溢出。D.缺氧 30 分钟后，外毛细胞出现巨大的积水空腔。外毛细胞的细胞体呈现极度膨胀。E.正常南美栗鼠听神经纤维超薄切片的显微照片。F.皮下注射卡铂（每千克体重 100 毫克）后 24 小时，南美栗鼠听神经纤维的轴突内出现空泡样病变。G.皮下注射卡铂后 48 小时，南美栗鼠的听神经纤维发生脱髓鞘病变。H.皮下注射卡铂后 72 小时，南美栗鼠听神经纤维的髓鞘内出现大空泡。

氚标记的药物示踪（图 7.33），或者在透射电镜下示踪被胶体金标记的卡那霉素在耳蜗毛细胞内的精确积聚部位（图 7.34）。除此之外，所有应用金属法标记的酶组织化学产物也都可直接在透射电镜下观察到定位在特定酶蛋白上的高电子密度组化产物（图 7.35、图 7.36）。应用生物素标记的免疫组织化学产物被二氨基联苯胺显色之后，经四氧化锇作用 2 小时，即可在二氨基联苯胺标记的免疫组化产物部位形成锇的高电子密度标记，从而可以在透射电镜下从细胞亚显微结构水平评估免疫组化产物在细胞器上的精确定位和病理学改变（图 7.36）。这种在透射电镜下观察到的纳米级免疫组化反应产物在细胞超微结构水平上的定位和变化才堪称细胞超微结构水平上的细胞化学，而在光镜或荧光显微镜下看到的微米级免疫组化反应产物标记充其量只能算是组织器官水平上的组织化学。

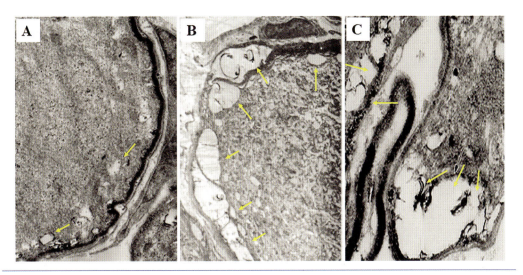

图 7.29　南美栗鼠螺旋神经节的透射电子显微照片。A.卡铂耳中毒发生在 I 型螺旋神经节最早的病理变化是在注射卡铂后 6 小时形成的鞘膜下小空泡（黄色箭头）。B.皮下注射卡铂后 12 小时，I 型螺旋神经节细胞髓鞘下的小空泡开始逐渐增大。C.皮下注射卡铂后 72 小时，I 型螺旋神经节髓鞘下的许多小空泡相互融合形成巨大的空泡。提示南美栗鼠的 I 型螺旋神经节是卡铂的主要破坏对象之一。

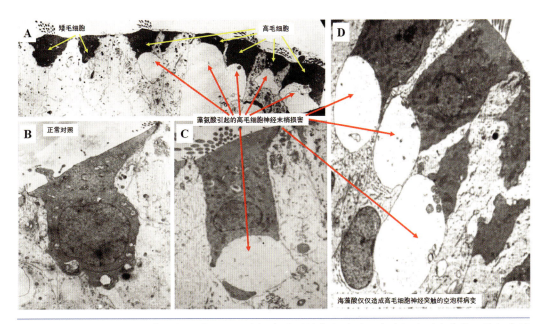

图 7.30　鸡的毛细胞的透射电镜照片显示，向圆窗膜置放藻氨酸后，高毛细胞下方的传入神经末梢发生空泡样破坏。A.通过圆窗局部应用红藻氨酸可造成高毛细胞下方的突触空泡形成，但是却不影响矮毛细胞。B.对照鸡的高毛细胞及其神经突触表现正常。C、D.红藻氨酸选择性地引起高毛细胞下方传入神经突触的空泡损伤，提示高毛细胞的传入神经末梢之所以遭到红藻氨酸的破坏，很可能是因为高毛细胞的传入神经末梢中含有谷氨酸受体。

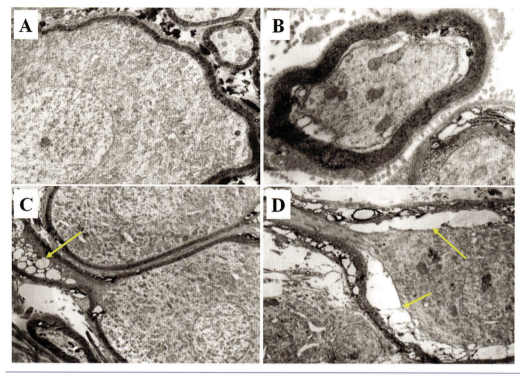

图 7.31　鸡的螺旋神经节和听神经纤维的透射电子显微照片。A.正常鸡的螺旋神经节透射电镜显微照片。B.置放在圆窗龛的红藻氨酸透过圆窗膜进入耳蜗之后，在破坏高毛细胞底部传入神经末梢的同时，使传入神经纤维也发生了空泡样变和脱髓鞘病变。C.由于鸡的螺旋神经节非常靠近毛细胞，进入耳蜗的红藻氨酸沿着听神经纤维逐渐侵犯到螺旋神经节细胞体的神经纤维（箭头）。D.随着红藻氨酸暴露的浓度提高和时间延长，在发生脱髓鞘病变的螺旋神经节内也开始出现明显的积水腔（箭头）。

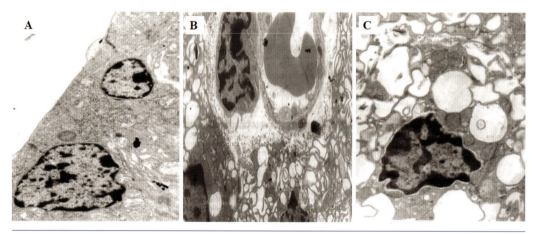

图 7.32　豚鼠的血管纹透射电镜显微照片。A.正常豚鼠的血管纹上皮细胞的透射电镜显微照片。B.缺氧豚鼠的血管纹上皮细胞的透射电镜显微照片。C.注射利尿酸钠后 30 分钟的豚鼠血管纹上皮细胞的透射电镜显微照片。

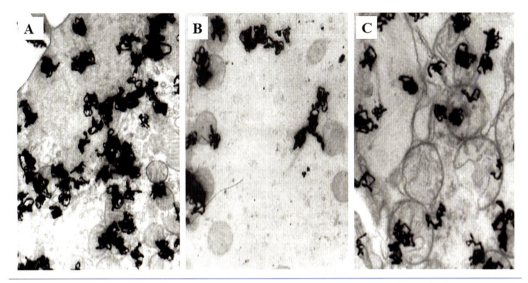

图 7.33　应用放射自显影技术显示氚标记的卡那霉素在耳蜗毛细胞超薄切片上的精确积聚部位是毛细胞内的线粒体。A.氚标记的庆大霉素进入毛细胞后主要积聚在线粒体。B.耳蜗灌流后 30 分钟，氚标记的卡那霉素只出现在线粒体内。C.耳蜗灌流后 60 分钟，氚标记卡那霉素在线粒体内的放大图像。证明线粒体是卡那霉素积聚的靶细胞器。

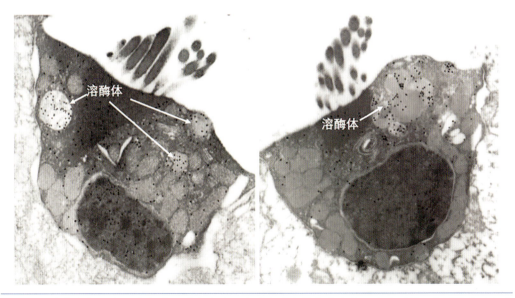

图 7.34　胶体金标记卡那霉素进入到鸡的毛细胞后主要积聚在溶酶体。由此可见，卡那霉素对鸟类毛细胞的破坏机制可能主要涉及溶酶体的异溶和自溶功能，特别是引起溶酶体超载破裂而导致的毛细胞自溶性坏死。

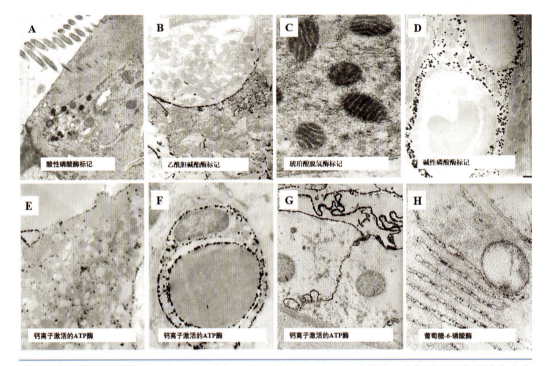

图 7.35　正常豚鼠耳蜗细胞酶组织化学标记的透射电镜观察。A. 酸性磷酸酶标记显示初级溶酶体在正常豚鼠外毛细胞表皮板下的精确定位。B. 乙酰胆碱酯酶标记在外毛细胞传出神经末梢中的精确定位。C. 琥珀酸脱氢酶标记在毛细胞线粒体嵴的精确定位。D. 碱性磷酸酶在血管纹毛细血管壁上的精确定位。E. 钙离子激活的 ATP 酶在毛细胞中的精确定位。F. 钙离子激活的 ATP 酶在血管纹毛细血管内皮细胞膜和红细胞膜上的精确定位。G. 钙离子激活的 ATP 酶在 Claudius 细胞膜上的精确定位。H. 葡萄糖 -6-磷酸酶在毛细胞内质网的精确定位。

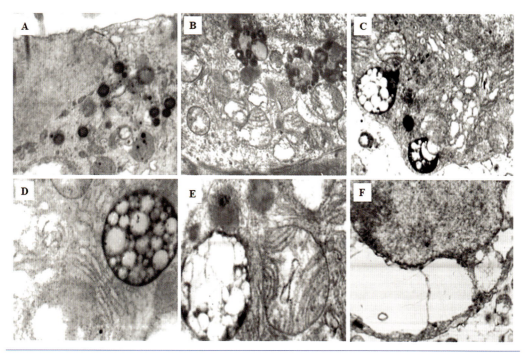

图 7.36　酸性磷酸酶的电子显微镜细胞化学观察。A.作为溶酶体的标志酶,酸性磷酸酶位于正常毛细胞表皮板下的初级溶酶体中。B.每天肌内注射卡那霉素,连续 7 天后,酸性磷酸酶标记的初级溶酶体离开其原先存在的位置并开始在细胞内"巡逻"。许多酸性磷酸酶标记的初级溶酶体出现在毛细胞底部受损的线粒体周围。C.吞噬了卡那霉素和老废细胞器的次级溶酶体中的酸性磷酸酶标记呈多泡状,趋向于继续吞噬受损的线粒体。D.每天注射卡那霉素,连续 10 天后,由于吞噬了大量的卡那霉素和被破坏的线粒体,酸性磷酸酶标记的次级溶酶体在毛细胞中显示出典型的多泡体形态。E.酸性磷酸酶标记显示超载次级溶酶体内的多个小空泡融合成大空泡并逐渐扩大。F.当次级溶酶体膜因"超载"而破裂时,溶酶体中的降解酶就会释放到细胞质中,将细胞质消化成一个个大空腔。

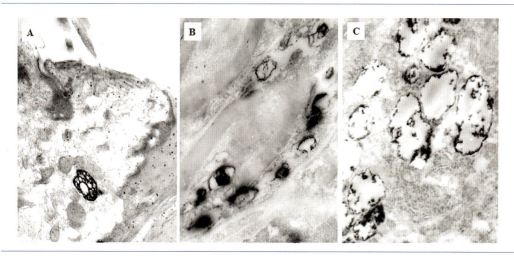

图 7.37　钙激活蛋白酶的电镜细胞化学观察。A.注射卡铂后 48 小时,钙离子激活蛋白酶出现在南美栗鼠内毛细胞中的空泡内。B.注射卡铂后 24 小时,钙离子激活蛋白酶出现在听神经纤维内的空泡内。C.注射卡铂后 48 小时,钙离子激活的蛋白酶出现在螺旋神经节细胞内的空泡。提示卡铂引起的南美栗鼠内毛细胞破坏、听神经破坏及螺旋神经节破坏都涉及钙激活蛋白酶的破坏作用。

2.3 分离螺旋韧带的冷冻替代、冰冻切片及酶组织化学染色

耳蜗酶组织化学或免疫组织化学研究面临的主要困难是组织固定和脱钙及包埋。醛类化学固定剂虽可使蛋白质迅速凝固，却也使许多种酶发生不同程度的失活，某些酶类甚至完全不能耐受化学固定，例如琥珀酸脱氢酶。醛类固定剂的醛基与抗原蛋白的氨基发生交联后形成的羧甲基可造成抗原决定簇的三维空间结构发生改变，从而使结构发生改变的抗原无法对抗体产生特异性反应。因此，有人主张避免在酶组织化学和免疫组织化学中应用醛类固定剂，或者尽可能缩短应用醛类固定剂的固定时间。

冷冻替代技术是一种在超低温条件下避免细胞内冰晶形成的快速脱水过程，可在极短时间内将组织细胞内的水分替代，并使细胞瞬间处于低温干燥的不定型状态，从而使细胞内各种酶类和各种抗原蛋白在低温干燥环境中得到最佳保存。冷冻替代技术同样可以很好地保存细胞的形态结构，因此冷冻替代技术也是一种理想的组织固定方法。

我们首先将耳蜗螺旋韧带从耳蜗骨壁上分离取出，再将取出的螺旋韧带片段用取自受试动物的两片薄薄的肝脏组织片夹持，然后将夹持螺旋韧带的肝脏组织块浸入到被干冰预先降温的丙酮溶液或者直接浸入液氮进行冷冻替代的样品处理。这种把螺旋韧带片段用肝脏组织夹持的"三明治"包埋方式，同时解决了组织块的冷冻替代、组织块的转运和冰冻切片等一系列潜在的技术难题。在避免了组织细胞内冰晶形成的同时，冰冻替代不仅避开了醛类固定剂对酶蛋白的失活作用，而且避免了醛基与抗原蛋白氨基交联后形成羧甲基所造成的抗原决定簇结构改变，从而可以确保各种酶蛋白的活性和各种抗原蛋白的免疫反应性。然后，我们将包埋螺旋韧带的肝脏组织块粘冻在冰冻切片机的冷冻台上常规获取冰冻切片，将切下的冰冻切片贴附在盖玻片上并使切片在低温环境中空气干燥。最后将贴附在盖玻片上的冰冻切片分别浸入到各种不同的酶组织化学反应液进行特定的酶组织化学反应；或者浸入到各种不同的含有一抗的溶液进行特定的免疫组织化学反应。一旦肝脏组织包埋的螺旋韧带切片被浸入到适宜的酶组织化学反应液中或免疫组织化学反应液中，组织细胞中的酶蛋白或抗原蛋白立刻从低温干燥的"冬眠"状态"苏醒"过来，并立刻恢复其酶促反应或抗原抗体反应的特异活动。在实验中，我们将用于正常对照的

螺旋韧带片段和不同实验条件下获取的螺旋韧带片段夹持在同一肝脏包埋块中进行冰冻切片，不仅可以确保各种实验条件下获取的螺旋韧带切片的厚度完全相同，而且确保包含不同实验条件的螺旋韧带切片是在同一酶组化反应液中孵育了相同的时间，这样从每张切片中不同实验条件的螺旋韧带切片中获得的组织化学染色结果，才具有相互之间的可比性，因为这样的制片技术完全排除了因切片厚薄不同或孵育液配制的人为误差或孵育时间不同所引起的各种实验误差（图7.38、图7.39）。本方法的优点之一还可以确保血管纹细胞中的靶蛋白从切片的横断面直接接触到孵育液，从而也就避免了血管纹边缘细胞表面屏障对孵育液渗透的阻碍作用。另外，在同一切片中包埋在螺旋韧带周围的肝脏组织本身就可以用来说明组织化学染色成功标记定位的染色对照。

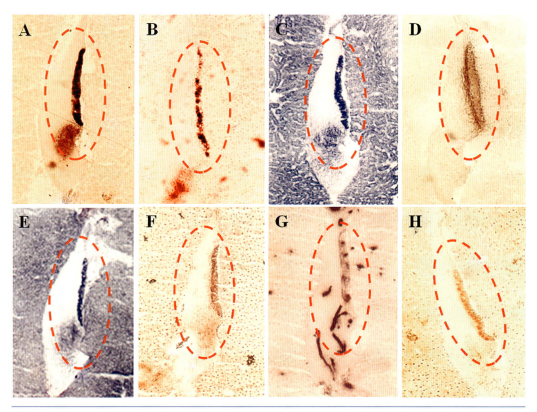

图7.38 将豚鼠的螺旋韧带嵌入在豚鼠的两片肝脏组织中进行冰冻替代，然后对包埋螺旋韧带的肝脏组织块实施冰冻切片。最后将冰冻切片分别进行各种酶的组织化学染色。A.正常豚鼠血管纹细胞内的钠钾离子激活的ATP酶。B.静脉注射利尿酸钠后60分钟，血管纹上皮细胞内的钠钾离子激活的ATP酶活性明显减弱。C.正常豚鼠血管纹细胞内的琥珀酸脱氢酶。D.正常豚鼠血管纹细胞内的5'-核苷酸酶。E.正常豚鼠血管纹细胞内的乳酸脱氢酶。F.正常豚鼠血管纹细胞内的钙离子激活的ATP酶。G.正常豚鼠血管纹细胞内的腺苷酸环化酶。H.正常豚鼠血管纹细胞内的镁离子激活的ATP酶。

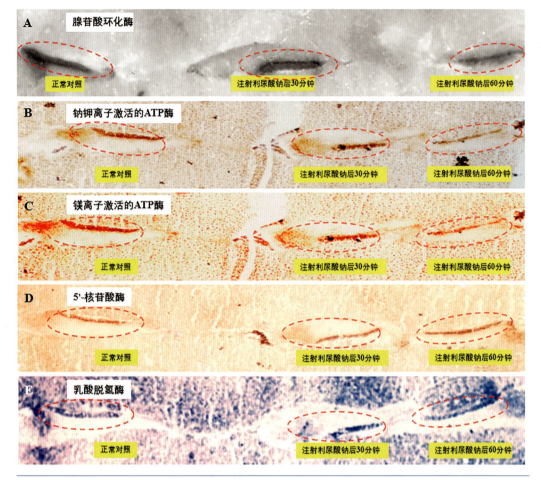

图7.39 将不同实验条件的螺旋韧带包埋在同一块肝脏组织中,从而获得厚度相同的血管纹冰冻切片,并保证不同实验条件的组织化学标记染色结果具有相互间的可比性。A.腺苷酸环化酶的活性在静脉注射利尿酸钠后 60 分钟有所减弱。B.钠钾离子激活 ATP 酶的活性在静脉注射利尿酸钠后 60 分钟有所减弱。C.镁离子激活 ATP 酶的活性在静脉注射利尿酸钠后 60 分钟有所减弱。D. 5'- 核苷酸酶的活性在静脉注射利尿酸钠后 60 分钟内没有改变。E.乳酸脱氢酶的活性在静脉注射利尿酸钠后 60 分钟没有发生改变。

|第八章| 耳蜗显微解剖取材和铺片技术

耳蜗基底膜铺片技术的问世可以追溯到 1882 年，Retzius 被认为是最早开发耳蜗基底膜铺片的组织学家。后来，Kolmer 于 1927 年应用镀银法也成功制备了耳蜗基底膜铺片，可惜这项技术在当时未能引起人们的关注。直到 1962 年，Engstrom 重新提倡应用耳蜗基底膜铺片术以来，这项技术才逐渐得到广泛应用和持续发展。内耳膜迷路的铺片技术是指将膜迷路从骨迷路腔中解剖分离出来并铺放在载玻片上，然后在显微镜下从俯视的角度观察全内耳膜迷路各个部分所有细胞表面结构的方法。全内耳膜迷路铺片技术可分为前庭膜迷路铺片技术和耳蜗膜迷路铺片技术，其中耳蜗膜迷路铺片技术又分为全耳蜗螺旋韧带分离铺片技术和全耳蜗基底膜分离铺片技术。

❶ 全耳蜗螺旋韧带分离铺片技术

螺旋韧带构成了蜗管外侧壁的耳蜗膜迷路部分。将螺旋韧带解剖取出后平整地铺放在载玻片上，有助于检查覆盖在蜗管外侧壁表面的血管纹上皮、螺旋凸上皮及血管纹毛细血管网内的血管充盈情况。

制作螺旋韧带铺片的方法是将经 10% 福尔马林溶液充分固定的颞骨移入到盛

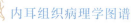
有蒸馏水的玻璃皿中（图8.1A），在解剖显微镜下用尖针挑开蜗尖骨性蜗壳的骨壁，然后沿着螺旋韧带与蜗壳之间的间隙剥开蜗壳，直至整个螺旋韧带的背面都被充分暴露（图8.1B），然后用尖针把整个螺旋韧带分离取出（图8.1C）。根据实验

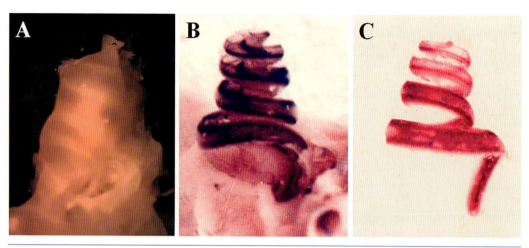

图8.1　耳蜗螺旋韧带取材步骤。A.打开中耳腔以暴露骨性耳蜗。B.剥离耳蜗骨壁以暴露螺旋韧带。C.沿着耳蜗基底膜的外螺旋沟解剖出整个螺旋韧带。

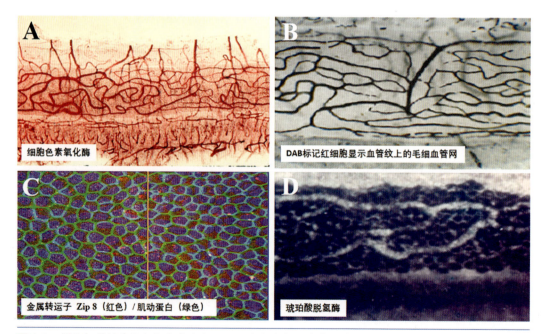

图8.2　螺旋韧带铺片的组织化学染色。A.细胞色素氧化酶在血管纹上皮细胞和毛细血管管壁上的表达。B.DAB染色显示位于血管纹毛细血管内的红细胞。C.金属转运蛋白Zip 8和肌动蛋白双重染色，显示金属转运蛋白Zip 8在血管纹上皮细胞中呈红色颗粒；鬼笔环肽染色的肌动蛋白呈绿色，显示在血管纹边缘细胞周围，细胞间紧密连接。D.琥珀酸脱氢酶在血管纹上皮细胞中呈强烈活性的表达。

观察的需要对螺旋韧带血管纹进行各种不同的染色。最后将全耳蜗螺旋韧带放到载玻片上的甘油滴中，如同打开卷起的竹帘一样使整条螺旋韧带的血管纹表面朝上铺展平整，在光学显微镜或共聚焦显微镜下观察（图8.2-图8.6）。也可以将取出的

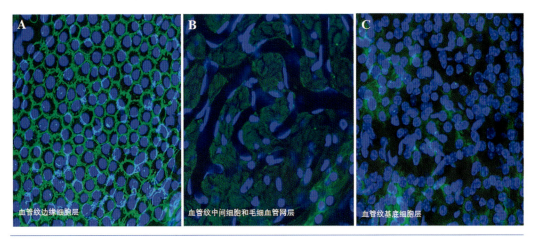

图8.3 鬼笔环肽和to-pro-3的双重染色显示血管纹的三层细胞结构。A.血管纹边缘细胞层结构。B.血管纹中间细胞层结构中可见毛细血管网遍布整个中间细胞层。C.血管纹基底细胞层结构中可见基底细胞核的大小略小于血管纹的边缘细胞。

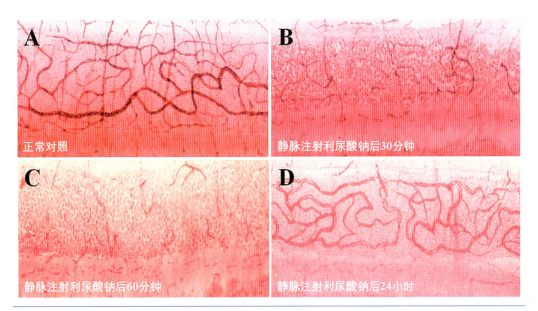

图8.4 螺旋韧带铺片伊红染色显示血管纹毛细血管中的红细胞。A.正常豚鼠血管纹的毛细血管内充盈着红细胞。B.静脉注射利尿酸钠后30分钟，血管纹毛细血管严重缺血。C.静脉注射利尿酸钠后60分钟，血管纹上皮细胞因缺血缺氧而发生严重的空泡状病变。D.注射利尿酸钠后24小时，血管纹上皮细胞的缺氧性肿胀彻底消失，血管纹的血液供应早已完全恢复。

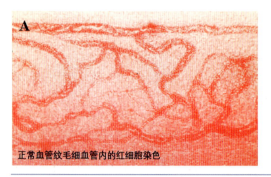

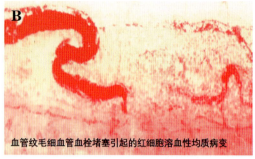

正常血管纹毛细血管内的红细胞染色

血管纹毛细血管血栓堵塞引起的红细胞溶血性均质病变

图8.5　用伊红染色的豚鼠螺旋韧带铺片显示血管纹毛细血管中的红细胞。A.正常豚鼠血管纹的毛细血管内充盈着红细胞。B.从腋动脉逆行注射的硫酸钡溶液在主动脉血流的推动下拐入椎动脉，再经大脑基底动脉环进入耳蜗总动脉，最终栓塞在血管纹中的毛细血管。血管纹毛细血管内的硫酸钡栓塞使堆积在栓塞毛细血管中的红细胞发生破裂，从而导致毛细血管内发生红细胞溶血性均质病变。

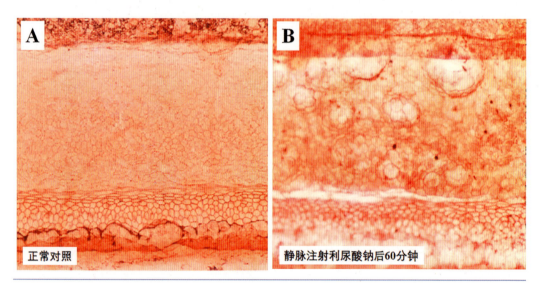

正常对照

静脉注射利尿酸钠后60分钟

图8.6　硝酸银沉淀法对血管纹边缘细胞表面结构的显色。A.正常豚鼠血管纹边缘细胞的表面平整。B.静脉注射利尿酸钠后60分钟,血管纹上皮细胞由于缺血缺氧使其表面边缘细胞呈现明显的"菜花样"肿胀。

螺旋韧带平整地铺放在黏附于样品台上的双面导电胶上，经真空喷镀仪镀金后，在扫描电镜下观察并拍照（图8.7，图8.8）。

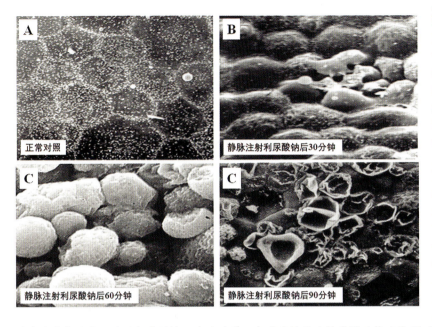

图 8.7　扫描电子显微照片显示注射利尿酸钠前后血管纹边缘细胞表面的超微结构变化。A.正常豚鼠血管纹边缘细胞表面结构的显微照片。B.静脉注射利尿酸钠后30分钟，血管纹边缘细胞因缺血缺氧引起的肿胀使血管纹的表面高低不平。C.注射利尿酸钠后60分钟可见血管纹边缘细胞严重肿胀。D.注射利尿酸钠后90分钟，许多血管纹边缘细胞因极度肿胀而发生破裂。表明在静脉注射利尿酸钠后约90分钟，耳蜗中阶外侧壁血管纹细胞的表面发生了破裂。提示注射利尿酸钠后90分钟可能是耳蜗血－迷路屏障遭到破坏的关键时刻。

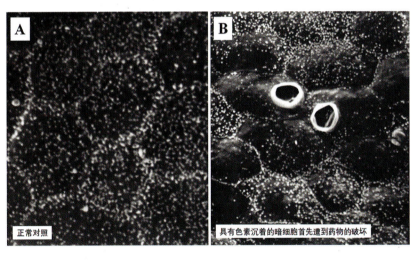

图 8.8　各种化学物质都可以与黑色素特异性结合并长期聚集在色素细胞中，因此，黑眼睛豚鼠血管纹中含有黑色素的暗细胞可以从内耳淋巴液中吸收各种有害化学物质。相比之下，红眼睛的白化豚鼠血管纹中的暗细胞不含黑色素，因此只能吸收很少的药物和化学物质。A.每12小时肌内注射一次庆大霉素,连续用药7天,红眼白化豚鼠血管纹表面完整无损。B.每12小时肌内注射一次庆大霉素,连续用药7天,黑眼睛的含色素豚鼠血管纹暗细胞的表面发生破裂。上述现象表明,富含黑色素的血管纹暗细胞可以通过吸收内淋巴中的庆大霉素来减少庆大霉素在内耳液中的积累。一旦含色素暗细胞因庆大霉素超载而破裂,有可能加速庆大霉素从内淋巴中漏出。这可能有助于解释为什么庆大霉素对黑眼睛豚鼠毛细胞的破坏程度总是明显低于对红眼睛白化豚鼠毛细胞的破坏程度。

❷ 全耳蜗基底膜分离铺片技术

耳蜗基底膜构成蜗管下壁的耳蜗膜迷路部分。将全耳蜗基底膜解剖取出后平整地铺放在载玻片上，可以在显微镜下沿着全耳蜗基底膜的全长俯视检查全耳蜗螺旋器的每一个毛细胞及其支持细胞的表面结构。

制作全耳蜗基底膜铺片的方法是将经10%福尔马林溶液充分固定的颞骨移入到盛有蒸馏水的玻璃皿中（图8.9A），在解剖显微镜下摘除骨性蜗壳并切除环绕在基底膜外围的螺旋韧带（图8.9B）。用尖针从鼓阶沿着附着在骨性螺旋板上缘的基底膜内侧缘分离取下整条基底膜（图8.9C）。根据实验观察的需要，对全耳蜗基底膜进行各种不同的染色。最后将全耳蜗基底膜平整地铺放在载玻片上的甘油滴中并封片，在光学显微镜或共聚焦显微镜下观察（图8.10–图8.29）。也可以将暴露的全耳蜗基底膜连同蜗轴黏附于样品平台的导电胶上，或者将分离取出的基底膜片段

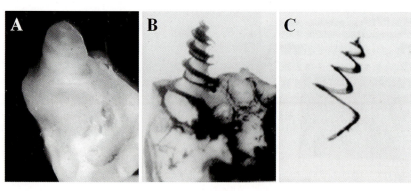

图8.9 耳蜗基底膜取材步骤。A.打开中耳腔以暴露骨性耳蜗。B.去除耳蜗骨壁和螺旋韧带，暴露蜗轴及其附着在骨性螺旋板外围的耳蜗基底膜。C.将整个耳蜗基底膜沿着骨性螺旋板分离取下。

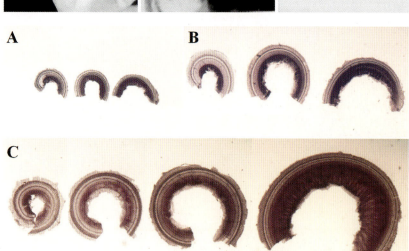

图8.10 小鼠、大鼠及豚鼠的全耳蜗基底膜铺片。A.小鼠全耳蜗基底膜铺片。B.大鼠全耳蜗基底膜铺片。C.豚鼠全耳蜗基底膜铺片。

平整地铺放在黏附于样品台上的双面导电胶上，经真空喷镀仪镀金后，在扫描电镜下观察并拍照（图 8.30– 图 8.36 ）。

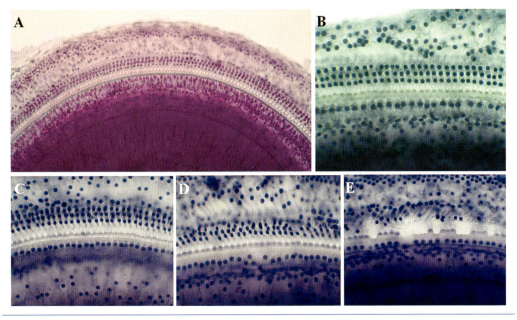

图 8.11 苏木精染色的耳蜗基底膜铺片。A. 正常小鼠耳蜗基底膜铺片。B. 正常豚鼠耳蜗基底膜铺片。C. 正常大鼠耳蜗基底膜铺片。D. 耳毒性药物引起的大鼠外毛细胞散在性缺失。E. 耳毒性药物引起的大鼠外毛细胞大量缺失。

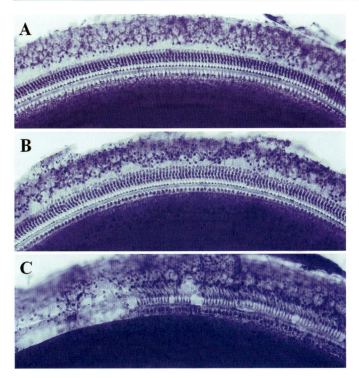

图 8.12 苏木精染色的小鼠耳蜗基底膜铺片。A. 正常对照小鼠的耳蜗基底膜铺片。B. 暴露于冲击波外耳道堵塞防护小鼠的耳蜗基底膜铺片，结果表明阻塞外耳道有效避免了冲击波对耳蜗毛细胞的损伤。C. 暴露于冲击波外耳道未堵塞小鼠的耳蜗基底膜铺片，结果表明冲击波暴露对耳蜗毛细胞造成了严重的机械性破坏。

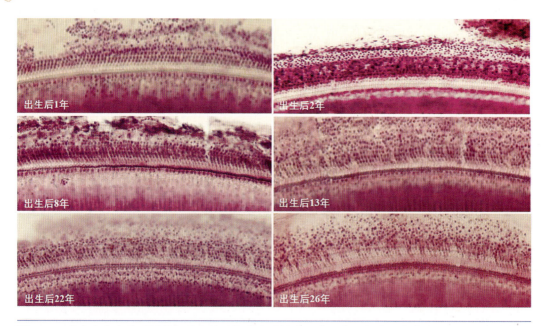

图 8.13　苏木素染色的不同龄长尾猴的耳蜗基底膜铺片。在天然无损害环境中生长的猴子的耳蜗毛细胞在出生后十几年之后开始发生均匀的散在性外毛细胞缺失。

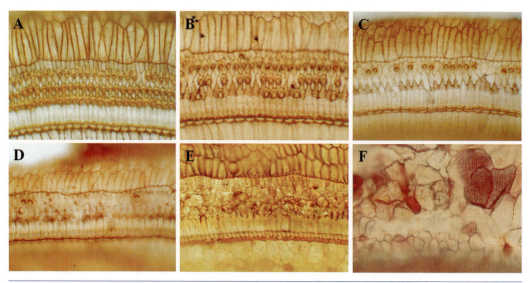

图 8.14　硝酸银沉淀染色显示南美栗鼠螺旋器的表面显微结构。A. 硝酸银沉淀清晰地勾勒出正常南美栗鼠耳蜗基底膜铺片上每个细胞的表皮板和感觉毛细胞的静纤毛。B. 铺片显示庆大霉素引起的中等程度的外毛细胞散在性缺失，外毛细胞缺失部位由相邻外指细胞的指状凸小皮板相互连接成 X 形的瘢痕。C. 铺片显示庆大霉素造成了第一排和第二排外毛细胞的完全破坏和第三排外毛细胞的部分破坏，提示庆大霉素对外毛细胞的破坏顺序可能是从第一列外毛细胞开始，然后逐渐扩展到第三列外毛细胞。D. 铺片显示庆大霉素几乎破坏了这个区域的所有外毛细胞，但内毛细胞尚未受到影响，提示庆大霉素引起的早期耳蜗损害主要发生在外毛细胞。E. 同时注射利尿酸钠（每千克体重 40 毫克 i.v.）和庆大霉素（每千克体重 125 毫克 i.m.）造成了全耳蜗所有内外毛细胞在一天内全部死亡。F. 耳蜗内外毛细胞的全部破坏最终必然导致周围所有支持细胞的继发性破坏和螺旋器结构的彻底坍塌。

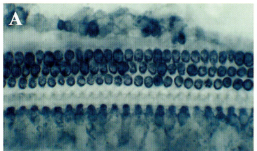
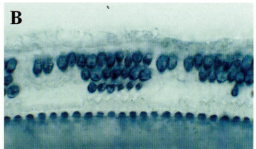
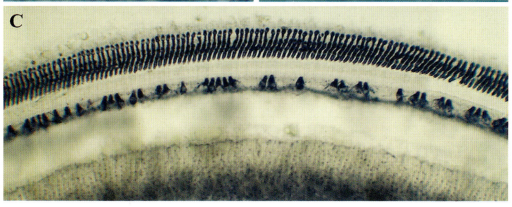

图 8.15　琥珀酸脱氢酶染色的南美栗鼠耳蜗基底膜铺片。A. 由于毛细胞富含线粒体，作为线粒体的标记酶，琥珀酸脱氢酶染色特异性标记了正常南美栗鼠富含线粒体的毛细胞，但缺乏线粒体的支持细胞却几乎没有着色。B. 被强噪声破坏的外毛细胞的原始位置被 Deiters 细胞占据。由于 Deiters 细胞缺乏线粒体，占据原始外毛细胞位点的支持细胞不会被琥珀酸脱氢酶染色。C. 琥珀酸脱氢酶染色清晰地显示出卡铂对南美栗鼠造成的选择性内毛细胞缺失。

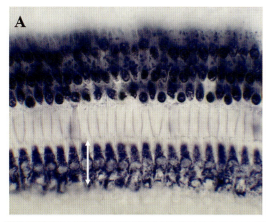
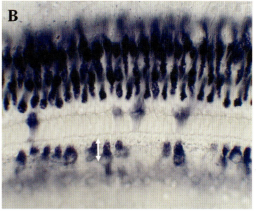

图 8.16　琥珀酸脱氢酶染色的南美栗鼠耳蜗基底膜铺片。A. 琥珀酸脱氢酶染色在正常栗鼠耳蜗基底膜的内外毛细胞中的特异性表达。B. 注射卡铂后第 3 天，南美栗鼠的外毛细胞呈现正常，但部分内毛细胞已被完全破坏，剩余内毛细胞的长度似乎有所变短，这可能是由于内毛细胞下方的 I 型传入神经突触肿胀使内毛细胞被挤压变形。提示卡铂除了对南美栗鼠内毛细胞本身的直接破坏作用之外，I 型传入神经末梢的肿胀性破坏也有可能将残存内毛细胞的细胞核推向其表皮板。

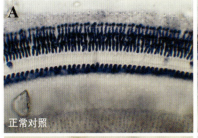
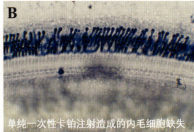
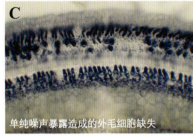
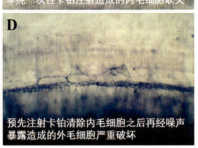

A 正常对照

B 单纯一次性卡铂注射造成的内毛细胞缺失

C 单纯噪声暴露造成的外毛细胞缺失

D 预先注射卡铂清除内毛细胞之后再经噪声暴露造成的外毛细胞严重破坏

图8.17 琥珀酸脱氢酶染色的南美栗鼠的耳蜗基底膜铺片。A.正常南美栗鼠的耳蜗内外毛细胞被琥珀酸脱氢酶特异性染成蓝色。B.单纯一次性注射卡铂（每千克体重100毫克i.p.）选择性破坏了南美栗鼠所有的内毛细胞，但保留外毛细胞。C.窄带噪声（105 dB SPL倍频程噪声，以4千赫为中心，5小时）暴露导致了与噪声频率对应的基底

膜区域中外毛细胞发生了散在性缺失，但内毛细胞仅发生很少的缺失。D.应用卡铂预先破坏所有的内毛细胞之后，南美栗鼠接受了相同的噪声暴露条件，可以看出噪声频率对应区域的所有外毛细胞都被完全破坏。提示内毛细胞的完全丧失阻断了听觉信号向听觉中枢的输入，从而使已经发生耳聋的南美栗鼠在噪声暴露时不仅失去了中耳肌对强声刺激的保护性收缩作用，而且失去了来自耳蜗传出神经系统的反馈性保护反应，从而导致更严重的外毛细胞破坏。

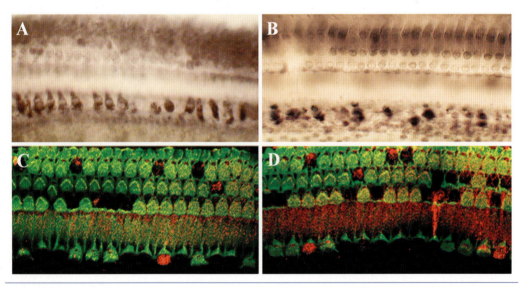

图8.18 组合图展示p53在卡铂引起的南美栗鼠毛细胞凋亡中起到重要的作用。A.一次皮下注射卡铂(每千克体重100毫克)后第2天，生物素标记的p53免疫反应产物（棕褐色）仅仅出现在处于细胞凋亡早期的内毛细胞中。B.注射卡铂后第3天，不少内毛细胞被完全破坏，而剩余的病变内毛细胞中都有p53的阳性表达。C、D.注射卡铂后第五天，大量内毛细胞已经被完全破坏。随着死亡内毛细胞的细胞体消失，p53的表达也不复存在。但部分残存的未损伤内毛细胞中的p53表达呈现阴性，而p53免疫反应阳性产物（红色荧光标记）仅见于那些正处于凋亡进程的内毛细胞和个别受损的外毛细胞。提示p53诱导的细胞凋亡通路在卡铂引起的南美栗鼠毛细胞凋亡早期的自毁过程中起到关键性破坏作用。

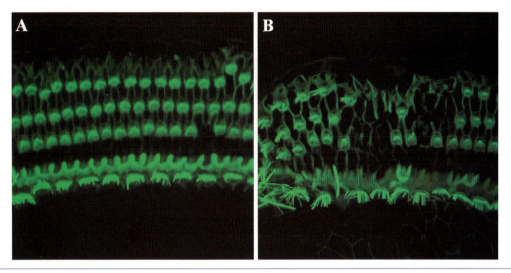

图 8.19　大鼠耳蜗基底膜铺片用鬼笔环肽染色以显示毛细胞的静纤毛和表皮板。A. 堵塞外耳道的右耳耳蜗基底膜铺片显示冲击波暴露未能损伤耳蜗感觉毛细胞。B. 未堵塞外耳道的左耳耳蜗基底膜铺片显示冲击波暴露造成了耳蜗感觉毛细胞的机械损伤。表明防护耳罩可以有效保护耳蜗的感觉毛细胞免受冲击波造成的机械损伤。

图 8.20　鬼笔环肽染色显示大鼠耳蜗基底膜铺片上的毛细胞静纤毛和表皮板。A. 正常大鼠耳蜗基底膜铺片显示螺旋器表面结构的有序排列。B. 动物暴露于窄带噪声（105 dB SPL 倍频程噪声，以 4 千赫为中心，5 小时）后 48 小时，第 1 只大鼠的耳蜗基底膜对应于 4 千赫响应位置的耳蜗外毛细胞出现散在的细胞缺失。C. 噪声暴露48 小时后，第 2 只大鼠的耳蜗基底膜对应于 4 千赫响应位置的耳蜗外毛细胞发生将近 50% 的缺失。D. 噪声暴露 48 小时后，第

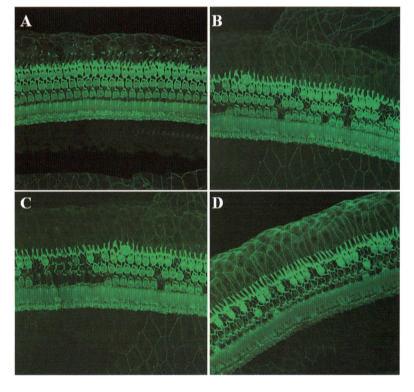

3 只大鼠在耳蜗基底膜对应于 4 千赫响应位置的耳蜗外毛细胞呈现超过 80% 的缺失。说明相同的噪声暴露条件可能会造成耳蜗内相同位置上的毛细胞发生不同程度的损害。

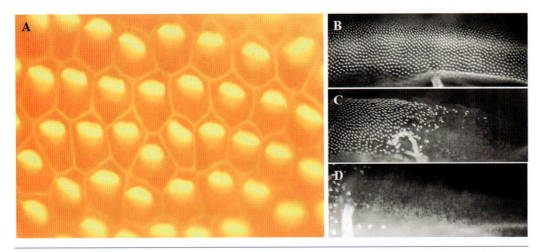

图 8.21　鬼笔环肽染色显示鸡耳蜗基底膜铺片上的静纤毛和毛细胞表皮板。A. 在高倍荧光显微镜下观察正常鸡耳蜗基底膜上毛细胞的有序排列。B. 在低倍荧光显微镜下，正常鸡的基底膜上的耳蜗毛细胞排列整齐。C. 以每千克体重 400 毫克的剂量每日肌注卡那霉素，持续用药 10 天。在停用卡那霉素后的第 2 天，耳蜗毛细胞的缺失从基底膜的底端开始发生并逐渐向顶端扩展。D. 在最后一次注射卡那霉素后的第 4 天，耳蜗毛细胞的破坏已经从耳蜗基底膜的基端扩散到了基底膜的顶端。

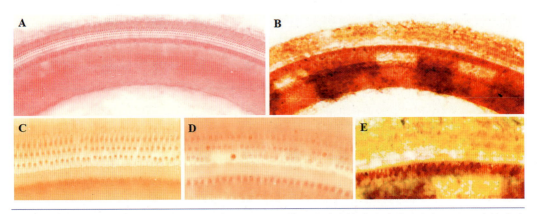

图 8.22　在豚鼠耳蜗基底膜铺片中用偶联偶氮组织化学方法对酸性磷酸酶的染色标记。A. 酸性磷酸酶的组织化学标记在正常豚鼠的耳蜗外毛细胞和内毛细胞的表皮板上均呈现明显的红色标记。B. 按照每千克体重 400 毫克的剂量每日肌注卡那霉素，连续用药 10 天，虽然许多毛细胞都被破坏，但在残存的毛细胞中，有些毛细胞表现出酸性磷酸酶的活性减弱，而有些毛细胞却表现出酸性磷酸酶的活性增强。C. 在高倍光学显微镜下观察，偶联偶氮标记的酸性磷酸酶位于正常豚鼠每一个毛细胞的表皮板下。D. 在肌注卡那霉素的第 7 天，酸性磷酸酶的标记在某些毛细胞中开始有所降低，而在另外的某些外毛细胞中却似乎有所增强，提示不同毛细胞内的酸性磷酸酶可能各自处于不一样的活动状态。E. 在肌注卡那霉素的第 10 天，由于大部分外毛细胞已被彻底破坏，在外毛细胞区域的酸性磷酸酶标记几乎完全消失。然而，内毛细胞中的酸性磷酸酶标记却有所增强。作为溶酶体的标志性酶，酸性磷酸酶在卡那霉素致毛细胞损伤过程中的活性变化提示溶酶体在卡那霉素引起的耳蜗毛细胞慢性破坏过程中可能起到重要的破坏作用。

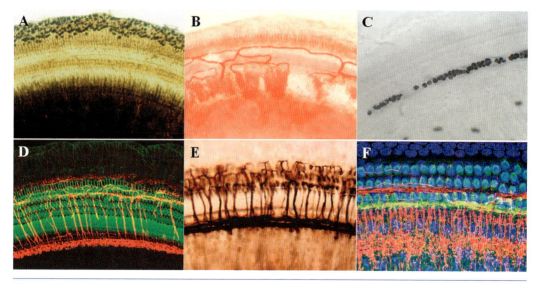

图 8.23　耳蜗基底膜铺片的组织化学染色。A. 四氧化锇染色显示豚鼠耳蜗顶回 Hensens 细胞表面的脂肪滴和疆孔内包裹神经纤维的髓鞘。B. 伊红染色显示豚鼠耳蜗基底膜 Corti 隧道螺旋血管内充盈的红细胞。C. 二氨基联苯胺染色显示小鼠耳蜗基底膜 Corti 隧道螺旋血管内充盈的红细胞。D. 南美栗鼠耳蜗基底膜铺片的鬼笔环肽和神经微管蛋白的双重染色显示螺旋器的表面结构（绿色）和基底膜内的传入、传出神经纤维（红色）。E. 应用乙酰胆碱酯酶组织化学染色显示南美栗鼠耳蜗基底膜铺片上的耳蜗传出神经纤维及其末梢。F.tublin、鬼笔环肽及 to-pro-3 三重染色显示大鼠耳蜗基底膜上的传入神经纤维（红色）、毛细胞表面结构（绿色）及细胞核（蓝色）。

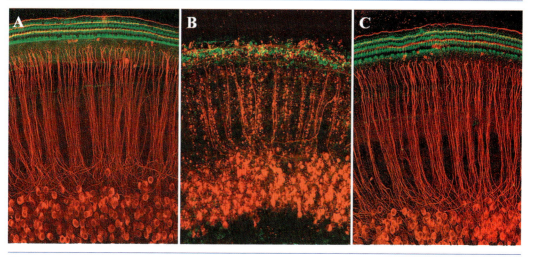

图 8.24　大鼠耳蜗基底膜铺片用神经丝 200 抗体染色以标记螺旋神经节神经元和听神经纤维，用鬼笔环肽染色以显示毛细胞静纤毛和表皮板中的 F- 肌动蛋白。A. 耳蜗外植体在不含顺铂的标准无血清培养基中培养 48 小时作为对照，耳蜗毛细胞和螺旋神经节神经元及其听神经纤维完整无损。B. 耳蜗外植体在含有 50 微摩尔每升顺铂的无血清培养基中培养 48 小时，几乎所有的耳蜗毛细胞和螺旋神经节及其神经纤维都遭到严重破坏。C. 耳蜗外植体在含有 50 微摩尔每升顺铂和 100 微摩尔每升西咪替丁（一种铜转运阻滞剂）的无血清培养基中培养 48 小时，大多数耳蜗毛细胞和螺旋神经节神经元及其神经纤维都得到了很好的保护。提示铜转运通道阻滞剂能有效阻断铜和铂进入到细胞内，使培养基中的顺铂不能进入到耳蜗细胞体内，从而实现了对耳蜗毛细胞和螺旋神经节细胞的有效保护。

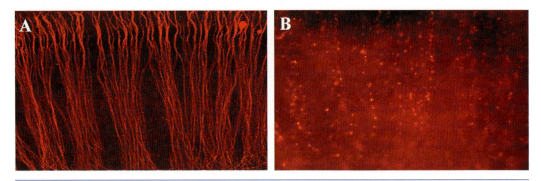

图 8.25　图像显示甲氟喹引起的听神经破坏。A.耳蜗外植体在不含甲氟喹的标准无血清培养基中培养 24 小时，耳蜗基底膜上的听神经完整无损。B.耳蜗外植体在含有 200 微摩尔每升甲氟喹的无血清培养基中培养 24 小时，听神经纤维被破坏成破碎的颗粒。

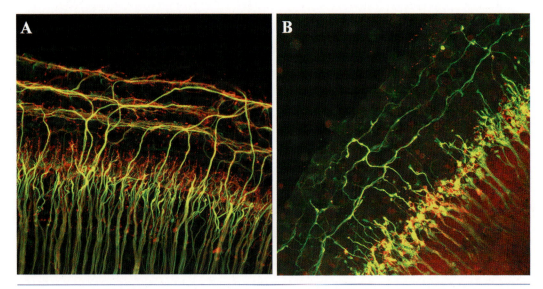

图 8.26　耳蜗基底膜铺片用神经丝 200 抗体染色以标记听神经纤维（绿色），用突触蛋白抗体染色以标记突触（红色）。A.将出生后第 3 天的大鼠耳蜗外植体植入到不含顺铂的标准无血清培养基中培养 24 小时，耳蜗基底膜中的听觉神经纤维和突触被双重染色标记作为对照。B.在含有 50 微摩尔每升顺铂的无血清培养基中培养 24 小时后，耳蜗毛细胞下方传入神经突触的标记消失明显早于顺铂对传入神经纤维的破坏。提示顺铂对听觉神经系统的损害很可能首先发生在神经突触。

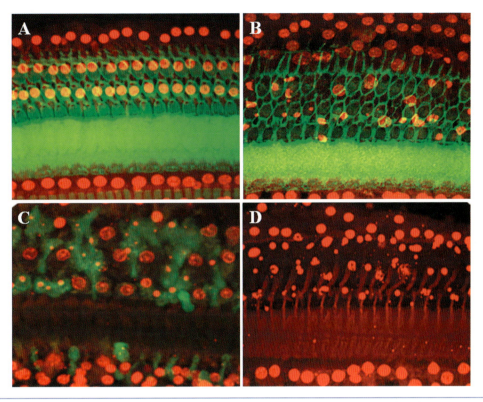

图 8.27　南美栗鼠耳蜗基底膜铺片中的细胞核染色和半胱天冬酶标记。A. 顺铂（每千克体重 0.2 毫克）和利尿酸钠（每千克体重 40 毫克）联合给药 6 小时后，细胞核的碘化丙啶染色显示耳蜗毛细胞还没有发生病理改变。B. 顺铂和利尿酸钠同时注射 12 小时后，大部分耳蜗外毛细胞核都表现出明显的核浓缩或核碎裂而呈现典型的细胞凋亡特征。C. 同时注射顺铂和利尿酸钠后 12 小时，作为起始半胱天冬酶之一的 caspase-8 首先出现在发生核浓缩的外毛细胞中。然而，没有发生核固缩的外毛细胞中却没有出现 caspase-8 的阳性标记。由于 caspase-8 只能被细胞膜上的细胞死亡因子受体释放的凋亡信号所激活，看来顺铂诱导的毛细胞凋亡可能与细胞膜上的细胞死亡因子受体释放的凋亡信号密切相关。D. 同时注射顺铂和利尿酸钠后 12 小时，虽然绝大部分外毛细胞都表现出明显的核收缩或核破裂，但作为另一种起始半胱天冬酶的 caspase-9 却并没有被激活。由于 caspase-9 只能被与胞质蛋白 Apaf-1 和 dATP 结合的细胞色素 c 复合体激活，顺铂引起的毛细胞凋亡似乎并不是通过线粒体凋亡途径。

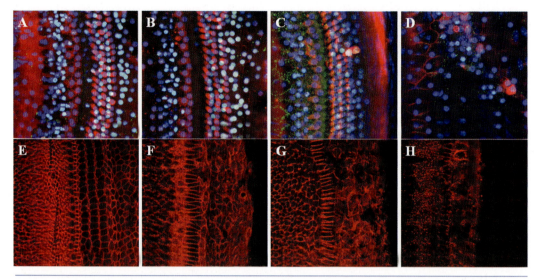

图 8.28 Connexin 26（简称 CX 26）基因缺失造成的小鼠螺旋器病变首先发生在毛细胞底部支持细胞之间的外基质。（红色荧光显示的是 myosinⅥ标记的毛细胞，绿色荧光显示的是 SOX2 标记的毛细胞周围的支持细胞，蓝色荧光显示的是 to-pro-3 标记的细胞核。）A. 在出生后 60 天的 CX 26 野生型小鼠，耳蜗毛细胞和支持细胞完整无损。B. 在出生后 30 天的 CX 26 基因敲除小鼠，毛细胞下方的支持细胞开始有部分缺失。C. 在出生后 45 天的 CX 26 基因敲除小鼠，毛细胞下方支持细胞的数量明显减少，但毛细胞尚未发生明显的缺失。D. 在出生后 60 天的 CX 26 基因敲除小鼠，毛细胞和毛细胞下方的支持细胞都遭到破坏，基底膜上仅存一层菲薄的扁平上皮。E. 荧光显示毛细胞底部 Deiters 细胞层面的细胞外基质。在出生后 60 天的 CX 26 野生型小鼠，毛细胞下方支持细胞之间的外基质完整无损。F. 在出生后 30 天的 CX 26 基因敲除小鼠，毛细胞下方支持细胞之间的外基质开始发生部分破坏。G. 在出生后 45 天的 CX 26 基因敲除小鼠，毛细胞下方支持细胞之间的外基质发生严重的破坏。H. 在出生后 60 天的 CX 26 基因敲除小鼠，下方支持细胞之间被破坏殆尽。上述现象说明 Connexin 26，CX 26 基因缺失引起的耳蜗毛细胞破坏是发生在支持细胞的破坏之后，而支持细胞的破坏则是起源于细胞间外基质的损坏，提示细胞间的间隙连接蛋白 CX 26 的消失可能是造成细胞外基质损害，耳蜗支持细胞和毛细胞继发性失巢凋亡的真正原因。

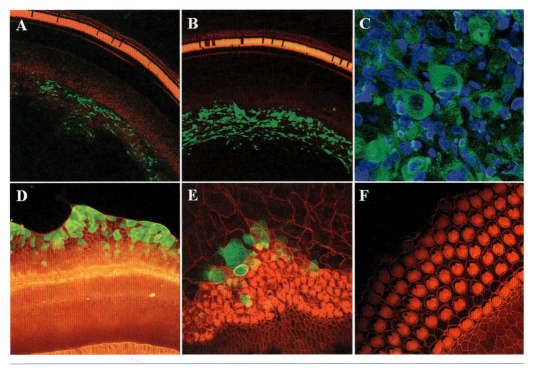

图 8.29　显微照片展示的是单纯疱疹病毒载体和腺病毒载体进入耳蜗液体环境后分别转染不同细胞类型的显微照片。A.携带绿色荧光蛋白基因的单纯疱疹病毒载体通过南美栗鼠圆窗膜渗入鼓阶耳蜗外淋巴。在转染后的第 2 天，一些螺旋神经节神经元开始表达绿色荧光蛋白。然而，耳蜗毛细胞和支持细胞却未被转染。B.携带绿色荧光蛋白基因的单纯疱疹病毒载体通过圆窗膜渗入南美栗鼠耳蜗外淋巴后的第 5 天，蜗轴螺旋管内的螺旋神经节细胞中出现大量绿色荧光蛋白。提示单纯疱疹病毒倾向于转染神经元而并不转染耳蜗的上皮细胞。因此，单纯疱疹病毒或许可被视为神经元靶向转染的理想载体。C.携带绿色荧光蛋白基因的单纯疱疹病毒载体通过圆窗进入大鼠耳蜗后的第 3 天，许多转染的螺旋神经节神经元呈现出绿色荧光蛋白的表达。D.携带绿色荧光蛋白基因的腺病毒载体通过圆窗膜进入南美栗鼠耳蜗后的第 3 天，基底膜外沟区的许多支持细胞开始表达绿色荧光蛋白，但耳蜗毛细胞并未被转染。E.Math1 是内耳感觉毛细胞形成所必需的转录因子。Math1 诱导的毛细胞形成实际上是一个细胞转分化的过程。将携带 Math1 基因和绿色荧光蛋白基因的腺病毒载体在出生后 1 天转染到大鼠的耳蜗外植体，转染 3 天后，在耳蜗基底膜的外沟区域开始有支持细胞表达出绿色荧光蛋白，并有细胞开始分化为毛细胞样的细胞。提示 Math1 基因的转入可能促进了被转染支持细胞分化为毛细胞样的细胞。F.用携带 Math1 基因的腺病毒载体转染小鼠耳蜗外植体 1 周后，在第 3 排外毛细胞的外侧检测到多排外观与外毛细胞相似的细胞。提示这些额外的毛细胞样的细胞群可能是被携带 Math1 基因的腺病毒载体转染的支持细胞，Math1 基因的植入使这些被转染的支持细胞在 Math1 基因的诱导下有可能分化为毛细胞样的细胞。

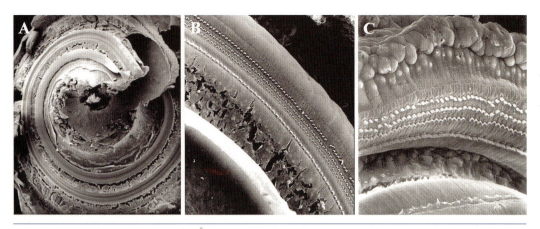

图 8.30　耳蜗螺旋器表面亚显微结构的扫描电镜图像。A. 南美栗鼠耳蜗第二回基底膜的表面暴露。B. 正常南美栗鼠耳蜗第二回基底膜的表面结构。C. 正常豚鼠耳蜗第三回基底膜的表面结构。

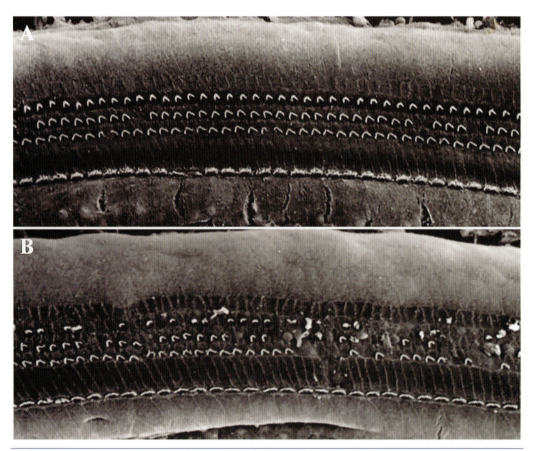

图 8.31　扫描电子显微照片显示南美栗鼠耳蜗第二回螺旋器上的三排外毛细胞和一排内毛细胞的静纤毛簇。A. 正常南美栗鼠耳蜗第二回螺旋器的表面结构。B. 强噪声暴露引起的散在性外毛细胞破坏。

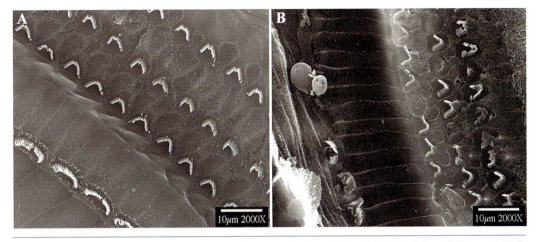

图 8.32　耳蜗螺旋器表面结构的扫描电镜图像。A.正常对照动物耳蜗螺旋器的表面结构。B.经圆窗膜渗透进入到南美栗鼠耳蜗内的卡铂对内毛细胞造成更严重的破坏。

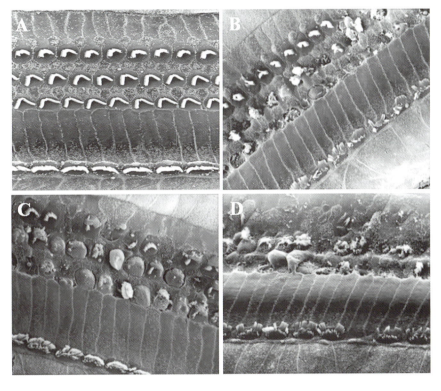

图 8.33　正常南美栗鼠和暴露于噪声的南美栗鼠耳蜗螺旋器表面结构的扫描电子显微照片。A.正常南美栗鼠螺旋器的表面显微结构。B.南美栗鼠暴露于窄带噪声(105 dB SPL 倍频程噪声，以4千赫为中心，5h)后的第二天，在耳蜗基底膜对应于4千赫频率的区域，第一排和第二排外毛细胞被完全摧毁，第三排外毛细胞和内毛细胞虽然没有缺失，但毛细胞的静纤毛发生明显的散乱、倒伏或融合。C.在4000赫兹窄带噪声暴露后的第三天，4千赫频率对应处的三排外毛细胞表面显微结构均发生严重的破坏。D.在4千赫窄带噪声暴露后的第5天，对应于响应4千赫频率的耳蜗基底膜区域的三排外毛细胞都被彻底破坏，在螺旋器的表面仅留下一些细胞碎片和瘢痕。该区域内毛细胞也出现明显的静纤毛散乱或倒伏。上述实验结果表明位于对应噪声频率最大振动区域的外毛细胞受到了最严重的损害。

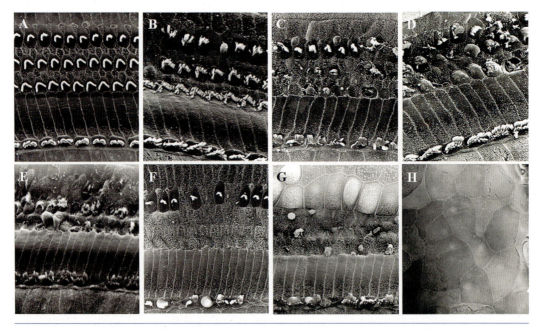

图8.34　扫描电镜下观察到的南美栗鼠耳蜗毛细胞的表面亚显微结构。A.耳蜗基底膜上毛细胞的正常表面微结构。B.耳蜗毛细胞静纤毛排列的分散或倒伏通常是耳毒性药物引起的毛细胞纤毛损伤的早期表现。C.多数耳毒性化学物质对耳蜗外毛细胞的损伤通常从第一排外毛细胞朝着第三排外毛细胞扩展。D.受损外毛细胞的静纤毛脱落之后，毛细胞的表皮板常常呈现明显的隆起。E.在外毛细胞刚被破坏的区域，往往可见组织细胞被破坏后遗留的碎片。F、G.在外毛细胞被破坏后，Deiters细胞的表皮板立刻相互连接将网状膜上的穿孔完全堵住并形成瘢痕。H.大面积毛细胞的死亡随后导致支持细胞的继发性破坏，螺旋器支持结构的塌陷最终在耳蜗基底膜上仅留下一层扁平上皮。

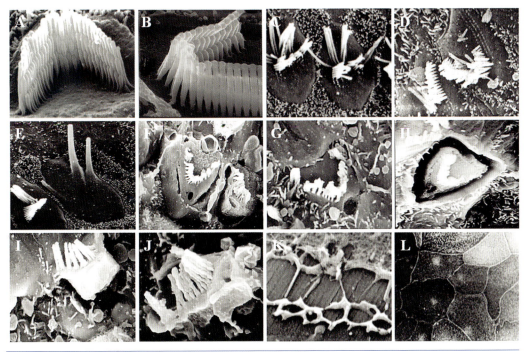

图 8.35 应用扫描电镜观察外毛细胞的表面结构及其病理学改变。A. 从正面观察正常外毛细胞的三排静纤毛簇。B. 从侧面观察外毛细胞表面的三排静纤毛簇。C. 耳毒性药物引起外毛细胞损害的早期表现通常是静纤毛的散乱。D. 耳毒性药物有时会导致外毛细胞的静纤毛脱落。E. 受损外毛细胞随后还可能发生静纤毛的融合。F. 除了静纤毛的病变之外，受损外毛细胞还会发生表皮板穿孔。G. 受损外毛细胞的细胞内容物随后从表皮板的穿孔处流出。H. 受损外毛细胞的表皮板在脱落之前会与其周围Deiters 细胞的表皮板发生分离。I. 被破坏的外毛细胞表皮板被下方肿胀的 Deiters 细胞排挤到基底膜的表面。J. 排出到基底膜表面的表皮板组织碎片遭到进一步分解破坏。K. 当所有的外毛细胞都被彻底破坏之后，基底膜上的支持细胞随后也发生继发性破坏，以至于螺旋隧道的底部结构都会暴露出来。L. 在耳蜗螺旋器上所有的毛细胞和支持细胞都被破坏之后，耳蜗基底膜上最终仅存一层扁平上皮。

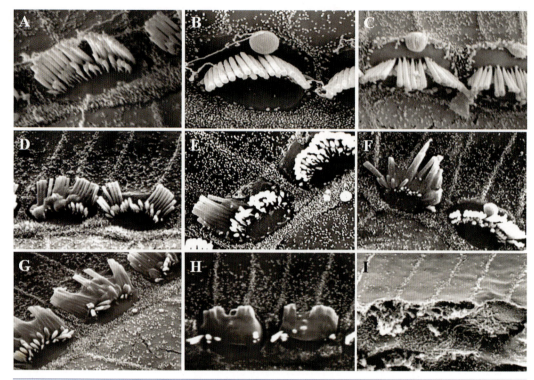

图 8.36　应用扫描电镜观察内毛细胞的表面结构及其病理学改变。A.正常南美栗鼠耳蜗内毛细胞表皮板上两排静纤毛的排列。B.注射卡铂（每千克体重 100 毫克）后 24 小时，可见有球状物体被排出到内毛细胞表皮板的表面。C.排出到内毛细胞表皮板上的球状体很可能是内毛细胞排出的细胞内容物。D.注射卡铂后 48 小时，南美栗鼠内毛细胞表面的长静纤毛开始发生散乱。E.注射卡铂后 48 小时，南美栗鼠内毛细胞的长纤毛发生脱落，但短纤毛依然存在。F.注射卡铂后 72 小时，南美栗鼠内毛细胞的残存长纤毛开始发生融合。G.内毛细胞的短纤毛随后也开始发生融合。H.注射卡铂后 5 天，受损内毛细胞的静纤毛消失，表皮板开始发生溶解样病变。I.注射卡铂后 7 天，南美栗鼠被破坏的内毛细胞已经消失，其原始位置被内侧边缘细胞的表皮板和内柱细胞的表皮板相互连接予以封闭。

第九章 | 耳蜗器官培养

研究听觉周边系统的实验途径大致可分为活体动物实验和离体组织细胞培养实验两大途径。其中离体组织细胞培养实验途径又可分为耳蜗细胞株传代培养实验方法、耳蜗原代细胞培养及耳蜗器官原代培养实验方法三大类。

① 耳蜗细胞株传代细胞培养

耳蜗细胞株传代培养是指从耳蜗内某一类型细胞来源的细胞进行传代培养。耳蜗内只有极少数细胞经过基因改造可以实现彻底的脱分化而转变成为分裂细胞并形成条件性永生细胞株（conditionally immortalized cell lines），这种细胞在经历离体培养环境中的脱分化过程中丧失其原有的高分化原代细胞的功能与特征而转变成为一种未分化细胞，因此，从耳蜗细胞株获得的实验结果充其量反映的只不过是一种未分化细胞对实验条件的反应。一旦原先高分化的耳蜗细胞发生了脱分化变化，它们实际上就已经不再是原先那些高分化的耳蜗内的细胞了。成年哺乳类动物耳蜗内基底膜上的细胞在出生后基本不再通过细胞分裂而增殖，可是如果将耳蜗基底膜取出后放到培养基中让其继续生存，耳蜗基底膜的边缘很快就会生长出日益增多的大量新的增殖细胞，说明基底膜边缘的细胞可以在非常短的时间内实现脱分化而迅速进入有丝分裂的细胞周期，从这些基底膜边缘已经进入分裂周期的细胞中提取细胞株是一件不难办到的事情（图9.1、图9.2、图9.3、图9.4）。从耳蜗高分

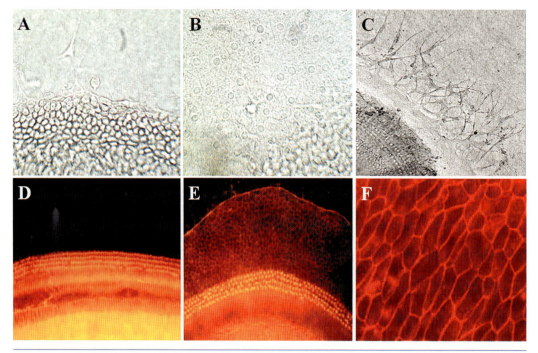

图 9.1 当把小鼠出生后第 1 天的耳蜗基底膜取出作为耳蜗基底膜的外植体进行培养时，耳蜗外植体中的一些支持细胞发生快速的细胞脱分化，并在离体培养条件下出现细胞的分裂和增殖。A. 在无血清培养基中培养 12 小时后，基底膜耳蜗外植体外周边缘的细胞开始出现细胞的分裂增殖。B. 在无血清培养基中培养 24 小时后，耳蜗外植体基底膜外侧边缘的增殖分裂细胞的范围逐渐向周边扩展。C. 在含 10% 血清的 DMEM/F-12 培养基中培养 24 小时后，增殖细胞的形态呈现类似于成纤维细胞的形状，与无血清培养基（B）中的增殖细胞形态明显不同。D. 新鲜解剖出来的耳蜗外植体基底膜外侧缘在无血清培养基中不含增殖细胞。E. 耳蜗外植体在无血清培养基中培养 72 小时后，基底膜外侧边缘的增殖细胞逐渐向外扩展。F. 耳蜗基底膜外侧边缘增殖细胞的放大图像。

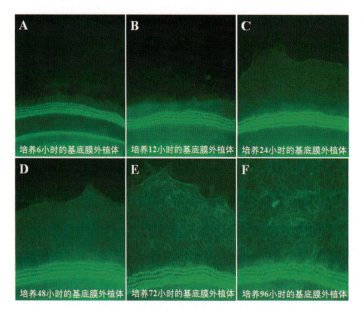

图 9.2 出生后第 5 天小鼠耳蜗基底膜外植体外侧边缘在离体培养环境中发生的细胞脱分化和细胞增殖。A. 耳蜗外植体在无血清培养基中培养 6 小时后，少量新细胞开始在基底膜外侧缘处开始增殖。B. 培养 12 小时后，耳蜗基底膜外植体外侧边缘的增殖细胞占据的面积开始向外侧扩展。C. 培养 24 小时后，增殖细胞的数量越来越多。D. 培养 48 小时后，基底膜外侧缘的增殖细胞数量继续增加。E. 培养 72 小时后，增殖细胞数量仍在持续增加。F. 培养 96 小时后，基底膜外侧边缘增殖细胞表面积开始继续增大。

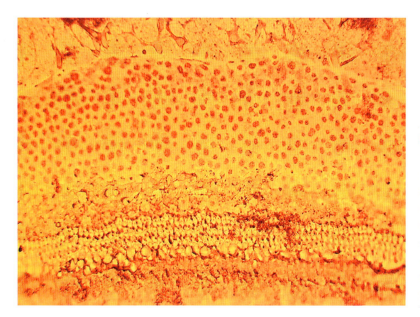

图 9.3 小鼠出生后第 5 天的耳蜗基底膜外植体在无血清培养基中培养 3 天，在基底膜外侧边缘出现的所有新细胞的细胞核均表达 BrdU 的阳性标记。证实这些新增殖的细胞都是来源于细胞的有丝分裂。

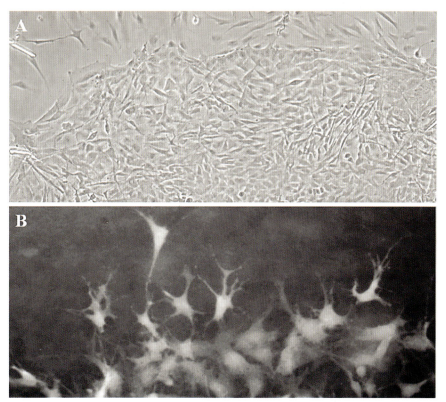

图 9.4　A. 图像显示在含 10% 血清的 DMEM/F-12 培养基中培养 24 小时后出现在基底膜外侧缘的大量增殖细胞。B. 增殖细胞的放大图像。可见在含 10% 血清的 DMEM/F-12 培养基中培养出来的增殖细胞的形态与在无血清培养基中培养出来的增殖细胞的形态（见图 9.1B、图 9.2）完全不一样，而且在耳蜗基底膜外侧缘的新增殖细胞的不规则形状也与原先外螺旋沟区域支持细胞的形态完全不一样。这种耳蜗支持细胞通过脱分化转化而来的分裂细胞系能否代表耳蜗的听觉细胞？看来还有待商榷。

化细胞经过彻底脱分化而形成的分裂细胞能否代表高分化的耳蜗细胞？来源于耳蜗的传代细胞株经过基因改造后到底还能保持多少其原始高分化耳蜗细胞的固有特征和属性？如果发生了本质改变的分裂细胞株的实验结果也可以用来讨论高分化的耳蜗毛细胞，一个受精卵或一个处于胚胎桑椹期的细胞岂不是就可以代表机体内任何器官中的任何细胞了吗？按照此理类推，作为真核细胞的前世，原核细胞岂不是更有资格用来代表各种真核细胞？能否用来自离体培养传代细胞株的细胞行为来解释发生在活体动物高分化细胞内的事件？目前人们对此开始有一些不一样的思考。

❷ 耳蜗原代细胞培养

耳蜗原代细胞培养技术是指将内耳单离细胞取出后在短时间内迅速完成某些针对性实验研究的技术。这种原代培养的单离细胞保持着原有的二倍体和高分化的细胞结构与功能，这种单离细胞的原代培养可以基本保持其原有特征和属性，因此，这项技术常常被用于细胞移植、细胞转染和化学药物毒性实验等方面的研究。以螺旋神经节为例，从蜗轴螺旋管内取出的单离螺旋神经节在酶消化过程中或机械分离取出过程中丧失其神经纤维，因此在刚刚接种到培养基中时只是呈现一个个圆形的细胞体。可是随着培养时间的延长，每个单离的螺旋神经节细胞开始重新长出新的神经纤维并与其他螺旋神经节长出的神经纤维末梢建立起新的突触联系（图9.5）。由于这种单离的原代细胞在离体培养环境中脱离了

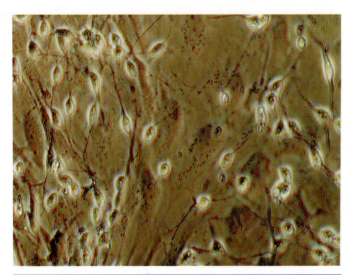

图9.5　将通过机械解离或酶消化分离获得的单离螺旋神经节细胞接种到培养基中。在培养的第三天，原代培养的双极螺旋神经节的神经元两端重新生长出的神经纤维逐渐延伸并与其他螺旋神经节长出的神经纤维建立起突触联系。

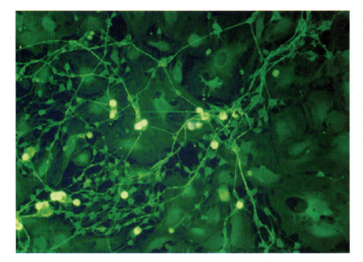

图 9.6 视网膜前体细胞株（R28细胞）和单离的螺旋神经节神经元在含有 10% 小牛血清的 DMEM-F12 培养基中共同培养 3 天后，螺旋神经节神经元及其神经纤维被神经丝 200 抗体标记为亮绿色 FITC 荧光，而神经丝的免疫组织化学标记在 R28 细胞中相对较弱。在含有小牛血清的培养基中，R28 细胞似乎保持其原始形状在螺旋神经节神经元层下方继续在培养皿的底部增殖铺开。说明 R28 细胞系在含有血清的培养基中并不发生分化。

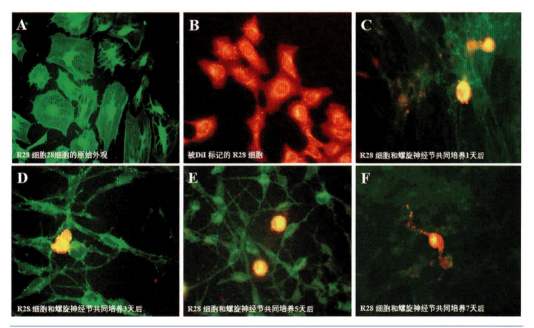

图 9.7 DiI（1，1'-双十八烷基 -3，3，3'，3'-四甲基吲哚羰花青高氯酸盐）标记的永生化 R28 大鼠视网膜前体细胞系和分离的螺旋神经节神经元在无血清培养基中共同培养的实验结果。A. 在含有小牛血清的培养基中培养的 R28 视网膜前体细胞。R28 细胞以扁平的不规则形状附着在培养皿的壁上。B.R28 细胞的胞质被 DiI 标记后发出红色的荧光。C.R28 细胞与分离的螺旋神经节神经元在无血清培养液中共同培养 24 小时，可见 DiI 标记的 R28 细胞植入到螺旋神经节的区域。D.R28 细胞和螺旋神经节神经元共同培养 3 天后，在螺旋神经节神经元周围接种的 DiI 标记的 R28 细胞的形状不再是原先的不规则扁平形状，而是逐渐趋向于圆形。E.R28 细胞和螺旋神经节共同培养 5 天后，DiI 标记的 R28 细胞的球形形状类似于其周围螺旋神经节神经元的胞体形状。F. 在 R28 细胞和螺旋神经节神经元共同培养的第 7 天，DiI 标记的 R28 细胞开始呈现出双极细胞的形态，两侧长出的朝着两个相反方向延伸的丝状结构很像是神经纤维的形状。上述实验结果说明 R28 细胞在无血清培养液中不能继续分裂增殖，而不得不在周围螺旋神经节细胞释放信号的诱导下朝着与其周围螺旋神经节神经元相似的方向分化。

与内耳其他组织细胞之间的接触和联系，来源于耳蜗的单离原代细胞培养环境毕竟难以完全模拟耳蜗内的活体存活状态，至少从耳蜗原代细胞培养获得的实验结果恐怕不能用来说明耳蜗内各种组织细胞之间的相互作用机制。当我们把单离的螺旋神经节细胞与视网膜前体细胞株植入到含有血清的培养液中进行联合培养时，我们发现视网膜前体细胞株仍能继续分裂却并不进入分化程序（图9.6）。但是当我们把单离的螺旋神经节细胞与视网膜前体细胞株植入到无血清培养液中进行联合培养时，我们发现视网膜前体细胞株停止了分裂增殖，并且在周围螺旋神经节细胞的诱导下，竟然开始分化成类似于螺旋神经节的形态（图9.7）。

③ 耳蜗器官原代培养

耳蜗器官培养（cochlear organotypic culture）是指将整个或部分耳蜗器官取出进行体外培养的技术。由于原代培养的内耳器官内各种高分化细胞在内耳器官

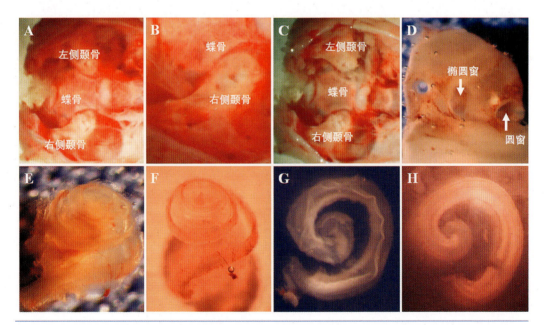

图9.8 出生后第3天大鼠的耳蜗器官解剖步骤。A.打开颅骨，摘除大脑，暴露位于颅底两侧的颞骨。B.颅底右侧颞骨的放大图像。C.用分离针沿着颞骨与蝶骨之间的缝隙将颞骨与蝶骨分开。D.取下整个骨性耳蜗。E.摘除蜗壳，取出整个耳蜗膜迷路。F.将整个耳蜗膜迷路从蜗轴上分离下来。G.分离取下螺旋韧带之后获得整条耳蜗基底膜。H.将全耳蜗基底膜铺放在无血清培养液中鼠尾凝胶的表面。

培养系统保持着其原有的细胞间联系和正常的形态结构，可以在很大程度上模拟其原有生存状态，并能有效反映内耳各种细胞对实验因素的反应。作为一种膜性上皮组织，耳蜗基底膜上仅仅坐落着数层细胞，这样的薄层组织结构显然十分有利于细胞与培养基的充分接触和物质交换。此外，用于耳蜗器官培养的耳蜗外植体上的毛细胞仍然保持着与螺旋神经节细胞的突触联系，这也有利于维持神经元与感觉毛细胞之间的有效物质交换和信息传递，使毛细胞与螺旋神经节都处于较佳培养环境。因此，耳蜗器官培养被认为是可以保持耳蜗内各种细胞最大限度接近于活体动物生活状态的离体培养技术，从耳蜗器官原代培养途径获得的实验结果完全可以用来说明各种实验条件对耳蜗内各种细胞所产生的正面或负面影响。鉴于耳蜗器官原代培养的实验结果要比从耳蜗细胞株传代培养或从耳蜗原代细胞培养获得的实验结果都更能如实反映耳蜗内各种高分化细胞对实验条件的真实反应，本小节重点介绍耳蜗

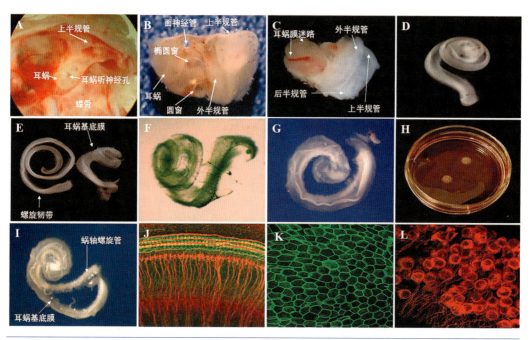

图 9.9　出生后第 3 天大鼠耳蜗外植体的显微解剖步骤。A. 取出大脑以暴露颅底和右侧颞骨。B. 解剖取出整个颞骨。C. 剥开骨性耳蜗，暴露耳蜗膜迷路。D. 解剖取出整个耳蜗膜迷路。E. 沿着外螺旋沟分离耳蜗基底膜和螺旋韧带。F. 解剖取出整个耳蜗基底膜。G. 解剖取出整个螺旋韧带。H. 将整个耳蜗基底膜置于无血清培养液中的鼠尾凝胶的表面。I. 沿着耳蜗基底膜的内侧缘将蜗轴螺旋管与耳蜗基底膜分离，分开的基底膜上仅包含上皮细胞，而蜗轴螺旋管内则主要积聚着螺旋神经节细胞。J. 神经丝和鬼笔环肽双重染色同时显示听神经纤维（红色）和毛细胞的表面静纤毛（绿色）。K. 用鬼笔环肽染色显示血管纹边缘细胞的表面结构。L. 用抗神经丝 -200 抗体染色显示螺旋神经节细胞。

器官培养的方法。

将 75% 乙醇喷洒在出生后 1～3 天的小鼠、大鼠或成年动物头颈部进行表面皮肤消毒之后，断头打开顶骨并摘除脑组织，使颅底得以充分暴露（图 9.8A、图 9.8B、图 9.9A），再用分离针沿着颞骨与蝶骨之间的间隙将整个颞骨分离取出（图 9.8C、图 9.8D、图 9.9B）。将整个颞骨浸入到 Hank's 培养液中，在解剖显微镜下摘除骨性蜗壳，暴露整个耳蜗膜迷路（图 9.8E、图 9.9C）。将耳蜗膜迷路连同蜗轴从听神经孔内取出（图 9.8E、图 9.9C），再沿着蜗轴的骨性螺旋板将全耳蜗基底膜连同螺旋韧带完整取出（图 9.8F、图 9.9D）。最后在解剖显微镜下将螺旋韧带和耳蜗基底膜从外螺旋沟的连接处分开（图 9.8G，图 9.9E、F、G）。

鼠尾胶的配制是在临用前将 I 型鼠尾胶原蛋白（Collaborat Biomedical Products Cat#40236）和 10× Basal Medium Eagle（Life Technologies Cat# 41100-017）及 2% 碳酸钠（Sigma S-2127）以 9:1:1 的比例混合均匀。将 10 微升新鲜配制的鼠尾胶滴入在 35 毫米直径的培养皿中央，在室温下放置 20 分钟左右即可使鼠尾胶发生凝胶化。当鼠尾胶发生凝胶化之后，向培养皿内加入 1300 微升无血清培养液 [无血清培养液的配方中含有 2 克 Bovine serum albumin（Sigma A-4919），2 毫升 Serum-free supplement（Sigma I-1884），4.8 毫升 20% Glucose（Sigma G-2020），0.4 毫升 Penicillin G（Sigma P-3414），2 毫升 200 毫摩尔每升 Glutamine（Sigma G-7029），190.8 毫升 1× Basal Medium Eagle（Sigma B-1522）]，使无血清培养液的液平面与鼠尾胶凝胶滴的顶端平齐。

将全耳蜗基底膜或螺旋韧带平整地铺放在无血清培养液中鼠尾胶凝胶滴的表面（图 9.8H、图 9.9H）。在 37 摄氏度二氧化碳培养箱内孵育 60 分钟，当耳蜗外植体粘贴在鼠尾胶的表面之后，再将 700 微升无血清培养液加入到培养基中，使铺放在鼠尾胶凝胶滴表面的耳蜗膜迷路铺片完全被培养液淹没。将耳蜗外植体移放到 37 摄氏度二氧化碳培养箱内孵育过夜，在第 2 天按照实验计划向培养液内加入实验药物，耳蜗外植体在含有实验药物的培养液内继续培养到预定时间即可终止培养。终止培养时，先将培养液吸出，再向培养皿内注入 10% 福尔马林磷酸盐缓冲液。随后常规应用各种染色方法根据实验观察的需要显示耳蜗外植体中不同的组分和结构（图 9.9J、图 9.9K、图 9.9L、图 9.10、图 9.11、图 9.12、图 9.13、图 9.14）。

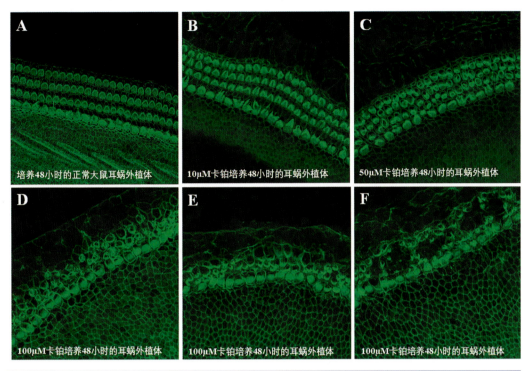

图 9.10　卡铂选择性地破坏成年大鼠耳蜗外植体的外毛细胞。A. 在不含卡铂的标准无血清培养基中培养 48 小时后，耳蜗毛细胞保持正常形态。B. 成年大鼠耳蜗外植体在含 10 微摩尔每升卡铂的无血清培养基中培养 48 小时后，毛细胞静纤毛排列开始出现异常。C. 耳蜗外植体在 50 微摩尔每升卡铂中培养 48 小时后，部分外毛细胞的静纤毛开始发生萎缩或脱落。D. 耳蜗外植体在 100 微摩尔每升卡铂中培养 48 小时后，一些外毛细胞的静纤毛缺失。E. 耳蜗外植体在 100 微摩尔每升卡铂中培养 48 小时，一些外毛细胞的表皮板发生肿胀。F. 耳蜗外植体在 100 微摩尔每升卡铂中培养 48 小时后，部分外毛细胞的静纤毛和表皮板被完全破坏。虽然内毛细胞的静纤毛发生了缺失，但内毛细胞的表皮板仍然存在。上述实验结果表明卡铂在成年大鼠耳蜗器官培养的实验条件中优先破坏外毛细胞。

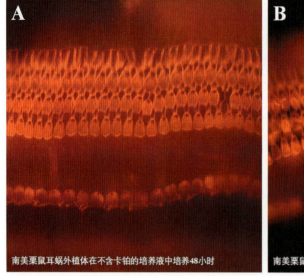

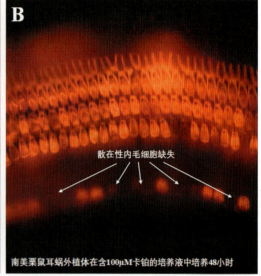

散在性内毛细胞缺失

南美栗鼠耳蜗外植体在不含卡铂的培养液中培养48小时

南美栗鼠耳蜗外植体在含100μM卡铂的培养液中培养48小时

图 9.11　卡铂选择性破坏成年南美栗鼠耳蜗外植体的内毛细胞。A. 在不含卡铂的标准无血清培养基中培养 48 小时后，耳蜗外植体中的毛细胞呈现正常的形态。B. 耳蜗外植体在含有 100 微摩尔每升的卡铂溶液中培养 48 小时后，发现有内毛细胞的缺失，但绝大部分外毛细胞却保持正常。说明在体外培养的实验条件下，卡铂仍然选择性破坏南美栗鼠的内毛细胞。

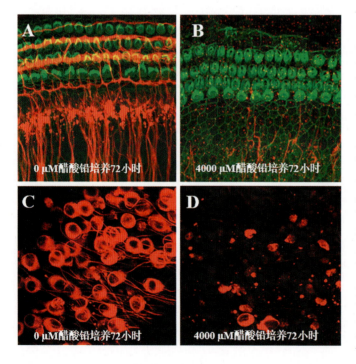

0 μM醋酸铅培养72小时

4000 μM醋酸铅培养72小时

0 μM醋酸铅培养72小时

4000 μM醋酸铅培养72小时

图 9.12　显微照片显示的是重金属醋酸铅引起的耳蜗外植体内听神经纤维和螺旋神经节细胞体的破坏。A. 在不含醋酸铅的培养基中培养 72 小时后，耳蜗外植体中的毛细胞和听神经纤维保持着正常的形态结构。B. 耳蜗外植体在含有 4000 微摩尔每升醋酸铅的培养基中培养 72 小时后，虽然毛细胞未见缺损，但听神经纤维及其末端遭到彻底破坏。C. 在不含醋酸铅培养基中培养 72 小时后，耳蜗外植体螺旋神经节神经元胞体也保持正常结构。D. 耳蜗外植体在含有 4000 微摩尔每升醋酸铅的培养基中培养 72 小时后，所有螺旋神经节均被破坏。这些实验结果表明，重金属铅对神经的破坏作用发生较早，对感觉毛细胞的破坏作用可能发生较迟。

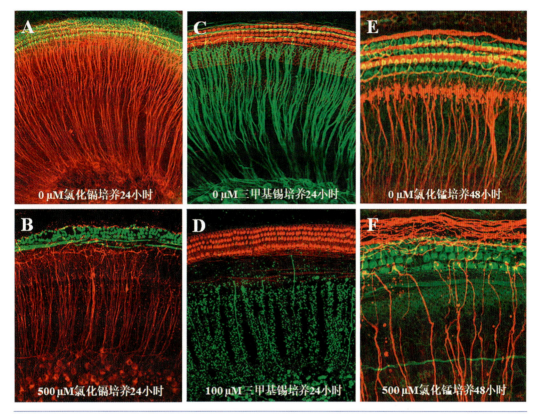

图 9.13 显微照片显示的是 3 种重金属对听神经纤维的破坏均早于其对耳蜗毛细胞的破坏。A.耳蜗外植体在不含氯化镉培养基中培养 24 小时后，毛细胞和听神经纤维均保持正常的形态结构。B.耳蜗外植体在含 500 微摩尔每升氯化镉培养液中培养 24 小时后，开始出现散在性毛细胞脱落，同时可见听神经纤维受到严重损害。C.耳蜗外植体在不含三甲基锡培养基中培养 24 小时后，毛细胞和听神经纤维均完好无损。D.耳蜗外植体在含 100 微摩尔每升三甲基锡培养液中培养 24 小时后，毛细胞的形态结构保持正常，但听神经纤维严重受损。E.耳蜗外植体在不含氯化锰的培养基中培养 48 小时后，毛细胞和听神经纤维的形态保持正常。F.耳蜗外植体在含有 500 微摩尔每升氯化锰的培养液中培养 48 小时后，毛细胞开始发生零星脱落，但连接内毛细胞的Ⅰ型传入神经纤维的突触缺失，连接外毛细胞的Ⅱ型传入神经纤维束则开始发生明显的分解。实验结果表明重金属对听神经纤维的损伤早于对耳蜗毛细胞的破坏。

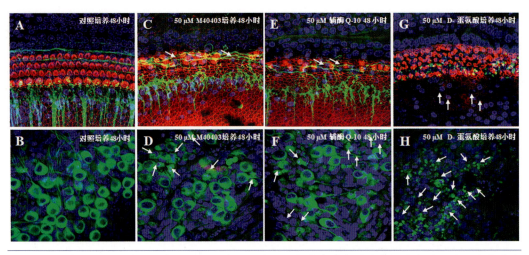

图 9.14　抗氧化剂是一类抑制氧化的化合物，通常用于保护身体免受由氧化应激引起的退行性疾病和多种慢性疾病。但是，盲目抗氧化和过量抗氧化可能会对身体造成更大的伤害。以上显微照片显示了不必要的盲目抗氧化对耳蜗细胞造成的损害。A. 耳蜗外植体在不含任何抗氧化剂的标准无血清培养基中培养 48 小时，毛细胞和听神经纤维均保持着正常的形态结构。B. 同一对照耳蜗外植体的螺旋神经节亦呈现正常的形态。C. 耳蜗外植体在含有抗氧化剂 50 微摩尔每升 M40403（一种模拟超氧化物歧化酶的化学制剂）的无血清培养基中培养 48 小时，毛细胞遭到严重的损害，但听神经纤维仅发生轻微的损伤。D. 在同一 50 微摩尔每升 M40403 培养液中培养的耳蜗外植体中的大多数螺旋神经节基本上未受损伤。E. 耳蜗外植体在含有 50 微摩尔每升辅酶 Q-10 抗氧化剂的无血清培养基中培养 48 小时，大部分毛细胞被彻底破坏，听神经纤维的突触亦有缺失。F. 在同一含有 50 微摩尔每升辅酶 Q-10 培养液中培养的耳蜗外植体中，大部分螺旋神经节神经元基本正常，但也有个别螺旋神经节开始发生细胞体的固缩。G. 将耳蜗外植体用含有 50 微摩尔每升 D- 蛋氨酸抗氧化剂的无血清培养基培养 48 小时，虽然毛细胞的数量尚未明显减少，但所有毛细胞的形态都已经是处于病理变化的状态。值得注意的是，听神经纤维及其突触全部消失。H. 在同一含有 50 微摩尔每升 D- 蛋氨酸培养液中培养 48 小时的耳蜗外植体中，所有的螺旋神经节都被完全破坏。以上实验结果证明，盲目或过度抗氧化治疗会对耳蜗细胞造成非常严重的伤害。

|第十章| 耳蜗毛细胞定量分析技术

　　坐落在耳蜗基底膜上的耳蜗毛细胞是听觉周边系统的一级感觉接收器，是分别沿着螺旋隧道的两侧从耳蜗底回环绕着蜗轴盘旋到耳蜗顶回的排布规则的内外毛细胞。根据内外毛细胞所在位置的不同，其对不同频率的声音刺激具有不同的共振响应和感应反应。一般来说，位于耳蜗底回的内外毛细胞对高频声音刺激起反应，位于耳蜗中回的毛细胞对中频声音刺激起反应，位于耳蜗顶回的毛细胞则只对低频声音刺激起反应。这意味着耳蜗基底膜上不同位置的耳蜗毛细胞密度反映的仅仅是对与其所在位置相对应声音刺激频率起反应的毛细胞数量。由此可见，对耳蜗毛细胞的定量分析必须与耳蜗毛细胞的精确定位相对应。

　　对全耳蜗毛细胞的定量观察可以通过对耳蜗连续切片进行毛细胞的计数，也可以通过对全耳蜗基底膜铺片进行毛细胞的计数。前者需要对每一张耳蜗切片上的毛细胞数量进行逐个计数，然后再将毛细胞计数结果输入到耳蜗描摹翻造图中。后者则需要对全耳蜗基底膜上的毛细胞从顶回到底回逐个视野进行毛细胞的计数，然后将计数结果输入到计算机，并用耳蜗图软件绘制出全耳蜗毛细胞的定位定量分析图。

① 耳蜗连续切片和描摹翻造

在内耳病理学研究的早期，由于受到当时耳蜗样品制备技术的局限，人们只能对耳蜗切片上的毛细胞进行半定量观察。最初采用的耳蜗毛细胞记录方法是对耳蜗上半圈和下半圈的局部区域进行毛细胞计数，这种方法是以局部数据来代表各回耳蜗螺旋器，以至于无法了解全耳蜗基底膜上各个部位的毛细胞损失情况，因而不再具有实用价值。Guild 于 1921 年在观察耳蜗连续切片的基础上，首创了一种对耳蜗切片的描摹翻造方法。这种方法是从一个单一平面的切片角度来观察一个在空间呈螺旋形旋转的耳蜗基底膜，同样由于此方法不能反映螺旋形耳蜗基底膜上各个部位的毛细胞病变情况，这个方法始终没有被研究者们采纳。

1.1 耳蜗连续切片

用于耳蜗描摹翻造的耳蜗切片方法采用的是平行耳蜗中轴的切片角度。耳蜗基底膜呈螺旋形环绕蜗轴，其底回的直径最大而顶回的直径最小，因此，当平行蜗轴的切片开始切开耳蜗腔时，首先被切开的是耳蜗底回。人们通常将进入到耳蜗底回

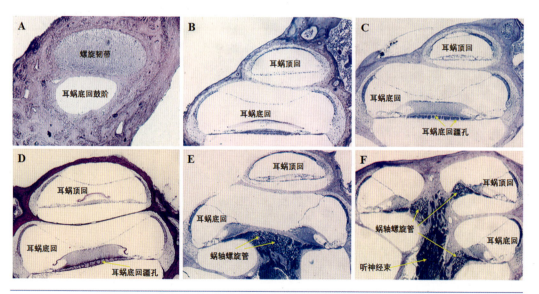

图 10.1　小鼠耳蜗半薄切片。A.耳蜗切片的平面抵达耳蜗底回鼓阶和螺旋韧带。B.耳蜗切片的平面抵达耳蜗底回的骨性螺旋板和顶回的外螺旋沟。C.耳蜗切片的平面抵达耳蜗底回的蜗孔。D.耳蜗切片的平面抵达耳蜗底回的骨性螺旋板和顶回的内螺旋沟。E.耳蜗切片的平面抵达耳蜗底回的蜗轴螺旋管和顶回的内螺旋沟。F.耳蜗切片的平面抵达耳蜗的中轴。

蜗管的第一张切片作为用于耳蜗毛细胞描摹翻造的第一片。随着连续切片的推进，切片依次切到耳蜗底回的 Claudius cell、Hensen's cell、Deiters cell 和外毛细胞、外柱细胞、内柱细胞、内毛细胞、内指细胞、内螺旋沟细胞、骨性螺旋板的疆孔、蜗轴螺旋管，等等。当切到耳蜗底回内螺旋沟或骨性螺旋板的时候，耳蜗第二回的蜗管同时也被切开，随着切片的继续推进，耳蜗第三回的蜗管被切开。直至连续切片抵达蜗轴的正中轴平面时，才能获得典型的耳蜗中轴切片和垂直于螺旋器的切片。然而在未抵达中轴正中切片之前或越过中轴切片之后获得的所有耳蜗切片上的毛细胞和支持细胞，都将是从不同角度的斜行平面被切开，这对毛细胞的识别和计数显然都带来极大的困难（图 10.1）。

1.2 耳蜗描摹翻造

以 20 微米厚度的豚鼠耳蜗火棉胶连续切片为例，耳蜗描摹翻造通常是以出现在耳蜗底回内柱细胞和外柱细胞顶部结合点的部位作为 a 点，出现在耳蜗第二回内柱细胞和外柱细胞顶部结合点作为 b 点，出现在耳蜗第三回内柱细胞和外柱细胞顶部结合点作为 c 点，出现在耳蜗第四回内柱细胞和外柱细胞顶部结合点作为 d 点。切过中轴之后，出现在对侧第四回、第三回、第二回和第一回的内柱细胞和外柱细胞顶部结合点依次编号为 e、f、g、h。然后分别以 bg、bf、cf、ce、de 为直径作半圆，并连接成一个螺旋形的平面图（图 10.2）。根据连续切

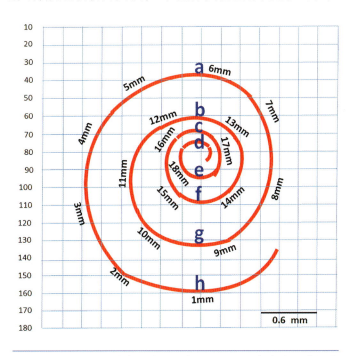

图 10.2　豚鼠耳蜗连续切片的描摹翻造。纵坐标代表切片顺序的编号。横坐标代表测量的尺度。以 ah 为直径作一个半圆，作为耳蜗底回基底膜的半圈，以 ag 为直径作耳蜗底回另外一部分的半圈，分别以 bg、bf、cf、ce、de 为直径作半圆，形成一个螺旋形状的耳蜗图。基底膜每半圈长度的计算公式为：1/2 π X 切片厚度 X 切片的张数。最后将耳蜗基底膜每半圈的长度相加，从而得到整条耳蜗基底膜的总长度。

片的编号，依次将各点数据填入到耳蜗基底膜螺旋形的坐标图内，坐标图的纵坐标代表的是切片的顺序编号，横坐标代表的是测量的尺度。从 a 到 h、从 a 到 g 等条线的长度则按照圆周公式计算得出，最后将各条线的长度相加即可得出内柱细胞和外柱细胞表皮板结合部的总长度，内柱细胞和外柱细胞表皮板结合部的总长度实际上也就代表了耳蜗基底膜的总长度。由此可见，虽然耳蜗描摹翻造可以用于从耳蜗连续切片上测量基底膜的长度，但是却难以实现对全耳蜗毛细胞的精确定位定量计数。

❷ 耳蜗铺片的毛细胞计数和耳蜗图

自从 Engstrom 于 1960 年重新提倡应用耳蜗铺片技术以来，耳蜗病理学研究技术就不再仅仅局限于传统的颞骨切片技术。全耳蜗基底膜铺片技术为实现对全耳蜗毛细胞的定位定量计数提供了理想的观察角度。在解剖显微镜下将全耳蜗基底膜从蜗轴的骨性螺旋板上分离下来，制备成平整铺放的耳蜗基底膜铺片，使我们

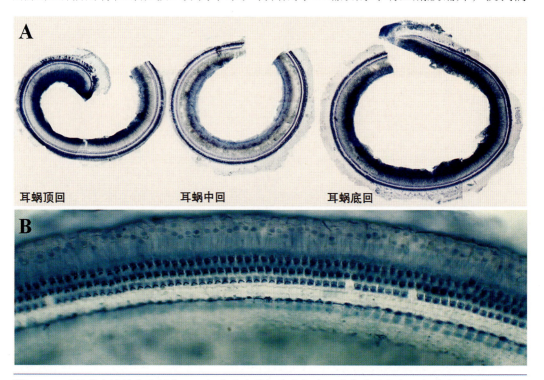

图 10.3 耳蜗基底膜铺片的图像。A. 经琥珀酸脱氢酶染色的正常南美栗鼠全耳蜗基底膜铺片。B. 经苏木素染色的正常大鼠耳蜗基底膜铺片。照片显示显微镜聚焦于螺旋器表面结构的图像。

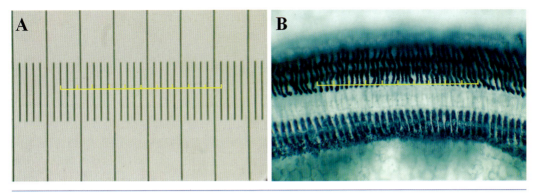

图 10.4 A. 在放大 400 倍的光学显微镜下测量显微镜目镜内显微测微尺（黄色标尺）的实际长度。显微测微尺的实际长度被确定为 0.24 毫米。B. 用显微测微尺逐个视野测量耳蜗基底膜的实际长度，同时对每个显微测微尺长度范围内的内外毛细胞进行计数。

可以从俯视的角度对全耳蜗基底膜上各个部位的每一个毛细胞进行精确的计数（图 10.3、图 10.4B）。

2.1 对耳蜗铺片的毛细胞计数方法

将解剖取出的全耳蜗基底膜按照底回、中回及顶回的顺序依次铺放在载玻片上的甘油滴中，盖上盖玻片（图 10.3A）。在放大 400 倍的解剖显微镜下，以目镜中长度为 0.24 毫米的显微测微尺为观察尺度（图 10.4A），从蜗尖向蜗底逐个尺度对内毛细胞和第一列、第二列及第三列外毛细胞的数量分别进行计数（图 10.4B）并将计数结果输入到计算机中的耳蜗图软件表格内。如果在测量长度范围内没有发生该列毛细胞的缺失，只要点击回车就可以自动输入 OK，代表该列毛细胞没有发生缺失；如果在测量范围内该列发生少量散在性毛细胞缺失，只要输入缺失毛细胞的数量的负数形式，例如 −5 即代表在该列毛细胞中缺失了 5 个毛细胞；如果在测量范围内该列仅存个别残存毛细胞，只要输入残存毛细胞的数量，例如输入的数字是 5，即代表在该列毛细胞中仅存 5 个存活毛细胞（图 10.5）。这样的计数输入方法可以有效提高耳蜗毛细胞计数的工作效率。

2.2 Dos 软件系统操作的耳蜗图制备

被输入到计算机中的毛细胞计数结果将在 Dos 耳蜗图软件中自动与该种类哺乳动物的内外毛细胞正常参考数据相比对（图 10.5）。按照从耳蜗顶回到耳蜗底回每 10% 距离中耳蜗内外毛细胞缺失的百分比，自动建立起该耳蜗的耳蜗毛细胞缺

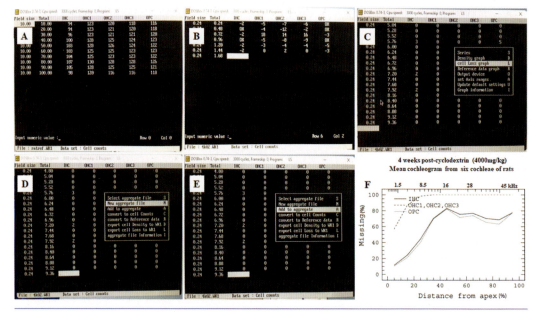

图 10.5　大鼠耳蜗图资料的收集和平均耳蜗图的制备。A. 正常大鼠耳蜗内外毛细胞和外柱细胞的平均密度值（细胞数 / 平方毫米）。该数据将被用作在耳蜗图软件中进行比较的对照数据。B. 将每个显微测微尺（0.24 毫米）范围内的细胞计数结果依次输入到耳蜗图软件的表格中去。输入 OK 表示该区间没有发生毛细胞的缺失，输入负数表示缺失的细胞数，即需要从大鼠正常参考值中减去的细胞数量，而正数直接表示存活细胞的实际数量。C. 完成全耳蜗毛细胞和外柱细胞的计数之后，计数结果被保存为 WK1 文件格式。D. 为了从该实验组中经历了相同实验条件的每一个耳蜗获得该组的平均耳蜗图数据，将来自该组每个耳蜗的 WK1 文件集依次转换为 Aggregate 文件格式。E. 把来自该组每个耳蜗的 Aggregate 文件依次加入该组的总的 Aggregate 文件中去。F. 最后将该组总的 Aggregate 文件再次保存为 WK1 文件格式，然后将 WK1 文件转换为 Postscript 文件格式。用 Adobe Photoshop 软件或 CorelDRAW 软件打开 Postscript 文件从而显示出该组中来自每个耳蜗数据的平均耳蜗图。耳蜗图的纵坐标表示耳蜗内外毛细胞和外柱细胞缺失的百分比，耳蜗图下线的横坐标表示从耳蜗顶回到耳蜗底回的百分比位置，耳蜗图上线的横坐标注明了大鼠耳蜗基底膜对应于各个频率的响应位置。从这张平均耳蜗图可以看出，该组受试大鼠在注射环糊精 4 周后，从距离耳蜗顶回末端 20% 到 100% 区域范围内的外毛细胞百分之百被破坏，从距离顶回末端 40% 到 100% 区域范围内的内毛细胞的缺失达到 70% 以上，有意思的是，内毛细胞缺失的位置和程度与外柱细胞缺失的位置和程度完全相同，提示发生在内毛细胞的继发性破坏很可能是由于耳蜗螺旋器支持结构的坍塌而引起。

失图（图 10.6）。耳蜗图软件还具备将该组受试动物多个耳蜗图自动生成平均耳蜗图的功能，因此，经过耳蜗图软件和 GraphPad Prism 5 软件对输入数据的联合处理，可以对该组耳蜗图上每一个位点上的毛细胞损失百分比进行有效的定量统计学分析（图 10.7，图 10.8）。

图 10.6、图 10.7、图 10.8B 和图 10.8D 展示的耳蜗图中的纵坐标标记出毛细胞损失的百分比，耳蜗图的横坐标分别标记出从耳蜗顶回到耳蜗底回的距离百分比和该种类实验动物耳蜗基底膜对不同频率声音刺激的共振响应位置。因此，耳蜗图

不仅可以精确反映耳蜗各个部位的毛细胞缺失情况，还可以把毛细胞的缺失部位与特定听觉频率的阈移进行综合分析，这就是所谓的耳蜗频率位置分析图（图 10.6，图 10.7，图 10.8）。

　　坐落在耳蜗基底膜上不同位置的毛细胞接受不同频率的声音刺激，不同长度的基底膜在与顶回实际距离相同的位置，其感受频率可能相差半个倍频程（八音度）

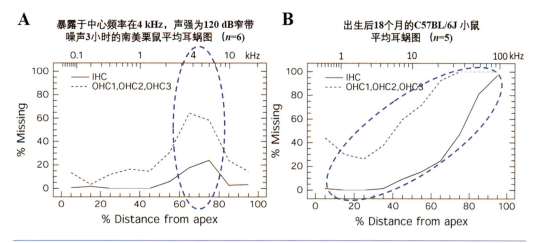

图 10.6　平均耳蜗图。A. 来自 6 个南美栗鼠耳蜗的平均耳蜗图显示，暴露于中心频率在 4 千赫、强度为 120dB 的窄带噪声 3 小时对耳蜗基底膜上 4 千赫响应区域的毛细胞造成了最大的破坏。B. 来自 5 个 18 个月龄 C57BL/6J 小鼠耳蜗的平均耳蜗图显示，毛细胞的损失是以年龄相关的方式从耳蜗的底回朝着耳蜗的顶回扩展，并且外毛细胞的损失比内毛细胞的损失严重。

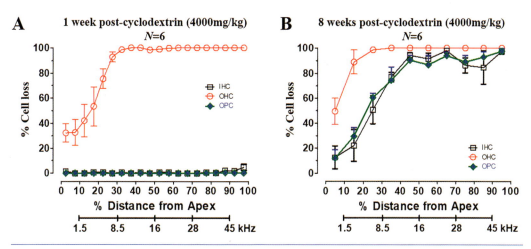

图 10.7　应用 GraphPadPrism5 软件制作出的大鼠平均耳蜗图。A. 在注射环糊精（每千克体重 4000 毫克）1 周后，大鼠耳蜗底回和第二回的外毛细胞全部遭到破坏，但全耳蜗的内毛细胞和外柱细胞完好无损。B. 在注射环糊精（每千克体重 4000 毫克）8 周后，继外柱细胞的继发性破坏和 Corti 隧道的塌陷，内毛细胞也发生了严重的延迟性破坏。

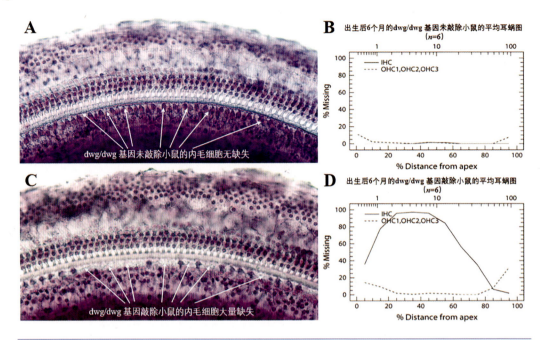

图 10.8　γ-谷氨酰转移酶是一种催化 γ-谷氨酰基转换的酶，其主要功能是参与谷胱甘肽的代谢。Dwarf grey 小鼠中的 Ggt1 dwg/dwg 纯合子突变由于丧失 γ-谷氨酰转移酶1基因，因而不能编码谷胱甘肽。我们最初的实验假设是，Dwarf grey 小鼠中的 Ggt1 dwg/dwg 纯合子可能会造成谷胱甘肽的缺乏而更易遭受氧化应激的损害。可是出乎意料的是，丧失 γ-谷氨酰转移酶 1 基因的 Ggt1 dwg/dwg 纯合子小鼠竟然发生了选择性内毛细胞缺失。A. 耳蜗基底膜铺片显示出生后 6 个月的野生型小鼠的耳蜗内外毛细胞呈现正常的有规律排列。B. 来自 6 个出生后 6 个月的野生型小鼠耳蜗毛细胞计数结果的平均耳蜗图显示，具有 γ-谷氨酰转移酶1基因的野生型小鼠的全耳蜗内外毛细胞完整无缺。C. 耳蜗基底膜铺片显示出生后6个月的丧失 γ-谷氨酰转移酶 1 基因的 Ggt1 dwg/dwg 纯合子小鼠的耳蜗内毛细胞大量缺失，但外毛细胞完整无损。D. 来自 6 个出生后 6 个月的 Ggt1 dwg/dwg 纯合子小鼠耳蜗毛细胞计数结果的平均耳蜗图显示，丧失了 γ-谷氨酰转移酶1基因的缺陷型小鼠的耳蜗内毛细胞缺失程度在耳蜗基底膜的中段几乎达到100%，但全耳蜗外毛细胞的平均缺失程度低于5%。至于 Ggt1 dwg/dwg 纯合子突变为什么造成选择性内毛细胞缺失，还有待进一步研究。

甚至更多。若在绘制平均耳蜗图时按照基底膜实际长度计算，将会造成不同频率响应区的毛细胞数量被错误叠加。由于这个原因，在实际操作中不应以基底膜的实际长度来绘制耳蜗图，而应将每个基底膜的实际长度转化为百分比长度，再将相应百分比区域内的毛细胞数量与该种属健康动物正常参考值相比较，这样绘制出来的耳蜗图才可以最大限度地避免测试技术造成的实验误差。

❸ Windows 操作系统兼容的最新全耳蜗毛细胞定量分析系统

我们通过全耳蜗基底膜铺片和高倍显微镜下连续拍摄照片采集了健康成年 BALB/C 小鼠、CBA/Ca 小鼠、C57BL/6J 小鼠、C57BL/10J 小鼠、昆明小鼠，出生后 3 ～ 5 天的 Sprague Dawley（SD）大鼠，成年 SD 大鼠，成年 Wistar 大鼠，南美栗鼠，新西兰白兔和非洲黑长尾猴的有关耳蜗基底膜和耳蜗内外毛细胞的原始数据，根据这些原始数据建立起这些常用实验动物的耳蜗毛细胞参考值，并在此基础上开发出全耳蜗毛细胞定量分析系统（Cochleogram plotter）。本软件的开发平台为 Windows 操作系统（Win10），预装 Excel 2003 及以上版本，编程语言 Visual Basic.Net 2015，运行界面为英文。软件界面友好，功能上包含用户模块和开发者模块。除提供常用实验动物的正常对照数据之外，该软件还允许用户根据各自实验室的实际情况自建参考数据库。目前该软件已获国家版权局计算机软件

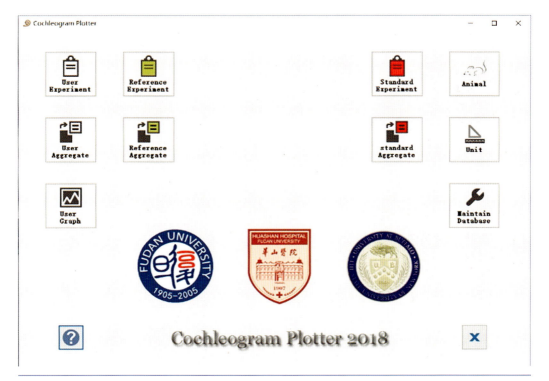

图 10.9　全耳蜗毛细胞定量分析软件的屏幕界面。

著作权登记证书（证书号：软著登字第3064966号；登记号：2018SR735871；开发人员：亓卫东、丁大连、孙晓光、袁芳）（图10.9）。

　　将染色后的耳蜗基底膜铺片样品在放大100倍至400倍高分辨率显微镜下从蜗顶到蜗底逐个视野依次进行连续拍摄，这样可以方便原始资料的永久保存。以显微镜配套软件中任意长度（100微摩尔每升、200微摩尔每升……）作为定量观察的基本单位。从蜗尖向蜗底逐个视野依次进行内外毛细胞计数并将采集的数据输入到Excel数据表。将数据表导入计算机软件中，数据经计算机处理后，基底膜的实际全长被转换为百分比长度，单位长度内的毛细胞数量也被转换成毛细胞缺失的百分比。然后将结果与数据库中预设的同种属正常对照动物耳蜗毛细胞的正常参考值进行比对和统计学处理，从而建立该耳蜗各个位点上的毛细胞数量曲线分析图。该软

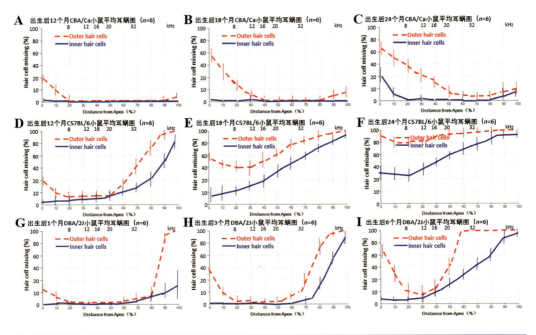

图 10.10　三种不同品系小鼠在出生后不同时间的平均耳蜗图。A-C 展示的分别是出生后12个月、18个月及24个月的 CBA/Ca 小鼠的平均耳蜗图，可以看出 CBA/Ca 小鼠的耳蜗外毛细胞破坏首先发生在耳蜗的顶回，并且随着年龄的增长逐渐向耳蜗的底回扩展。D-F 展示的分别是出生后12个月、18个月及24个月的 C57BL/6 小鼠的平均耳蜗图，可以看出 C57BL/6 小鼠的内外毛细胞破坏都是从耳蜗底回开始发生，并且随着年龄的增长逐渐向耳蜗的顶回扩展。G-I 展示的分别是出生后1个月、3个月及6个月的 DBA/2J 小鼠的平均耳蜗图，可见 DBA/2J 小鼠的耳蜗内毛细胞缺失是从耳蜗的底回开始逐渐向顶回扩展，但外毛细胞的缺失却是同时发生在耳蜗基底膜的底回和顶回。提示 ahl-1 基因缺陷引起的 DBA/2J 小鼠耳蜗外毛细胞破坏可能是从耳蜗基底膜的两端开始发生并逐渐向耳蜗基底膜的中部扩展。

件使用方法简捷，在计数实际单位长度内毛细胞数量时，若无毛细胞丢失计作"OK"，若仅有少量丢失，计作"–X（X 为实际丢失数量）"；若仅有少量毛细胞存在，则计数"+X"；因解剖操作技术造成的耳蜗基底膜机械损伤而导致局部区域无法实施毛细胞计数时，则计为"bad"，软件系统将自动按缺失数据予以计算。这样即使个别局限区域的毛细胞没有得到计数结果，耳蜗图上也会自动空出无计数结果的个别区域，而不会影响对整个耳蜗基底膜全长其他部位对应其频率的毛细胞损害程度的判断，这个方法大大提高了毛细胞的计数效率。将实验原始 Excel 数据导入到耳蜗图软件之后，软件先计算每 1% 基底膜长度范围内毛细胞的丢失或存活情况。计算分析后可输出不同百分比长度的耳蜗图（基底膜的百分比长度可以自由定义，例如 5%或 10%，等等）。当需要把同组实验动物的多个耳蜗图样品绘制成一张代表本组耳蜗数据的平均耳蜗图时，可以将本组每一个全耳蜗毛细胞计数的 Excel 数据表进行综合性统计学分析。平均耳蜗图不仅显示出该组动物耳蜗毛细胞损失的平均曲线，而且同时标记出数据的标准差或标准误差，使读者从耳蜗图的图形上就可以大致判断出平均数值的离散度（图 10.10）。当实验需要将两组实验的平均耳蜗图进行组间差异性比较时，软件可按照用户需求绘制出显示两组差别的比较耳蜗图（图 10.11）。此外，本软件还可根据用户需要绘制出其他不同类型的耳蜗图。

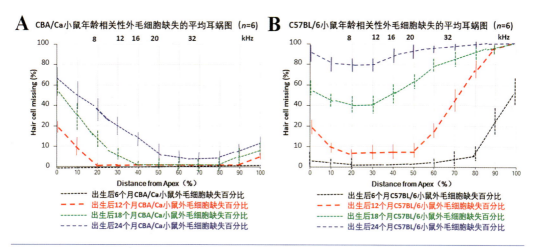

图 10.11 不同龄 CBA/Ca 小鼠和 C57BL/6 小鼠耳蜗外毛细胞缺失程度及范围之比较。A. 随着出生后时间的推移，CBA/Ca 小鼠耳蜗外毛细胞的缺失从耳蜗顶回开始发生并逐渐向耳蜗底回扩展。B. 随着出生后时间的推移，C57BL/6 小鼠耳蜗外毛细胞的缺失从耳蜗底回开始发生并逐渐向耳蜗顶回扩展。

第十一章 耳蜗听神经纤维和耳蜗螺旋神经节的定量观察

❶ 疆孔内周边听神经纤维的定量观察

疆孔是螺旋神经节与基底膜上的螺旋器相联系的唯一通道，听觉刺激诱发耳蜗毛细胞释放出的神经刺激信号，只能通过疆孔传递到位于蜗轴螺旋管内的传入螺旋神经节，再继续通过第八对脑神经上传到中枢听觉系统。中枢神经系统发放的调控信号也只能通过疆孔抵达耳蜗毛细胞以控制耳蜗毛细胞的活动。定量观察疆孔内的螺旋神经节周边端听神经纤维的数量，有助于了解实验性损害是否造成了与耳蜗基底膜各个部位毛细胞相联系的听神经纤维数量减少。因此，了解耳蜗单个疆孔内的平均听神经纤维数量，对于定量分析螺旋神经节与耳蜗毛细胞之间的对应性量变关系具有重要意义。

造成疆孔内听神经纤维数量减少的原因不外乎两种可能性。一种可能性是耳毒性药物或者强噪声造成了耳蜗毛细胞的永久破坏，大量耳蜗毛细胞的死亡将造成与之相联系的听神经纤维末梢发生继发性退行性改变。在这种单纯耳蜗毛细胞缺损的情况下，虽然螺旋神经节细胞的细胞体及其中枢端听神经纤维在丧失毛细胞后的一定时期内依然可以存活，但是毛细胞的缺失和螺旋神经节外周端听神经纤维末梢的缺失却足以造成永久性听力丧失。然而由于大面积的毛细胞缺失造成了听觉神经刺激信号的丧失和神经营养因子的减少，螺旋神经节细胞随后还是会发生延迟性神经元死亡，一旦螺旋神经节细胞遭到彻底破坏，即使安装人工电子耳蜗也无法恢复听觉功能。造成疆孔内听神经纤维数量减少的另一种可能性是神经毒性药物或者内听道手术创伤造成了螺旋神经节的永久死亡，螺旋神经节细胞的死亡则必将导致其外周端和中枢端的听神经纤维全部消失。在单纯螺旋神经节细胞缺损的情况下，虽然耳蜗毛细胞可以依然存活，毛细胞的感受器电位也可以依然存在，但是由毛细胞释放出来的听觉信号却无法传递到听觉中枢，因而也必然导致永久性耳聋。

当平行蜗轴的水平横断面切片推进到蜗轴的骨性螺旋板时，即可在骨性螺旋板的边缘看到一排有神经纤维通过的神经孔，这排神经孔被称为疆孔（图 11.1）。

在正常南美栗鼠耳蜗底回起始端每个疆孔内通过的螺旋神经节周边端的神经纤维数量为 93.7±12.2，在耳蜗底回末端每个疆孔内通过的神经纤维数量为 181.5± 30.4，在耳蜗第二回中段每个疆孔内通过的螺旋神经节周边端神经纤维数量为 129.7±27.8，在耳蜗顶回中段每个疆孔内通过的螺旋神经节周边端神经纤维数量为 75.8±13.2。在正常大鼠耳蜗底回起始端每个疆孔内的神经

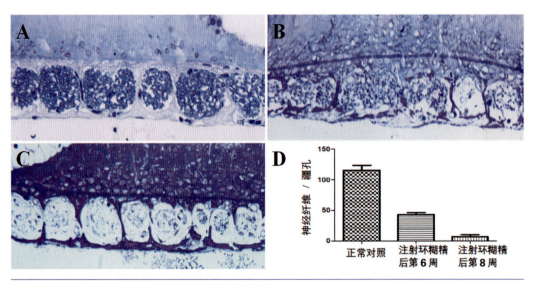

图 11.1 大鼠耳蜗底回中部骨性螺旋板的半薄切片显示疆孔内的听神经纤维。A. 在正常对照大鼠中，疆孔内充满了听神经纤维。B. 注射环糊精（每千克体重 4000 毫克）后第 6 周，疆孔内的听神经纤维发生明显的脱髓鞘病变，神经纤维的密度也有所降低。C. 注射环糊精（每千克体重 4000 毫克）后第 8 周，疆孔内的听神经纤维几乎消失殆尽。D. 与正常对照大鼠相比，注射环糊精后第 6 周，疆孔内的听神经纤维数量减少约 60%，注射环糊精后第 8 周，疆孔内残存的听神经纤维数量还不到正常值的 10%。

纤维数量为 45.18±9.31，在耳蜗底回末端每个疆孔内通过的神经纤维数量为 124.53±19.37，在耳蜗第二回中段每个疆孔内通过的螺旋神经节周边端神经纤维数量为 84.21±16.62。在正常小鼠耳蜗底回起始端每个疆孔内的神经纤维数量为 25.18±7.24，在耳蜗底回末端每个疆孔内通过的神经纤维数量为 58.23±10.31，在耳蜗第二回中段每个疆孔内通过的螺旋神经节周边端神经纤维数量为 42.64±9.33。由此可见，疆孔内的神经纤维数量不仅在不同种类的实验动物有所不同，而且在同一种实验动物耳蜗内不同部位疆孔内的神经纤维数量也不相同。所以，我们在实验中有必要从统一标准切片的不同位置获取疆孔内的神经纤维数量，并且把从同一种实验动物不同观察部位获取的神经纤维计数结果分别进行相互间的比较。

每个疆孔内的神经纤维包括来自 I 型传入神经、II 型传入神经及耳蜗传出神经的神经纤维。据文献报道，每个疆孔内占神经纤维总数 6/7 的神经纤维都是 I 型传入神经纤维，而 II 型传入神经纤维和耳蜗传出神经纤维的数量仅占每个疆孔内神经纤维总数的 1/7。由此可见，疆孔内的绝大部分神经纤维都是 I 型传入神经纤维。

② 耳蜗内毛细胞底部传入神经末梢的定量观察

超过螺旋神经节总数 95% 的耳蜗周边神经元都是与内毛细胞相联系的 I 型螺旋神经节，因此，内毛细胞和 I 型传入神经纤维末梢对耳蜗的听觉传入信息占据主导地位。

传入神经突触是指两个传入神经元之间或者神经元与感受器细胞之间通过接触传递生物电信息的部位。神经末梢是由突触前膜、突触间隙及突触后膜三部分构成，我们在这

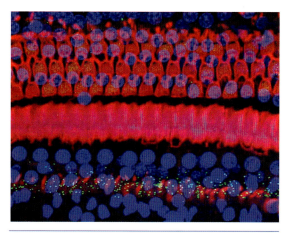

图 11.2　应用抗 C- 末端结合蛋白 2（C-Terminal Binding Protein 2，CtBP2）抗体标记的大鼠内毛细胞内的突触前膜（绿色）的显微照片。

里讨论的只是Ⅰ型螺旋神经节与内毛细胞之间的神经末梢联系。作为耳蜗内的听觉感受器细胞之一，内毛细胞负责将基底膜振动信号转换为膜电位的电活动并释放神经递质，位于内毛细胞体内的突触前膜通过突触前膜囊泡对传入神经递质的产生、聚集、转运和释放等一系列活动启动听觉信号的产生（图11.2）。内毛细胞释放出来的兴奋性神经递质谷氨酸在突触间隙立刻与其相对应的Ⅰ型螺旋神经节的突触后膜受体相结合，使突触后膜对钠、钾、氯的通透性增强，因此而造成膜电位降低及局部去极化，从而使Ⅰ型螺旋神经节的神经末梢产生兴奋性突触后电位。释放到突触间隙的多余的谷氨酸传入神经递质，一方面可以通过突触前载体回收到内毛细胞

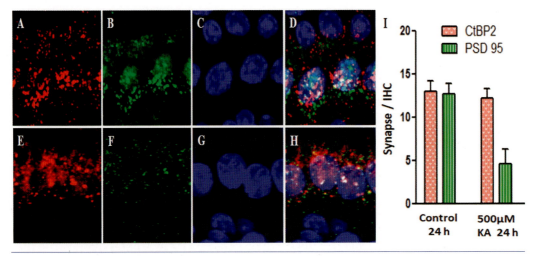

图11.3　显示突触前膜的CtBP2、显示突触后膜的突触后密度蛋白95（post synaptic density 95 kDa，PSD 95）及显示细胞核的to-pro-3三重染色结果。证明谷氨酸类似物红藻氨酸引起的耳蜗外植体内最早发生的病变是在内毛细胞底部的Ⅰ型传入神经的突触后膜。A.正常对照大鼠内毛细胞中的CtBP2标记显示突触前膜。B.正常对照大鼠内毛细胞底部的PSD 95标记显示突触后膜。C.正常对照大鼠耳蜗外植体的细胞核染色。D.图A、B和C的三重染色合并图像，显示正常对照大鼠耳蜗外植体的神经末梢。E.500微摩尔每升红藻氨酸作用24小时的耳蜗内毛细胞体内的CtBP2标记显示突触前膜。F.500微摩尔每升红藻氨酸作用24小时的同一耳蜗内毛细胞底部的PSD 95标记显示突触后膜。G.500微摩尔每升红藻氨酸培养24小时的耳蜗外植体的细胞核染色。H.图E、F和G的三重染色合并图像，显示500微摩尔每升红藻氨酸处理后24小时的耳蜗外植体的神经末梢。I.每个内毛细胞内的突触前膜（CtBP2）和与毛细胞相联系的神经突触后膜（PSD 95）染色斑点数量的平均值±标准差的比较。正常对照耳蜗外植体每个内毛细胞中的CtBP2染色斑点的数量是13.78±1.64，经500微摩尔每升红藻氨酸作用24小时的耳蜗外植体，每个内毛细胞的CtBP2染色斑点的数量减少到12.15±1.25，但发生在突触前膜的这种数量差别并没有统计学意义。正常对照耳蜗外植体，每个内毛细胞底部的PSD 95染色斑点的数量是13.8±1.87，经500微摩尔每升红藻氨酸作用24小时的耳蜗外植体每个内毛细胞底部的PSD 95染色斑点数量减少到4.7±2.23，单向方差分析结果显示发生在突触后膜数量上的减少具有极显著的统计学差异[$F_{(2, 15)} = 78.37$，$p < 0.001$]。说明内毛细胞底部具有谷氨酸受体的突触后膜才是谷氨酸破坏的靶目标。

并储存在突触前膜的囊泡内用于下一次的神经递质释放，另一方面可以通过酶的降解作用而失活。一旦谷氨酸被过度释放或回收发生障碍，都必将导致兴奋性神经损伤。谷氨酸的兴奋性损害作用首先造成突触后膜发生肿胀或溶解，进而造成其周围的支持细胞甚至螺旋神经节细胞体死亡。如果隐藏在蜗轴螺旋管内的Ⅰ型螺旋神经节的细胞体未遭到永久性损害，被破坏的Ⅰ型传入神经末梢将在数天内由从神经纤维末端重新长出的新的突触所替代，其功能也将得到完全恢复。但是如果Ⅰ型螺旋神经节的细胞体遭到永久性破坏，内毛细胞底部的Ⅰ型传入神经突触后膜的数量将会发生永久性减少，与突触后膜相对应的位于内毛细胞体内突触前膜的数量也可能因此而发生继发性或反馈性减少。然而，局部过量的谷氨酸从不破坏制造谷氨酸却不具备谷氨酸受体的内毛细胞本身。由此可见，在兴奋性神经损害过程中，具备谷氨酸受体的突触后膜才是谷氨酸结合的主要靶目标（图 11.3），而周围支持细胞的损害和内毛细胞内突触前膜数量的减少可能只不过都是属于继发性病变。

❸ 蜗轴螺旋管内螺旋神经节的定量观察

位于蜗轴螺旋管内的螺旋神经节细胞是听觉外周的唯一初级传入神经元，每个双极螺旋神经节的外周端神经纤维穿越外侧的疆孔与内外毛细胞建立直接的突触联系，每个螺旋神经节的中枢端神经纤维穿越蜗轴螺旋管内侧骨壁上的小孔进入蜗轴内的中心管道形成听神经束通向脑干的耳蜗核。螺旋神经节将耳蜗毛细胞发放的听觉刺激信号传递到脑干的耳蜗核，随后经脑干上橄榄核团、下丘、丘脑等最终抵达听觉皮层。

螺旋神经节细胞数量的减少是评估耳蜗神经损害的一个重要评判指标。最初的螺旋神经节定量观察方法是对整个耳蜗中轴连续切片的每一张切片进行螺旋神经节细胞的全计数，后来由于这样收集切片的方法过于繁琐，并且在相邻切片中难免存在重复计数的问题而逐渐被间隔切片计数方法所取代。可是，间隔切片计数方法同样存在相当程度的测试误差，尤其是螺旋神经节全计数方法并不能如实反映各回蜗轴螺旋管内的螺旋神经节细胞的受损差异，因此，间隔切片全计数方法逐渐被各回蜗轴螺旋管分别计数方法所取代。

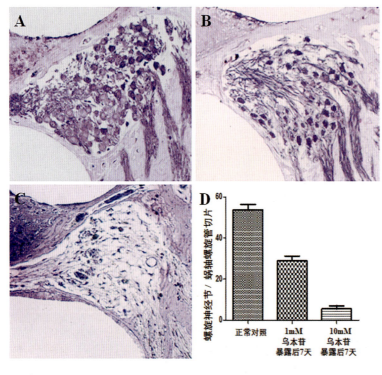

图 11.4 大鼠耳蜗蜗轴螺旋管半薄切片的代表性显微照片和螺旋神经节的定量观察。A. 显微照片显示正常大鼠耳蜗底回中部的蜗轴螺旋管半薄切片中螺旋神经节的密度。B. 将 10 微升 1 毫摩尔乌本苷置放到圆窗后 7 天，蜗轴螺旋管内的螺旋神经节数量明显减少。C. 将 10 微升 10 毫摩尔乌本苷置放到圆窗后 7 天，蜗轴螺旋管内的螺旋神经节细胞几乎全部遭到破坏。D. 正常大鼠耳蜗底回中部蜗轴螺旋管切片内的螺旋神经节密度大约为 56.17±5.09，10 微升 1 毫摩尔乌本苷局部用药后 7 天，大鼠耳蜗底回中部蜗轴螺旋管切片中的螺旋神经节密度降低至 31.03±6.34，而 10 微升 10 毫摩尔乌本苷局部用药后 7 天，大鼠耳蜗底回中部蜗轴螺旋管切片内的螺旋神经节密度仅存 6.12±3.21。说明乌本苷经圆窗途径给药造成了螺旋神经节的剂量依赖性破坏。

我们用超薄切片机沿平行蜗轴的平面切取片厚为 4 微米的耳蜗中轴半薄切片，分别对耳蜗底回起始段、底回末段及中回中段的蜗轴螺旋管内的螺旋神经节细胞进行计数（图 11.4）。为了避免对螺旋神经节的重复计数，每间隔 5 张切片收集 1 张切片进行螺旋神经节计数，然后将来自 3 张切片的平均计数结果用以代表该部位蜗轴螺旋管切片内螺旋神经节的数量。

❹ Corti 隧道中耳蜗传出神经纤维的定量观察

耳蜗传出神经的细胞体位于上橄榄复合体，其发出到对侧和同侧的橄榄耳蜗束传出神经纤维伴随着听神经的前庭支汇入前庭耳蜗吻合支，伴随前庭耳蜗吻合支走行的橄榄耳蜗束神经纤维再分出耳蜗分支进入到蜗轴，然后再向耳蜗基底膜发出内螺旋束和上隧道放射束。内螺旋束的神经末梢终止于内毛细胞下方的 I 型传入神经纤维，上隧道放射束的终端与外毛细胞建立直接的突触联系。内螺旋束的耳蜗传出神经纤维聚集成束，很难从内螺旋束中辨别出每一根传出神经纤维，因而难以实现对内螺旋束耳蜗传出神经纤维数量的定量观察。然而投射到外毛细胞的上隧道放射束的耳蜗传出神经纤维却在穿越 Corti 隧道时处于分散状态，因而可以从耳蜗基底膜铺片的角度对穿越 Corti 隧道内每一根辐射状上隧道放射束中的耳蜗传出神经纤维进行计数和定量分析。

由于乙酰胆碱酯酶特异性分布在传出神经纤维及其末梢，应用硫化亚铜酶组织化学染色方法可以特异性显示分布在内毛细胞下方的耳蜗传出神经的内螺旋束和穿越 Corti 隧道的耳蜗传出神经的上隧道放射束（图 11.5）。在应用琥珀酸脱氢酶染色标记毛细胞和应用乙酰胆碱酯酶染色标记耳蜗传出神经纤维及其末梢的实验观察中，在放大 400 倍的光学显微镜下，以目镜中长度为 0.24 毫米的显微测微尺为计数的尺度，从耳蜗顶回向底回逐个视野对内外毛细胞和穿越螺旋隧道的传出神经纤维分别进行计数。将每个视野的计数结果输入到南美栗

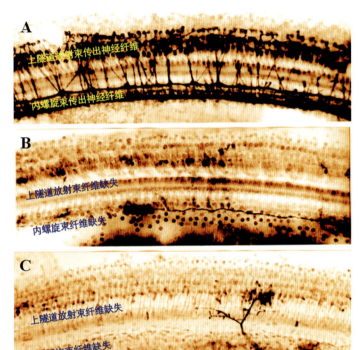

图 11.5　硫化亚铜酶组织化学染色显示南美栗鼠耳蜗基底膜上乙酰胆碱酯酶在耳蜗传出神经纤维上的标记。A.显微照片显示正常南美栗鼠内毛细胞下方联系 I 型传入神经纤维的耳蜗传出神经纤维的内螺旋束和穿越 Corti 隧道的与外毛细胞相联系的耳蜗隧道传出神经纤维。B.在听神经孔处切断耳蜗传出神经束两周后，穿越 Corti 隧道的隧道传出神经纤维几乎完全消失，但在基底膜上偶见极个别内螺旋束的残存耳蜗传出神经纤维。C.耳蜗传出神经束被切断后两周，内螺旋束的耳蜗传出神经纤维彻底消失，但在基底膜上偶见极个别未被破坏的穿越 Corti 隧道的隧道传出神经纤维。

鼠的耳蜗图软件，应用耳蜗图软件的制作程序自动生成每个耳蜗内外毛细胞和穿越螺旋隧道的耳蜗传出神经损失的百分比，最后应用耳蜗图软件程序制备出各组实验条件的平均耳蜗图（图 11.6）。

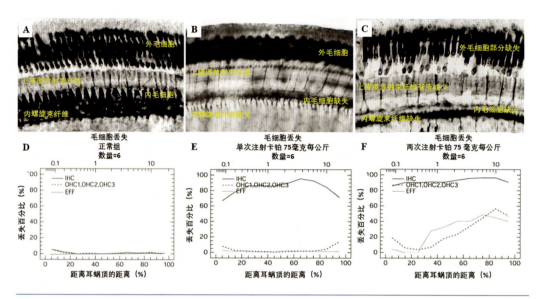

图 11.6　琥珀酸脱氢酶和乙酰胆碱酯酶双重组织化学染色同时显示南美栗鼠耳蜗基底膜铺片中的毛细胞、耳蜗传出神经纤维及其末梢。A. 正常对照动物的耳蜗铺片显微照片显示毛细胞中的琥珀酸脱氢酶、内毛细胞底部的耳蜗传出神经内螺旋束和穿越 Corti 隧道的耳蜗隧道放射束传出神经纤维。B. 单次注射卡铂（每千克体重 75 毫克）2 周后，南美栗鼠耳蜗内毛细胞遭到彻底破坏。然而，该剂量卡铂并没有造成外毛细胞的损害。乙酰胆碱酯酶染色显示与内毛细胞下方传入神经纤维相联系的耳蜗传出纤维的内螺旋束缺失。值得注意的是，连接外毛细胞的穿越 Corti 隧道的耳蜗隧道放射束的传出神经纤维仍保持正常。C.2 次注射卡铂（每千克体重 75 毫克 X 2）2 周后，除了内毛细胞被破坏之外，耳蜗底回可见部分外毛细胞损失。乙酰胆碱酯酶染色显示不仅内螺旋束的传出神经纤维消失，而且穿过 Corti 隧道的传出神经纤维数量也发生了减少。D. 来自 6 个正常南美栗鼠耳蜗的平均耳蜗图被用作为正常对照。E. 单次注射卡铂（每千克体重 75 毫克）2 周后，来自 6 个耳蜗的平均耳蜗图显示整个耳蜗长度内的内毛细胞损失超过 80%，但大多数外毛细胞却完好无损。值得注意的是，穿越 Corti 隧道的耳蜗传出神经纤维的密度保持正常。F. 根据琥珀酸脱氢酶标记和毛细胞计数结果，2 次注射卡铂（每千克体重 75 毫克 X 2）2 周后，不仅超过 90% 的内毛细胞被破坏，而且在耳蜗底回也发生了约 40% 的外毛细胞缺失。乙酰胆碱酯酶染色显示穿越 Corti 隧道的传出神经纤维同样发生了约 40% 的缺失。上述实验结果表明，单纯内毛细胞缺失仅导致内螺旋束的传出神经纤维缺失，但并不影响穿越 Corti 隧道的耳蜗隧道放射束的传出神经纤维的数量。然而，一旦病变扩散到外毛细胞，穿越 Corti 隧道的传出神经纤维的数量也会发生相应的减少。提示卡铂可能并不直接损害南美栗鼠的耳蜗传出神经系统，本实验发现的内螺旋束和隧道放射束的传出神经受损很可能只是内外毛细胞破坏后的延迟性继发病变。

❺ 内听道听神经纤维的定量观察

内听道是耳蜗传入听神经纤维传入颅内听觉中枢的唯一通道，也是从上橄榄体发出的耳蜗传出神经纤维通向耳蜗螺旋器的唯一通道。图 11.7 显示内听道内听觉相关的传入和传出神经纤维的最佳观察角度是颞骨矢状面切片，从这个切片角度可以显示理想的垂直于听神经束的横断面切

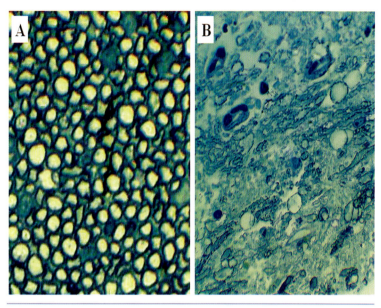

图 11.7 从颞骨矢状面切片的角度显示听神经管中神经纤维半薄切片的光学显微镜照片。A.在正常对照南美栗鼠，听神经纤维的轴突被包裹在完整的髓鞘中。B.局部注射阿霉素一周后，听神经纤维发生了严重的脱髓鞘病变，以至于无法识别听神经纤维的轴突及其髓鞘结构。

片。在高倍显微镜下可以显示听神经束的神经纤维密度，在低倍显微镜下则可以显示包含整个听神经束横断面上的神经纤维总数。因此，从颞骨矢状面切片获取的内听道切片可以有效评估耳蜗周边通向颅内听觉中枢的神经纤维是否有所减少。结合特异性标记 I 型传入神经纤维和 II 型传入神经纤维，以及传出神经纤维的免疫组织化学染色技术，甚至可以从内听道的听神经束中对两种不同类型的耳蜗传入神经纤维及耳蜗传出神经纤维进行分别计数，并用于各自的定量分析。

第十二章 | 几种常用于评估内耳病理损害的组织化学染色技术

组织化学染色技术为标记和区分细胞内各种蛋白质、细胞器或显微结构及其活动状态提供了精准的定性和定量，以及可与功能结合分析的病理学研究手段，日益成为生命科学、医学研究及病理诊断中不可或缺的重要科学技术。本章节仅简单介绍几种较常用于评估内耳病理学改变的染色方法。

❶ 毛细胞和支持细胞的特殊标记

内耳膜迷路中包含着两类细胞，即毛细胞和支持细胞。通过不同的染色标记来正确区分毛细胞和支持细胞，在某些实验中起到关键作用。特异性标记内耳毛细胞的染色方法有多种，包括抗 myosin VI 抗体、抗 Myo7a 抗体、AM1-43 等。特异性标记内耳支持细胞的染色方法也有很多种，包括特异性标记 Hensen 细胞的抗 KHRI-1 抗体，特异性标记盖膜、螺旋缘细胞、与 Nuel 间隙空间相邻的细胞、Hensen 细胞及螺旋凸的抗 KHRI-2 抗体，特异性标记 Deiters 细胞和外柱细胞趾突的抗 KHRI-3 抗体，以及特异性标记外毛细胞和内毛细胞底部及其周围支持细胞的抗 SOX2 抗体，等等。谨以特异性标记毛细胞的抗 Myo7a 抗体和特异性标记支持细胞的抗 SOX2 抗体双重标记为例，简单介绍毛细胞和支持细胞双重标记的染色方法。

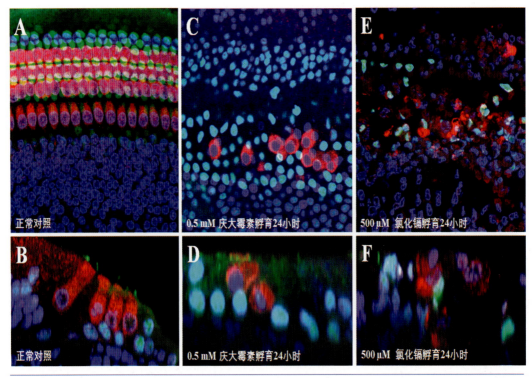

图 12.1 　耳蜗螺旋器的抗肌球蛋白 VI 抗体、抗 SOX2 抗体及 to-pro-3 的三重染色。myosin VI 蛋白呈红色荧光，特异性表达在毛细胞内；SOX2 蛋白呈绿色荧光，特异性表达在某些支持细胞的细胞核内；to-pro-3 呈蓝色荧光，表达在所有细胞的细胞核。A. 显微照片显示正常大鼠耳蜗基底膜铺片的三重染色结果。B. 显微照片显示正常大鼠耳蜗基底膜切片的三重染色结果。C. 显微照片显示 0.5 毫摩尔庆大霉素培养 24 小时的大鼠耳蜗外植体的基底膜铺片三重染色结果，可见大量毛细胞已经遭到破坏，但是位于毛细胞底部的支持细胞的密度未见减少。D. 显微照片显示在含有 0.5 毫摩尔庆大霉素的培养液中处理 24 小时，大鼠耳蜗外植体切片的三重染色结果表明庆大霉素在耳毒性的早期病理改变的阶段只是选择性破坏了耳蜗毛细胞，但并不破坏毛细胞底部及周围的支持细胞。E. 显微照片显示 500 微摩尔氯化镉培养 24 小时的大鼠耳蜗外植体的基底膜铺片三重染色结果，可见所有的毛细胞和支持细胞都处于细胞固缩的凋亡进程。说明作为重金属之一的镉对耳蜗内的毛细胞和支持细胞都具有直接的破坏作用。

　　将固定后取出的耳蜗基底膜浸入到用磷酸盐缓冲液配制的含有 5% 驴血清，1% Triton X-100 溶液稀释 100 倍的兔抗 myosin VI 抗体及羊抗 SOX2 抗体溶液中，在 4 摄氏度冰箱内孵育过夜。经 PBS 充分漂洗后，再浸入到用 1% Triton X-100 和 5% 驴血清的磷酸盐溶液稀释 200 倍的 TRITC 偶联的驴抗兔，以及 Alexa 488 标记的驴抗山羊二抗溶液作用 2 小时。然后用 to-pro-3 对细胞核染色 40 分钟左右。在共聚焦荧光显微镜下，myosin VI 蛋白在毛细胞内显示红色荧光，SOX2 蛋白在支持细胞内显示绿色荧光，to-pro-3 将细胞核显示成蓝色荧光（图 12.1）。

❷ 细胞核的染色方法

细胞核是真核细胞内最大的一种封闭式的膜性细胞器，其主要结构可分为核膜、染色质、核仁、核基质、核孔。作为细胞遗传的信息库和加工厂，细胞核成为细胞内遗传信息储存、复制及转录的重要场所，同时也是细胞代谢活动的控制中心。当细胞损害累及细胞核时，就会造成细胞核的代谢终止、结构破坏及功能丧失，细胞核在细胞坏死或细胞凋亡过程中往往会呈现不同的表现。细胞在坏死过程中，往往在质膜崩解和结构自溶的同时，伴随着细胞核的肿胀或溶解；然而在细胞的凋亡过程中，则往往在细胞皱缩的同时还伴随着细胞核的染色质凝集浓缩和细胞核的固缩或破碎。因此，根据细胞核的病理学改变特征，可以判断出病变细胞到底是处于细胞坏死的过程，还是处于细胞凋亡的过程。由此可见，对细胞核的组织化学染色有助于判定细胞病变引起的不同死亡方式及其死亡机制。

可供参考的常用细胞核染料种类繁多，包括苏木素、胭脂红、番红、甲基绿、结晶紫、俾斯麦棕、甲苯胺蓝、吖啶橙（Acridine Orange，AO）、溴化乙锭（Ethidium Bromide，EB）、溴化丙锭、碘化丙啶（Propidium Iodide，PI）、中性红、结晶紫、细胞核蓝色荧光染料 DAPI、Hoechst 染料、EthD-3、7-AAD、RedDot1、SiR-DNA、to-pro-3，等等。

2.1 苏木素染核法

苏木素是最常用的细胞核染色剂之一，苏木素的价格便宜，染色步骤简单，而且细胞核的着色永不褪色。特别是在前庭感觉上皮的铺片中，可以根据毛细胞核周围是否具有环形区域作为区分 I 型毛细胞和 II 型毛细胞的判断依据，因此在普通光学显微镜下观察苏木素染色的前庭终器铺片样品制备方法可以适用于任何实验设备简单的实验室。

作为一种嗜染细胞核的碱性染料，苏木素带有的正电荷与带有负电荷的酸性核酸以离子键或氢键相结合，从而实现对细胞核的特异性染色。苏木素的染色方法是将分离取出的耳蜗基底膜和前庭膜迷路置放到载玻片上的 Harris 苏木素染色液小滴中浸染 5 分钟，然后在自来水中漂洗 15 分钟使染色从红色转变为蓝紫色。将染色后的内耳膜迷路铺放在载玻片上的甘油滴中封片，在普通光学显微镜下观察

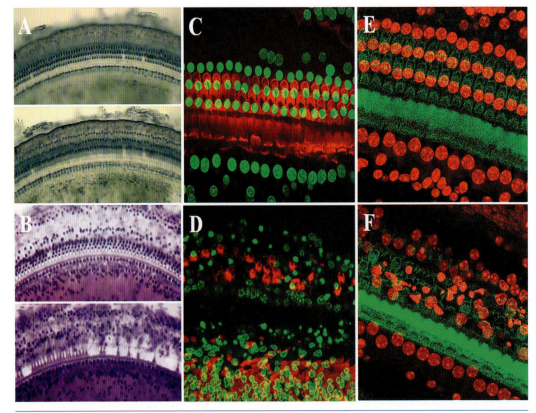

图 12.2　显微照片显示了三种常用细胞核染料对耳蜗基底膜铺片的染色结果。A. 对大鼠耳蜗基底膜铺片的苏木精染色结果。当焦距对准在耳蜗基底膜的表面时，可以看到毛细胞的静纤毛和表皮板（上图），当焦距对准在毛细胞的细胞核时，可以看到耳蜗毛细胞的细胞核（下图）。B. 上图的显微照片显示正常大鼠耳蜗基底膜的苏木精染色结果。下图的显微照片显示冲击波暴露造成的耳蜗外毛细胞的严重破坏。C. 显微照片显示正常大鼠耳蜗基底膜铺片上的 to-pro-3 染色结果。D. 显微照片显示顺铂暴露后的 to-pro-3 染色结果。注意，所有毛细胞和支持细胞的细胞核都发生了固缩或破碎，表明顺铂引起的耳蜗细胞破坏是启动了细胞死亡的凋亡程序。E. 显微照片显示碘化丙啶（P.I.）对正常南美栗鼠耳蜗基底膜铺片的染色结果。F. 显微照片显示耳蜗内植入电极后数小时的碘化丙啶染色结果，证明耳蜗电极的植入可能诱导电极周围的细胞启动凋亡。

（图 12.2A- 图 12.2B，图 12.3A- 图 12.3B）。

2.2　to-pro-3 染核法

to-pro-3 对 dsDNA 具有非常强的结合亲和力。to-pro-3 是一种理想的可将细胞核和染色体显示成远红荧光的复染剂。to-pro-3 不能渗透活细胞而只能穿透死亡细胞特有的受损细胞膜，因此，通过活组织灌流染色可以有效鉴别并区分发生在早期病变中的存活细胞和死亡细胞。作为一种理想的细胞核染色剂，和 DAPI 等荧光染色法一样被广泛应用于对内耳膜迷路的切片或铺片的荧光复合染色标记。

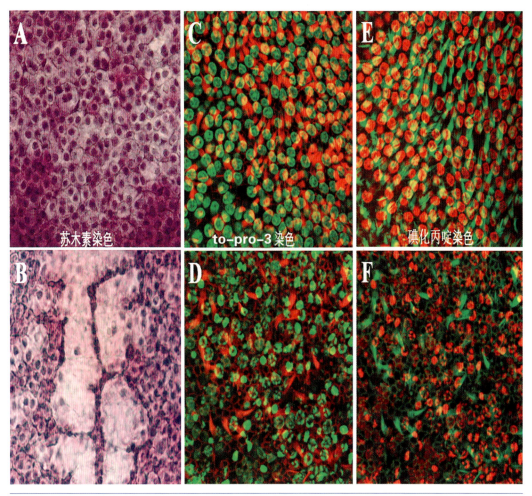

图 12.3 显微照片显示了 3 种常用细胞核染料对前庭椭圆囊斑铺片的染色结果。A.显微照片显示被苏木素染色的正常大鼠椭圆囊斑铺片中的前庭毛细胞的细胞核(紫色)。B.显微照片显示冲击波暴露后,椭圆囊斑微纹区的前庭毛细胞遭到严重破坏。C.显微照片显示正常大鼠椭圆囊斑铺片中被 to-pro-3 染色的毛细胞的细胞核(绿色)。D. to-pro-3 的染色显微照片揭示顺铂引起的前庭毛细胞死亡伴随着细胞核的固缩和破裂。E.显微照片显示碘化丙啶对正常大鼠椭圆囊斑铺片的细胞核(红色)染色结果。F.显微照片显示胆红素作用 24 小时后碘化丙啶对细胞核的染色结果(红色)。将此图像中的细胞核大小与相同放大倍数的图 E 进行比较,可见胆红素引起的前庭毛细胞死亡显然都是通过细胞自毁的凋亡途径。

to-pro-3 的染色方法是将固定的耳蜗和前庭膜迷路在磷酸盐缓冲液中充分漂洗,将 to-pro-3 储备液稀释 1000 倍制备成 to-pro-3 染色液,再将分离取出的膜迷路样品浸入到 to-pro-3 染色液中浸泡 60 分钟,即可将耳蜗和前庭终器铺放在载玻片上的甘油滴中封片。在共聚焦荧光显微镜下观察拍照,进一步应用共聚焦图像处理软件进行图像处理(图 12.1,图 12.2C-D,图 12.3C-D)。

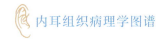

2.3 碘化丙啶染核法

碘化丙啶（Propidium Iodide，PI）是一种耐受光照的红色荧光染料，其激发荧光的波长是 530 纳米，发射荧光的波长是 615 纳米。PI 可与 RNA 和 DNA 特异性结合，其染色效果可以保持长久不褪。PI 染色液的制备方法是用去离子水将 PI 荧光染料预先配制成每毫升 10 毫克的储备液放在 0 摄氏度以下冷藏保存。

打算用 PI 标记细胞核的耳蜗和前庭样品需要用 10% 福尔马林磷酸盐缓冲液注入到内耳腔内固定 2 小时，然后在 PBS 溶液中解剖取出耳蜗基底膜和前庭各个感觉上皮。然后将样品浸入到含有每毫升 10 单位的 RNase 的缓冲液中浸泡 30 分钟，以降低或避免 PI 在细胞质中形成红色荧光的背景色。在施行细胞核染色之前，将 PI 储备液稀释 1000 倍配制成 PI 染色液，再将耳蜗和前庭终器浸入到 PI 染色液浸染 20 分钟。最后制备成耳蜗基底膜铺片和前庭终器铺片，在荧光显微镜下观察细胞核的标记效果并拍照（图 8.27，图 12.2E-F，图 12.3E-F）。

③ 毛细胞表面纤毛束的染色方法

如前所述，哺乳类动物耳蜗毛细胞的动纤毛在胚胎发育的后期退化消失，因此成年哺乳类动物的耳蜗毛细胞的表面仅存插入到盖膜中的静纤毛。但是成年哺乳类动物每个前庭毛细胞表面的纤毛束中都仍然包含着一根动纤毛和几十根静纤毛，前庭球囊斑和椭圆囊斑毛细胞的纤毛束插入到其表面覆盖的耳石膜中的胶质层内，壶腹嵴毛细胞的纤毛束则插入在其表面覆盖的胶状质终帽内。由声波刺激引起的耳蜗基底膜振动造成了耳蜗毛细胞的静纤毛与其表面覆盖的盖膜之间发生的相对位移构成对毛细胞的刺激。由体位移动引起的前庭毛细胞的纤毛束与其表面覆盖的胶状质之间的相对位移，使前庭毛细胞的纤毛束被动弯曲，由此构成对前庭毛细胞的刺激。当毛细胞因某种病变造成了纤毛束脱落的时候，尽管那些丧失纤毛束的受损毛细胞仍然存活，但是没有纤毛的毛细胞将不再具有接受刺激和发放神经递质的功能。由此可见，观察耳蜗和前庭毛细胞表面的纤毛束，或者观察毛细胞纤毛束尖端的机械转换通道，都有助于评判内耳毛细胞的实际功能状态。

常用的可标记内耳毛细胞纤毛的染料或抗体有很多种，包括鬼笔环肽、Anti-Clarin-1 抗体、Anti-2A7 抗体、Anti-cadhering 23 抗体，以及各种证明微管蛋白、肌动蛋白及细胞骨架的染料，都可以特异性显示毛细胞的纤毛结构。在内耳病理学实验研究中，鬼笔环肽被较多应用于显示毛细胞的纤毛束，FM1-43 或 AM1-43 则被较多应用于评估毛细胞纤毛顶端机械转换通道的功能。

3.1　鬼笔环肽显示毛细胞纤毛束的方法

鬼笔环肽是一种存在于死亡帽蘑菇（*Amanita phalloides*）中的刚性双环七肽的致命毒素。由于鬼笔环肽对纤丝状肌动蛋白（F-actin）具有特殊的亲和力，而内耳毛细胞表面的纤毛结构中富含 F-actin，因此鬼笔环肽对内耳毛细胞纤毛中的 F-actin 具有独特的染色标记效应。鬼笔环肽标记内耳毛细胞纤毛束的方法简单可靠，只需将经数小时甲醛固定的膜迷路用 PBS 漂洗后，浸入到稀释 100 倍的荧光标记的鬼笔环肽染色液浸染 40 分钟，然后将耳蜗和前庭膜迷路铺放在载玻片上的甘油滴中，盖上盖玻片。在荧光显微镜下或者在共聚焦荧光显微镜下显示出毛细胞的纤毛束（图 12.4、图 12.5）。

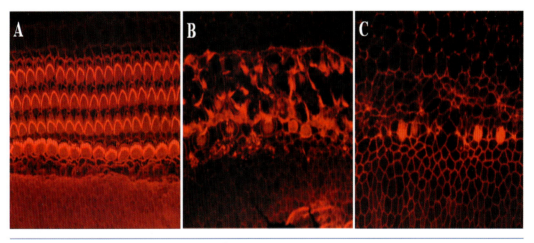

图 12.4　显微照片显示大鼠耳蜗外植体中螺旋器表面结构的鬼笔环肽染色结果。A.经鬼笔环肽染色的正常大鼠耳蜗毛细胞的静纤毛和表皮板。B.耳蜗外植体经 50 微摩尔顺铂处理 48 小时后，检测到大量被破坏的毛细胞。C.耳蜗外植体经 100 微摩尔氯化镉处理 24 小时后，绝大多数毛细胞遭到彻底破坏。

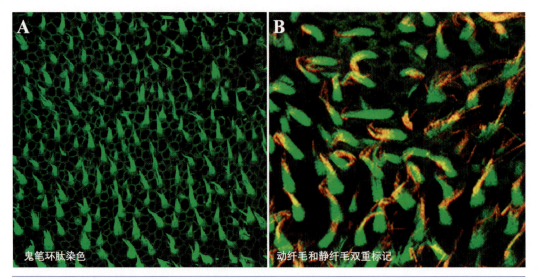

图 12.5　椭圆囊斑前庭毛细胞纤毛束染色的显微照片。　A. 用鬼笔环肽染色的毛细胞纤毛束。　B. 前庭毛细胞的动纤毛被抗乙酰化微管蛋白抗体染成红色，静纤毛被鬼笔环肽染成绿色。

3.2　抗乙酰化微管蛋白抗体显示毛细胞动纤毛的染色方法

　　每个前庭毛细胞表面最长的那根动纤毛的位置决定了该毛细胞的极性方向。在一些需要观察动纤毛在前庭毛细胞上相关位置的形态学实验研究中，需要对动纤毛进行特异性标记。动纤毛标记的染色方法有多种，以抗乙酰化微管蛋白抗体为例，将固定后取出的前庭终器浸入到用磷酸盐溶液配制的含有 1% 羊血清和 0.3% Triton X-100 溶液稀释 100 倍的小鼠抗乙酰化微管蛋白抗体溶液，在 4 摄氏度冰箱内孵育过夜。经 PBS 充分漂洗后，再浸入到用 1% Triton X-100 和 3% 血清的磷酸盐溶液稀释 200 倍的 Alexa 555 标记的羊抗鼠二抗溶液，作用 2 小时。然后用 Alexa 488 标记的鬼笔环肽对静纤毛染色 40 分钟左右。在共聚焦荧光显微镜下，动纤毛显示出红色荧光，静纤毛显示出绿色荧光（图 12.5B）。

3.3　AM1-43 显示纤毛束上的机械转导通道的染色方法

　　AM1-43 是一种无细胞毒性的可对活细胞实施标记的荧光探针。内耳病理学实验证实，AM1-43 可特异性通过耳蜗和前庭毛细胞顶端的机械转换通道进入到毛细胞内，使正常毛细胞的细胞质呈现 AM1-43 荧光信号。但是如果毛细胞的纤毛束因受损而缺失，AM1-43 则无法进入到毛细胞内。因此 AM1-43 标记技术常常被用来评估毛细胞的纤毛束是否受损，以及纤毛顶端的机械转换通道能否有效工作。

对活体动物实施 AM1-43 标记的时候，需要将浓度为每毫升 30 微克的 AM1-43 染色液注入到麻醉动物的耳蜗和前庭池内浸染 30 分钟。对离体培养的内耳器官进行 AM1-43 标记时，则需要将 AM1-43 储备液滴入到培养基内使最终浓度达到每毫升 30 微克并浸染 30 分钟。用磷酸盐缓冲液或者培养液漂洗后，再将耳蜗和前庭外植体浸入到 10% 福尔马林磷酸盐缓冲液固定数小时。最后制作成铺片，在共聚焦荧光显微镜下观察 AM1-43 能否进入到毛细胞内。如果 AM1-43 能够被毛细胞成功装载，说明毛细胞纤毛顶端的机械转换通道未受损害，反之则说明该毛细胞纤毛顶端的机械转换通道已经遭到破坏（图 12.6、图 12.7）。

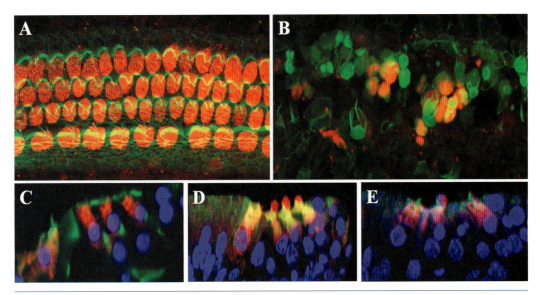

图 12.6　AM1-43（红色）和鬼笔环肽（绿色）双重染色，或 AM1-43（红色）、鬼笔环肽（绿色）及 to-pro-3（蓝色）三重染色的耳蜗基底膜铺片和切片的显微照片。A. 图示红色荧光结合的 AM1-43 被正常大鼠基底膜中的每个耳蜗毛细胞摄取。B. 50 微摩尔每升顺铂作用 48 小时造成了耳蜗毛细胞静纤毛的破坏，使毛细胞对 AM1-43 的摄取大大减少，甚至完全被阻断。C. 正常大鼠耳蜗基底膜切片毛细胞摄取 AM1-43 荧光信号（红色）的图像。D. 图示在环糊精耳毒性作用的早期病理阶段，首先造成了外毛细胞的内容物从表皮板上的穿孔被排出到外毛细胞的表面。E. 图示毛细胞静纤毛的受损导致了毛细胞对 AM1-43 的摄取失败。

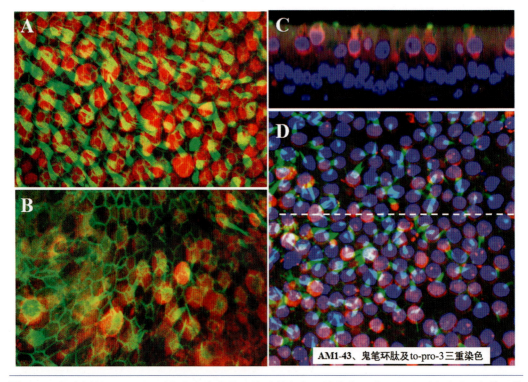

图 12.7 组合图显示AM1-43（红色）和鬼笔环肽（绿色）双重染色，或AM1-43（红色）、鬼笔环肽（绿色）和to-pro-3（蓝色）三重染色的椭圆囊斑铺片或椭圆囊斑切片的显微照片。A.显微照片显示红色荧光标记的AM1-43被正常大鼠椭圆囊斑铺片上的前庭毛细胞摄取。B.50微摩尔每升顺铂作用48小时造成了许多前庭毛细胞的纤毛束破坏，使这些纤毛束遭到破坏的毛细胞对AM1-43的摄取能力大大减少，甚至完全被阻断。C.在椭圆囊斑的Z切片平面上，AM1-43（红色）可以被一些具有完整机械转换通道的毛细胞成功摄取。然而，AM1-43却不能被一些纤毛束受损或纤毛束缺失的毛细胞摄取。D.椭圆囊斑铺片的显微照片显示，该视野中将近一半的毛细胞仍然具有摄取AM1-43的能力，但其他那些发生了纤毛束缺失的毛细胞却无法摄取AM1-43。由于毛细胞纤毛束顶端的机械转换通道是AM1-43进入毛细胞的唯一途径，上述现象表明，那些不能摄取AM1-43的毛细胞是由于其纤毛顶端的机械转换通道被破坏所致。

④ 毛细胞表皮板轮廓的染色方法

　　耳蜗和前庭毛细胞被完全破坏后，毛细胞的表皮板将永久消失。毛细胞表皮板的原始位置将被支持细胞的不规则形表皮板相互连接形成的瘢痕所封闭。因此，观察耳蜗和前庭终器毛细胞表皮板是否存在是定量评估耳蜗和前庭毛细胞密度的一种有效观察指标。

　　硝酸银阴性浸润法是在光学显微镜下显示内耳膜迷路中感觉毛细胞和支持细

胞的表皮板表面结构的最佳方法。应用硝酸银显示毛细胞的表面结构实际上是一种显示组织表面上的银沉淀、卤化银沉淀或蛋白银沉淀的物理学方法，并非实际意义上的组织化学染色反应。

应用硝酸银使耳蜗基底膜和前庭终器的表面结构轮廓化，需要在固定之前迅速在蜗尖钻孔，并摘除镫骨足板以打开前庭池的外侧壁。向球囊和椭圆囊内注入磷酸盐缓冲液以去除覆盖在两个囊斑表面的耳石膜，同时向膜壶腹腔内注入磷酸盐缓冲液，冲洗掉覆盖在壶腹嵴表面的终帽。然后将 0.5% 的硝酸银溶液从蜗尖小孔注入耳蜗内，注入耳蜗内的硝酸银溶液经预先打开的椭圆窗和圆窗流出，同时将 0.5% 硝酸银溶液注入球囊、椭圆囊及三个膜壶腹腔内。完成硝酸银溶液的灌注之后，立刻将颞骨浸入到 10% 福尔马林磷酸盐缓冲液中过夜。在解剖显微镜下取出全耳蜗基底膜和各个前庭终器。将耳蜗基底膜和每个前庭终器置于载玻片上的甘油滴中并用盖玻片覆盖。将耳蜗和前庭终器铺片暴露在自然阳光下 1 小时，使沉淀在耳蜗基底膜和前庭终器表面的银、卤化银或蛋白银呈现棕褐色物影，清晰显示出耳蜗基底膜和前庭终器表面的细胞表皮板以及细胞表皮板之间的相互连接（图 12.8、图 12.9）。

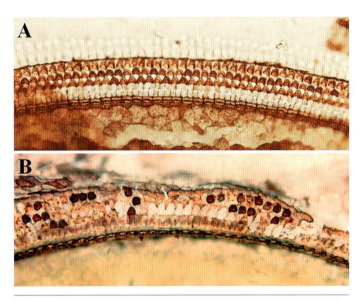

图 12.8　硝酸银染色在大鼠耳蜗基底膜铺片上遗留下的银颗粒、卤化银沉淀或蛋白银沉淀清晰地显示出静纤毛和毛细胞表皮板的轮廓。A. 显微照片显示正常大鼠耳蜗基底膜内外毛细胞表面结构的有序排列。B. 单次注射环糊精（每千克体重 4000 毫克）后第 7 天，外毛细胞严重受损，但内毛细胞完整无缺。

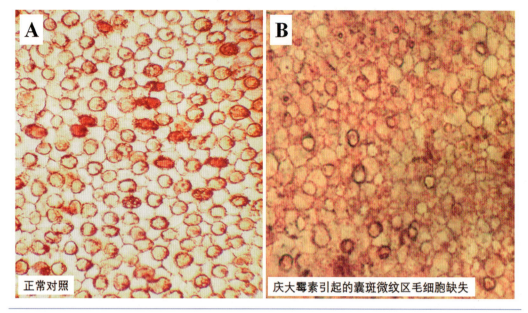

图 12.9　椭圆囊斑上的银沉淀清晰地显示了前庭毛细胞表皮板的轮廓。A.正常豚鼠椭圆囊斑上的毛细胞表皮板分布均匀。B.每间隔 12 小时肌注 1 次庆大霉素（每千克体重 125 毫克），连续用药 7 天后，椭圆囊斑上的毛细胞密度显著降低。

❺ 感觉毛细胞线粒体的染色方法

　　线粒体是真核细胞中重要的细胞器。线粒体是细胞呼吸的场所，也是碳水化合物、脂肪和氨基酸氧化的主要场所。这三种物质最终氧化的共同途径是通过三羧酸循环和氧化磷酸化为细胞提供化学能。因此，线粒体被视为真核细胞内的能量工厂。一旦线粒体发生病变，细胞内的能量供应必然减少，从而使细胞因能量危机而发生各种需能功能的障碍。

　　线粒体的染色标记方法有很多种，除了标记活细胞内线粒体的 MitoLite Blue FX490、CytoFix™Red、JC-10™ 双发射膜电位（ΔΨm）探针等线粒体探针试剂盒之外，还包括几乎所有显示三羧酸循环中的脱氢酶类和氧化酶的酶组织化学染色方法，例如异柠檬酸脱氢酶、琥珀酸脱氢酶、苹果酸脱氢酶、细胞色素氧化酶等。

　　内耳膜迷路的细胞类型可大致分为毛细胞和支持细胞两大类，其中毛细胞富含线粒体，而支持细胞却缺乏线粒体。因此，各种线粒体标记方法都可以特异性显示出富含线粒体的毛细胞。

5.1 四唑盐染色法显示琥珀酸脱氢酶

作为线粒体的标志酶之一，琥珀酸脱氢酶染色可以有效区分感觉毛细胞和支持细胞。因此，显示线粒体内脱氢酶的四唑盐染色方法被广泛用于标记毛细胞和评估毛细胞的有氧代谢水平。

琥珀酸脱氢酶在醛类固定剂作用下迅速失活，因此用于琥珀酸脱氢酶染色的内耳膜迷路必须在固定之前预先完成染色标记。我们通常先将麻醉动物的中耳腔打开，同时在蜗尖钻一个小孔，再打开椭圆窗和前庭池外侧骨壁及圆窗膜，然后通过 PBS 灌注去除覆盖在球囊斑和椭圆囊斑表面的耳石膜。随后将含有一份 0.2 摩尔每升的琥珀酸钠溶液、一份 0.2 摩尔每升的磷酸盐缓冲液（pH=7.6）及两份 0.1% 氯化硝基四唑溶液混合制成的琥珀酸染色液注入耳蜗腔内和前庭腔内温育 60 分钟。完成染色之后，将 10% 福尔马林溶液注入耳蜗腔内和前庭池内，使内耳膜迷路在存活状态下就被迅速固定。将颞骨取出后浸入到 10% 福尔马林固定液，继续固定至少 12 小时。在解剖显微镜下取出各个全耳蜗膜迷路和各个前庭终器，并常规制备成铺片，完成封片后在普通光学显微镜下观察。琥珀酸脱氢酶染色使富含线粒体的每一个内耳毛细胞都被染成蓝色，而缺乏线粒体的支持细胞却几乎完全不着色（图 12.10、图 12.11）。

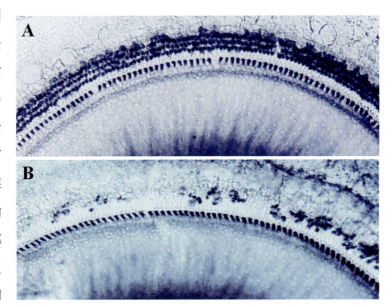

图 12.10　大鼠耳蜗基底膜铺片的琥珀酸脱氢酶染色。A.正常大鼠耳蜗基底膜铺片显示每一个被琥珀酸脱氢酶染成蓝色的内外毛细胞有序排列。B.单次注射环糊精（每千克体重 4000 毫克）后第三天，环糊精引起的早期病理学改变只是表现为外毛细胞的选择性破坏，但内毛细胞完整无损。

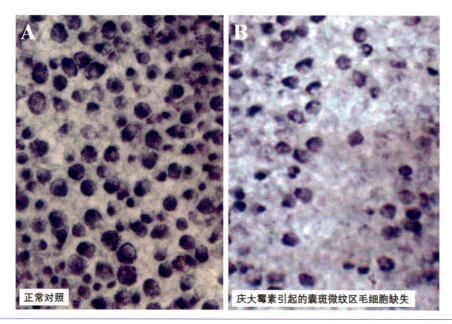

图 12.11　豚鼠球囊斑铺片上的琥珀酸脱氢酶染色清楚地显示出每个前庭毛细胞内的脱氢产物。A.琥珀酸脱氢酶标记出现在正常豚鼠球囊斑的每个感觉毛细胞中。B.连续7天以12小时间隔肌内注射庆大霉素（每千克体重125毫克）后，随着球囊斑上存活毛细胞数量的减少，琥珀酸脱氢酶的标记也大大减少。

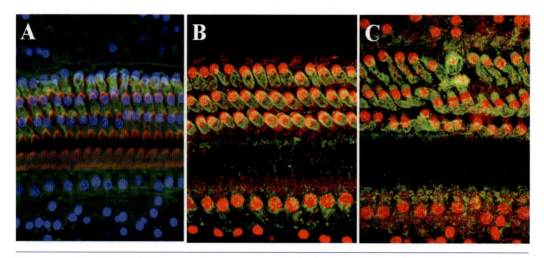

图 12.12　显示线粒体的 MitoTracker Green FM 染色和细胞色素C免疫组织化学染色。A.MitoTracker Green FM/鬼笔环肽/to-pro-3的三重染色结果，绿色荧光标记显示正常大鼠耳蜗毛细胞内的线粒体，红色荧光标记显示的是毛细胞表面的静纤毛，蓝色荧光标记显示的是细胞核。B.细胞色素 C/ Propidium iodide (PI) 双重染色，绿色荧光显示位于正常南美栗鼠毛细胞线粒体内的细胞色素 C，红色荧光显示的是 PI 染色的细胞核。C.细胞色素 C/ Propidium iodide (PI) 双重染色显示在同时注射利尿酸钠和庆大霉素后 4 小时，最早开始发生细胞核固缩的外毛细胞中呈现细胞色素 C 荧光信号的增强和弥散，说明线粒体膜破裂造成的细胞色素 C 释放是导致毛细胞凋亡的起始信号。

5.2 MitoTracker Green 染色显示线粒体

MitoTracker Green（Molecular Probes M-7514）是一种用于标记线粒体阳离子的荧光探针。将麻醉动物鼓室外侧壁的鼓膜及骨性外耳道摘除，充分暴露鼓室的内侧壁，用尖针在耳蜗的蜗尖处钻一个小孔，同时打开圆窗膜，用吸管将 0.5 微摩尔每升 MitoTracker Green FM 从蜗尖小孔注入耳蜗腔，耳蜗鼓阶腔内的外淋巴液从打开的圆窗流出，让灌入到耳蜗腔内的用吸管将 0.5 微摩尔每升 MitoTracker Green FM 在耳蜗内作用 45 分钟，然后将含有 10% 福尔马林的 Hank 平衡盐溶液（HBSS）灌入耳蜗腔，使耳蜗组织在正常血液循环的情况下被固定。再将取下的颞骨浸入 10% 福尔马林溶液继续固定 2 小时。用 PBS 冲洗后再用 TRITC 标记的鬼笔环肽和 to-pro-3 复染 30 分钟，在共聚焦显微镜下观察耳蜗基底膜铺片（图 12.12A）。

❻ 耳蜗和前庭的神经及突触的染色方法

内耳传入和传出神经纤维的突触分布在每个毛细胞的底部或周围。虽然从理论上可以根据传入神经末梢连接感受器而传出神经末梢连接效应器来区分神经信号的传递方向，但是实际辨别神经冲动信号传递方向时却并非易事，这是因为每个毛细胞既是传入神经末稍的感受器又是传出神经末梢的效应器。既然传入神经末梢和传出神经末梢实际上都与感觉毛细胞有着直接或间接的突触连接，那么如何判断与毛细胞相连的神经突触是传入神经末梢还是传出神经末梢呢？从以下几个方面分析或许有助于区分一个神经突触到底是传入神经末梢还是传出神经末梢。①所有含有谷氨酸受体如 α- 氨基 -3- 羟基 -5- 甲基 -4- 异恶唑丙酸受体或 N- 甲基 -D- 天冬氨酸受体或红藻氨酸受体的神经末梢都是传入神经突触。②含有乙酰胆碱酯酶的神经纤维及其突触是传出神经。③传入末梢的突触小泡位于毛细胞内，而传出末梢的突触小泡位于突触内。④特异性显示突触前膜的 CtBP2 免疫组化反应产物特异性表达在毛细胞内的传入神经末梢的突触小体。⑤乙酰胆碱酯酶和降钙素基因相关肽和所有突触后膜的免疫组化反应产物都被特异性标记在传出神经的纤维或末端。

6.1 神经丝和神经微管的染色方法

有很多种组织化学染色技术可用于标记神经纤维。其中抗神经丝 200 抗体和抗 β－微管蛋白 III 抗体在内耳病理学研究中得到较多应用。虽然抗神经丝抗体和抗神经微管蛋白抗体都可以用来标记神经纤维，但前者仅限于显示神经纤维，而后者则不仅显示神经纤维，而且同时还显示神经末梢。因此，显示神经丝的免疫组化方法更常用于评估神经纤维的病变，而显示神经微管的免疫组化方法更多用于同时评估神经纤维和神经末梢的病变。神经丝和神经微管蛋白的免疫组化标记染色步骤相似。将颞骨浸入用磷酸盐缓冲液配制的 10% 福尔马林溶液中固定约 3 小时。在解剖显微镜下取出耳蜗基底膜和各个前庭终器，用磷酸盐缓冲液漂洗后，将样品浸入到用 1% Triton X-100 和 3% 血清的 PBS 溶液稀释 100 倍的抗神经丝 200 抗体或抗 β－微管蛋白 III 抗体溶液中，在 4 摄氏度冰箱内孵育过夜。用 PBS 漂洗后，再将样品浸入到用 1% Triton X-100 和 3% 血清的 PBS 溶液稀释 200 倍的荧光标记的二抗溶液中反应 2 小时。最后将耳蜗基底膜和前庭终器常规制作成铺片，并在共聚焦荧光显微镜下收集图像资料（图 12.13、图 12.14、图 12.15、图 12.16 ）。

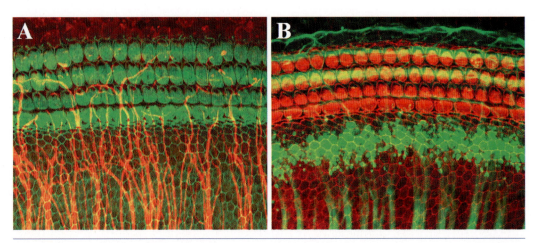

图 12.13　显微照片显示抗神经丝抗体和抗 β－微管蛋白抗体的免疫组织化学染色在小鼠耳蜗基底膜中的分布有所不同。A. 显微照片显示免疫组织化学标记的神经丝蛋白位于听神经的纤维中。B. 显微照片显示 β－微管蛋白位于听神经的神经纤维和神经末梢。

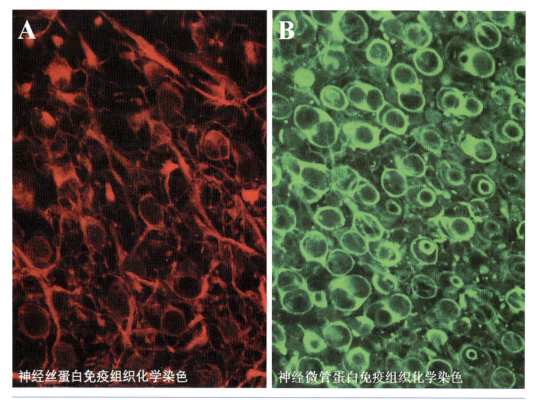

图 12.14　显微照片显示大鼠椭圆囊斑同一视野中的抗神经丝抗体染色和抗 β - 微管蛋白抗体染色的不同分布。A. 图示免疫组化标记的神经丝蛋白位于前庭神经的纤维中。B. 图示 β - 微管蛋白位于前庭神经的末梢和纤维。

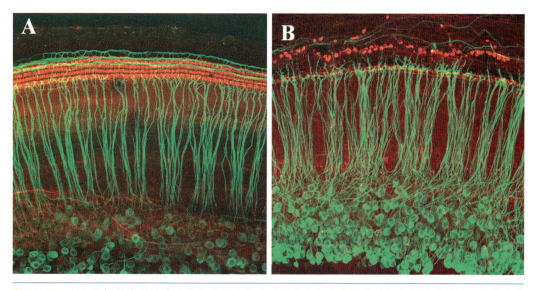

图 12.15　大鼠耳蜗基底膜铺片的抗微管蛋白抗体（绿色）和鬼笔环肽（红色）双重标记。A. 显微照片显示来自正常大鼠耳蜗基底膜铺片的染色结果。B. 显微照片显示庆大霉素在耳毒性早期只是特异性破坏耳蜗毛细胞，却并不直接破坏螺旋神经节及其传入神经纤维。

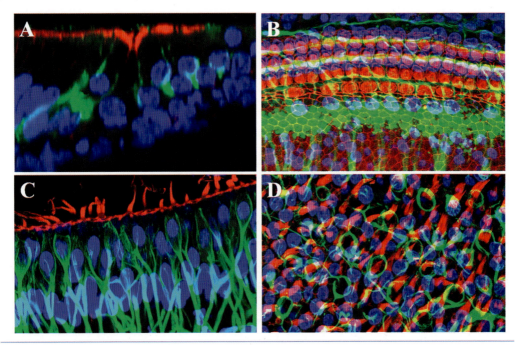

图 12.16　三重染色的显微照片显示，抗微管蛋白抗体被用于标记神经突触（绿色），鬼笔环肽被用于染色细胞的纤毛束和表皮板（红色），to-pro-3 被用于染色大鼠耳蜗和前庭感觉器官的细胞核。A. 显示耳蜗螺旋器 Z 平面观察角度的显微照片。B. 显示耳蜗基底膜铺片观察角度的显微照片。C. 显示椭圆囊斑 Z 平面观察角度的显微照片。D. 显示椭圆囊斑铺片观察角度的显微照片。

6.2　传入神经纤维的染色方法

　　如前所述，有许多免疫组织化学染色方法可用于标记神经丝和神经微管。抗外周蛋白抗体可用于特异性标记与耳蜗外毛细胞和前庭 II 型毛细胞相联系的 II 型传入神经，但是却不能标记 I 型传入神经，也不能标记传出神经。在标记 peripherin 的过程中，如果同时使用抗 β –tubulin 抗体和抗乙酰胆碱脂酶抗体进行三重标记，就不但可以区分出两种不同类型的传入神经，还可以区分出传出神经，这将有助于评估发生在听觉系统的神经纤维损害到底是局限在某一种神经纤维还是蔓延到内耳的整个传入神经和传出神经系统。

　　抗 peripherin 抗体的免疫组织化学染色步骤与其他免疫组化方法相似，都是先将固定后的耳蜗基底膜和前庭终器解剖取出，然后将样品浸入到用 1% Triton X–100 和 3% 血清的磷酸盐缓冲液稀释 100 倍的抗 Peripherin 抗体溶液中，在 4 摄氏度恒温箱内孵育过夜。经 PBS 漂洗后，再将样本浸入到用 1% Triton X–100 和 3% 血清的磷酸盐缓冲液稀释 200 倍的荧光标记的二抗溶液中孵育 2 小时。最后将耳蜗基底膜和

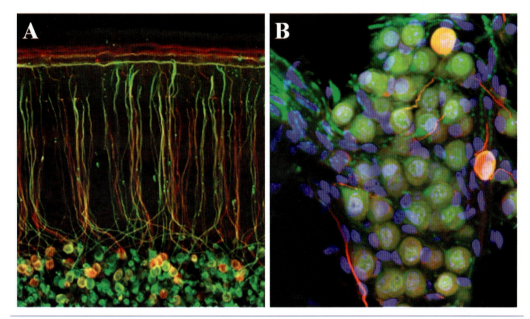

图 12.17 抗外周蛋白抗体（红色）和抗 neurofilament-200 抗体（绿色）的双重免疫组织化学染色显示了这两种不同蛋白质在耳蜗听觉传入神经系统中的分布。A.出生后 3 天的大鼠耳蜗基底膜外植体经 1 毫摩尔每升卡那霉素培养 24 小时破坏了大量内外毛细胞。抗 Peripherin 抗体标记的红色免疫组化反应产物显示位于外毛细胞底部的 II 型传入神经纤维遭到破坏，但蜗轴螺旋管内的 II 型螺旋神经节细胞体基本保持着正常形态。说明在病变的早期，卡那霉素在破坏外毛细胞的同时，也破坏了外毛细胞底部的 II 型传入神经纤维及其末梢，但病变尚未波及位于蜗轴螺旋管内的 II 型螺旋神经节的细胞体。相反的是，抗 neurofilament-200 抗体标记的 I 型传入神经纤维完好无损，但 I 型螺旋神经节的细胞体却发生了明显的固缩，这可能表明卡那霉素还会破坏发育阶段的 I 型螺旋神经节的细胞体，只是病变尚未扩散到 I 型传入神经纤维。B.在出生后第 3 天的正常耳蜗外植体中，大鼠耳蜗外植体中的 I 型螺旋神经节神经元被抗 neurofilament-200 抗体标记染成绿色，而 II 型传入螺旋神经节被抗 Peripherin 抗体染成红色标记。

前庭终器铺放在载玻片上的甘油滴中并盖上盖玻片，在共聚焦荧光显微镜下观察并收集图像资料（图 12.17、图 12.18、图 12.19）。

虽然目前尚没有发现特异性显示 I 型传入神经纤维的抗体，但是人们可以采用抗 peripherin 抗体和抗 β-微管蛋白抗体的双重标记方法来区分 I 型传入神经纤维和 II 型传入神经纤维，这是因为 peripherin 特异性标记 II 型传入神经纤维及其末梢，而 β-微管蛋白标记的却是所有的神经纤维和末梢。在抗 peripherin 抗体和抗 β-微管蛋白抗体双重标记的耳蜗基底膜铺片上，既显示出与外毛细胞相联系的 peripherin 特异标记的 II 型传入神经纤维及其颗粒状神经末梢，又显示出与内毛细胞相联系的抗 β-微管蛋白标记的 I 型传入神经末梢及传出神经末梢（图 12.17）。在前庭终器铺片上，同样可见与前庭 II 型毛细胞相联系的颗粒状的通向

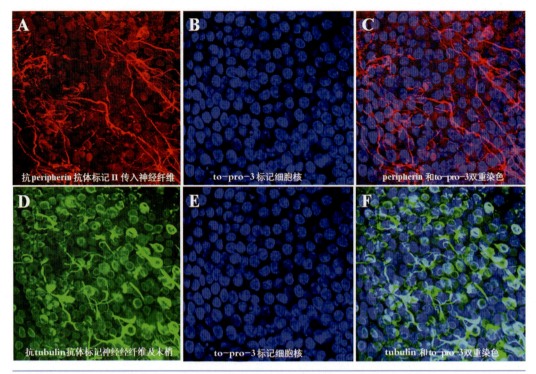

图 12.18 显微照片显示前庭传入神经纤维及其突触中抗 peripherin 抗体蛋白和抗 tubulin 抗体蛋白在椭圆囊斑同一区域的不同分布。A. 在椭圆囊斑铺片中，II 型传入神经纤维及其突触被抗 Peripherin 抗体标记成红色。B. 前庭毛细胞的细胞核被 to-pro-3 染成蓝色。C. 抗 peripherin 抗体标记的 II 型传入神经纤维及其末梢（图 A）与同一视野中 to-pro-3 染色的细胞核（图 B）的合并图像。D. 在椭圆囊斑铺片的同一区域，用抗 tubulin 抗体将 I 型传入神经纤维和突触标记成绿色。E. 前庭毛细胞的细胞核被 to-pro-3 染成蓝色。F. 同一区域中抗 tubulin 抗体标记的 I 型传入神经纤维及其末端（图 D）和 to-pro-3 染色的细胞核（图 E）的合并图像。显然，抗 peripherin 抗体和抗 tubulin 抗体的双重免疫组织化学染色可以有效区分 I 型传入神经纤维及其末梢和 II 型传入神经纤维及其突触。

细小前庭神经纤维的 II 型传入神经末梢和与前庭 I 型毛细胞相联系的高脚酒杯状的通向较粗前庭神经纤维的 I 型传入神经末梢（图 12.18、图 12.19）。

6.3 神经突触的染色方法

显示突触前膜中 C 末端结合蛋白 2 的免疫组织化学染色可以特异性标记出位于毛细胞内的突触前膜，显示突触后膜终端的突触后膜致密体的免疫组织化学染色可以特异性标记出传入神经末梢的突触后膜。

显示 CtBP2 的免疫组化方法是将固定的耳蜗和前庭终器浸泡在含有 3% Triton X-100 和 10% 山羊血清的 PBS 封闭溶液中 2 小时，然后将样品浸入到用 0.2% Triton X-100 和 3% 山羊血清的 0.01 摩尔磷酸盐缓冲液稀释 100 倍

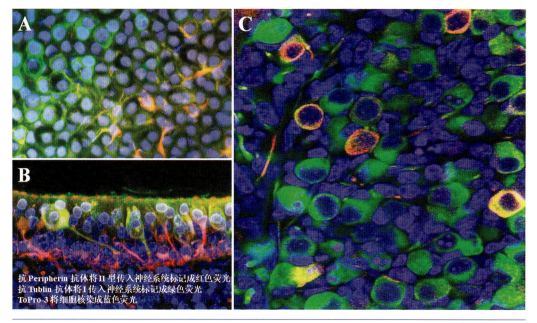

图12.19　用抗 peripherin 抗体和抗 tubulin 抗体及 to-pro-3 三重染色的前庭传入神经末梢和前庭
神经节的显微照片。A. 从椭圆囊斑铺片的观察角度，抗 tubulin 抗体将 I 型传入神经突触标记成绿色，
抗 peripherin 抗体将 II 型传入神经末梢标记成红色，to-pro-3 将细胞核染成蓝色。B. 从椭圆囊斑横
断面的切面观察角度，抗 tubulin 抗体将 I 型传入神经末梢染成绿色，抗 peripherin 抗体将 II 型传入
神经纤维和突触染成红色。C. 从前庭上神经束横断切片观察角度，前庭 I 型传入神经节被抗 tubulin
抗体标记成绿色，而前庭 II 型传入神经节被抗 peripherin 抗体标记成红色。

的兔抗突触前膜 C 末端结合蛋白 2 抗体溶液，并在 4 摄氏度冰箱内孵育过夜。经
磷酸盐缓冲液漂洗样品后，在室温下用 0.2% Triton X-100 和 3% 山羊血清的
0.01 摩尔磷酸盐缓冲液稀释 200 倍的荧光标记的山羊抗兔二抗溶液中孵育 2 小
时。显示 PSD 95 蛋白的免疫组织化学方法是将样品浸入到用 1% Triton X-100
和 3% 驴血清稀释 100 倍的小鼠抗突触后密度蛋白 95（Anti-PSD 95）抗体中，
在 4 摄氏度冰箱内过夜。冲洗干净后，再浸入用 1% Triton X-100 和 3% 驴血
清在磷酸盐缓冲液中稀释 200 倍的荧光标记的驴抗小鼠 IgG 二抗溶液中孵育 2
小时。上述免疫组化双重标记可以分两步完成，即标记一种蛋白后再标记另一种
蛋白，也可以将两种抗体的标记混合在一起同时进行。在同时标记两种蛋白的免
疫组化染色过程中，来自不同宿主的两种一抗会分别与其特异性靶蛋白相结合，
两种不同荧光标记的二抗则会分别特异性结合与其相对应的一抗免疫组化反应产
物。在共聚焦显微镜下，通过使用不同的激发荧光就可分别获取突触前膜和突触
后膜的图像（图 12.20、图 12.21）。

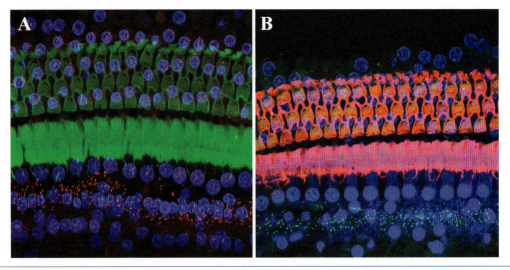

图 12.20　双重免疫组化染色标记大鼠耳蜗基底膜内的突触前膜和突触后膜。A. 抗 CtBP2 抗体的免疫组化反应产物（红色）显示出位于内毛细胞内的突触前膜。B. 抗 PSD 95 抗体的免疫反应产物（绿色）显示出位于内毛细胞下方的传入神经突触后膜。

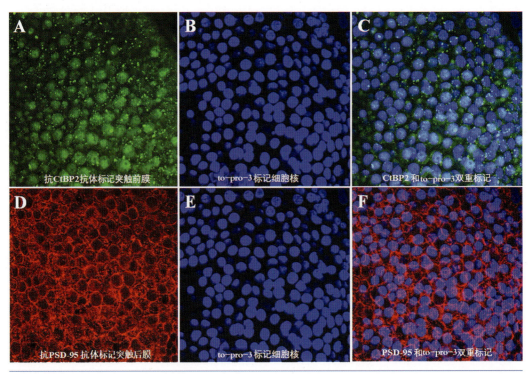

图 12.21　C 末端结合蛋白 2（CtBP2）和突触后密度蛋白 95kDa（PSD 95）的双重免疫组化标记分别对大鼠椭圆囊斑同一视野中的突触前膜和突触后膜进行染色。A. 抗 CtBP2 抗体显示出位于前庭毛细胞内的突触前膜。B. to-pro-3 染色显示前庭毛细胞的细胞核。C. 抗 CtBP2 抗体标记（图 A）和 to-pro-3 染色（图 B）的合并图像。D. 抗 PSD 95 抗体显示出位于同一区域前庭毛细胞底部的前庭神经的突触后膜。E. to-pro-3 染色显示前庭毛细胞的细胞核。F. 抗 PSD 95 抗体标记（图 D）和 to-pro-3 染色（图 E）的合并图像。

6.4　传出神经的染色方法

尽管已经确定内耳中的毛细胞既是传入神经末梢的感受器，又是传出神经末梢的效应器，但尚不清楚传出神经究竟是如何支配着毛细胞的活动。

乙酰胆碱酯酶存在于传出神经的细胞体、神经纤维及突触。因此，应用酶组织化学染色技术或者免疫组化方法显示乙酰胆碱酯酶被认为是标记传出神经系统最全面和最有效的染色技术（图 12.22A、图 12.22B、图 12.23A）。抗 α - 降钙素基因相关肽（CGRP）抗体的免疫组化染色被认为是另一种证明传出神经的有效技术，然而，CGRP 仅仅表达在某种传出神经的末梢，却既不表达在传出神经元的胞体，也不表达在传出神经系统的神经纤维（图 12.22C、图 12.23B）。因此，乙酰胆碱酯酶染色可以标记出整个传出神经通路（图 12.22A、B），而 CGRP 仅适用于标记

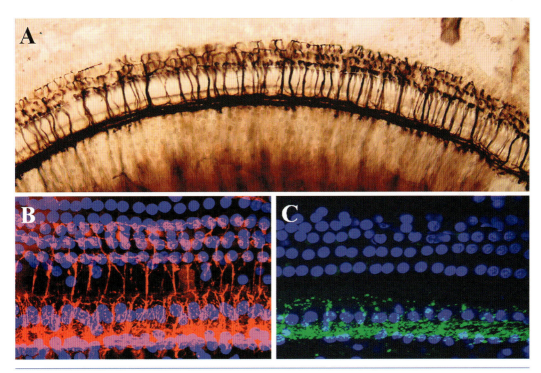

图 12.22　大鼠耳蜗基底膜中乙酰胆碱酯酶和降钙素基因相关肽（CGRP）的免疫组织化学染色显微照片。A. 硫化亚铜的酶组织化学染色显示了大鼠基底膜耳蜗传出神经系统中乙酰胆碱酯酶的标记。B. 抗乙酰胆碱酯酶抗体免疫组化标记大鼠螺旋器中的传出神经纤维和"郁金香"形状的突触，此结果与图 A 中的酶组织化学染色结果完全相同。C. 抗 CGRP 抗体免疫组化标记出大鼠内毛细胞下方内螺旋束的颗粒状传出神经末梢。然而，抗 CGRP 抗体免疫组化染色却既不能标记耳蜗传出纤维也不能标记穿越 Corti 隧道的传出神经纤维及其末梢。由此可见，虽然乙酰胆碱酯酶和 CGRP 都被认为是标记耳蜗传出神经系统的染色方法，但这两种染色标记技术对耳蜗传出神经纤维及其突触的染色效果却截然不同。

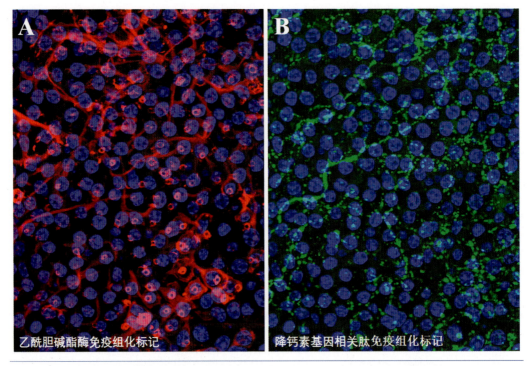

图 12.23　椭圆囊斑铺片上同一区域乙酰胆碱酯酶和降钙素基因相关肽（CGRP）双重免疫组化染色的显微照片。A. 抗乙酰胆碱酯酶抗体标记出每个前庭毛细胞底部呈灯盏形状的传出神经突触。 B. 抗CGRP 抗体标记出前庭毛细胞底部呈颗粒状的传出神经末梢。可见这两种抗体所标记的前庭传出突触存在于前庭神经末梢的不同位置。

连接耳蜗内毛细胞下方Ⅰ型传入神经纤维的内部螺旋束的传出突触（图 12.22C）。

应用硫化亚铜组织化学染色方法显示耳蜗基底膜上的乙酰胆碱酯酶的酶组织化学染色技术，是将固定的耳蜗基底膜浸入到 0.1 毫摩尔每升的醋酸盐缓冲液中漂洗30 分钟，然后将耳蜗基底膜浸入到新鲜配制的乙酰胆碱酯酶组化反应液［乙酰胆碱酯酶组化反应液中包含 6.5 毫升 0.1 毫摩尔每升的醋酸盐缓冲液（pH=6.5），5 毫克碘代乙酰硫胆碱，0.5 毫升 0.1 毫摩尔每升枸橼酸钠溶液，1mL30 毫摩尔每升硫酸铜，1 毫升双蒸馏水，1 毫升 5 毫摩尔每升铁氰化钾溶液］中孵育 30 分钟。将耳蜗基底膜用 0.1 毫摩尔每升醋酸盐缓冲液漂洗后浸入 1% 硫化铵溶液显色 1 分钟。再经 0.1 毫摩尔每升硝酸钠溶液充分漂洗耳蜗基底膜后浸入 0.1% 硝酸银溶液染色 1 分钟，最后再用硝酸钠溶液漂洗样品后常规制备耳蜗基底膜铺片。染色结果显示耳蜗传出神经及其末梢呈棕黑色沉淀（图 12.22A）。

显示乙酰胆碱酯酶的免疫组织化学方法是将固定的耳蜗基底膜和前庭终器浸入到用磷酸盐缓冲液配制的 1% Triton X-100 和 0.3% 羊血清溶液稀释 100 倍的小鼠

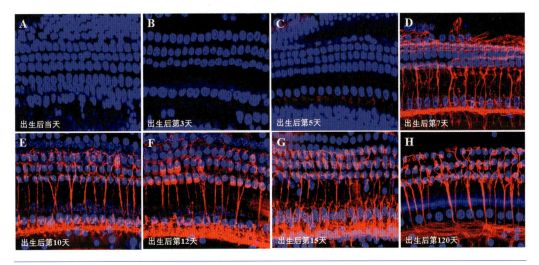

图 12.24 应用硫化亚铜组织化学染色方法显示出生后不同时间大鼠耳蜗基底膜上传出神经纤维及其末梢的乙酰胆碱酯酶标记和分布（红色荧光信号）。A-C. 在大鼠出生后当天到出生后第 5 天，耳蜗基底膜上尚未出现传出神经的乙酰胆碱酯酶的表达。C-H 分别显示从大鼠出生后第 7 天起，乙酰胆碱酯酶阳性产物同时出现在内毛细胞底部内螺旋束和穿越 Corti 隧道的上隧道放射束的传出神经纤维及其末梢。

抗 AchE 抗体的溶液中，在 4 摄氏度冰箱内孵育 12 小时。冲洗后，将标本浸入用磷酸盐缓冲液配制的 1% Triton X-100 和 0.3% 羊血清溶液稀释 200 倍的 Alexa 555 偶联山羊抗小鼠 IgG 的二抗溶液中作用 2 小时。在共聚焦显微镜下对耳蜗基底膜铺片和前庭终器铺片进行观察和拍照（图 12.22B、图 12.23A、图 12.24）。

显示 CGRP 的免疫组织化学染色方法是将固定的耳蜗和前庭终器浸入到用磷酸盐缓冲液配制的 1% Triton X-100 和 5% 驴血清溶液稀释 100 倍的兔抗 CGRP 抗体溶液在 4 摄氏度冰箱中孵育 12 小时。用磷酸盐缓冲液漂洗耳蜗基底膜和前庭终器后，再将样品浸入到稀释 400 倍的 Alexa 488 标记的驴抗兔 IgG 的二抗溶液中反应 2 小时。样品经磷酸盐缓冲液漂洗后封片并在共聚焦荧光显微镜下获取图像资料（图 12.22C、图 12.23B、图 12.25）。从图 12.24 可以看出，在同一视野中的乙酰胆碱酯酶和 CGRP 的表达位置和形态都不相同。虽然乙酰胆碱酯酶和 CGRP 的两种蛋白质都被认为可用于特异性显示传出神经，但这两种蛋白显然没有表现出相同的传出神经形态。因此，在选择标记内耳传出神经的染色技术时，考虑到乙酰胆碱酯酶染色可以显示整个传出神经系统，乙酰胆碱酯酶的免疫组化染色可能比 CGRP 组化染色更能有效反映传出神经纤维及其末端的组织病理学改变信息。

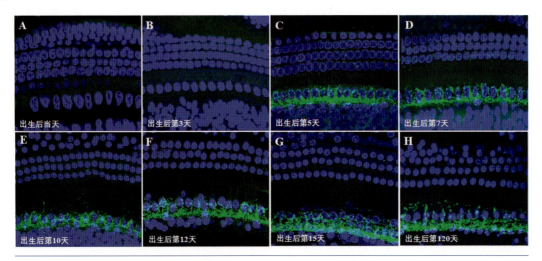

图 12.25　应用 CGRP 免疫组织化学标记技术（绿色荧光信号）显示出生后不同时间大鼠耳蜗基底膜铺片上 CGRP 的表达和分布。A、B. 在大鼠出生后当天和出生后第 3 天，耳蜗基底膜上尚未出现 CGRP 的表达。C-H 分别显示从大鼠出生后第 5 天起，CGRP 阳性产物出现在内毛细胞底部传出神经的末梢，但既不出现在传出神经纤维，也不出现在外毛细胞底部的传出神经末梢。

参考文献

[1] 丁大连，于进涛，李鹏，等.实验动物标准颞骨切片规范[J].中华耳科学杂志，2015，13（01）：1-6.

[2] 丁大连，亓卫东，Richard Salvi.前庭毛细胞的反相激活模式[J].中华耳科学杂志，2017，15（06）：715-720.

[3] 丁大连，亓卫东，张梅，等.顺铂及其耳毒性[J].中华耳科学杂志，2008（02）：125-133.

[4] 丁大连，亓卫东，屈燕，等.卡铂及其耳毒性[J].中华耳科学杂志，2008（02）：134-144.

[5] 丁大连，亓卫东，杨琨，等.内耳病理学研究技术的进展[J].中国耳鼻咽喉颅底外科杂志，2016，22（03）：169-178.

[6] 丁大连，姜泗长.豚鼠内耳解剖检验技术手册[M].上海：学林出版社，1989：1-109.

[7] 丁大连，张建辉，杨琨，等.大鼠耳蜗传出神经系统发育中降钙素基因相关肽和乙酰胆碱酯酶的时空分布[J].听力学及言语疾病杂志，2020，28（06）：662-668.

[8] 丁大连，张志坚，朱巧英.利尿酸与庆大霉素耳毒作用协同影响的实验研究[J].听力学及言语疾病杂志，1995，（02）：76-79.

[9] 丁大连，曲雁，亓卫东，等.缺氧性内耳损害 [J].中华耳科学杂志，2008，6（04）：468-474.

[10] 丁大连，朱曦，陈海明，等.豚鼠卡那霉素耳中毒耳蜗内酸性磷酸酶的研究 [J].中华耳鼻咽喉科杂志，1986，21（2）：121-122.

[11] 丁大连，李明，姜泗长，等.内耳形态学 [M].哈尔滨：黑龙江科学技术出版社，2001：1-150.

[12] 丁大连，李明，王坚，等.Calpain 在噪声损害毛细胞中的角色 [J].中国中西医结合耳鼻咽喉科杂志，2000，（04）：157-159.

[13] 丁大连，李明，王坚，等.小鼠自然老化过程中耳蜗的糖代谢障碍 [J].临床耳鼻咽喉科杂志，1998，（01）：6-8.

[14] 丁大连，李明，郑向阳，等.卡铂导致毛细胞及其传出神经损害的耳蜗分析图 [J].临床耳鼻咽喉科杂志，1999，（11）：510-512.

[15] 丁大连，李浩民，赵纪余，等.豚鼠内耳血管纹的酶组织化学切片技术 [J].临床耳鼻咽喉科杂志，1987，（03）：173-174.

[16] 丁大连，李鹏，亓卫东，等.实验动物前庭感觉毛细胞的定量观察 [J].中国耳鼻咽喉颅底外科杂志，2022，28（06）：11-18.

[17] 丁大连，李鹏，亓卫东，等.耳蜗毛细胞死亡引发耳蜗内延迟性继发病变的研究 [J].中国耳鼻咽喉颅底外科杂志，2022，28（06）：1-10.

[18] 丁大连，李鹏，高可雷，等.耳蜗细胞死亡方式的鉴别 [J].中国耳鼻咽喉颅底外科杂志，2015，21（03）：178-183.

[19] 丁大连，王坚，Philip Hofstetter，等.Carboplatin 对灰鼠前庭系统的影响 [J].中国中西医结合耳鼻咽喉科杂志，1998，（01）：1-5.

[20] 丁大连，王坚，郑向阳，等.卡铂对灰鼠螺旋神经节的早期损害 [J].听力学及言语疾病杂志，1998，（02）：65-67.

[21] 丁大连，王坚，郑向阳，等 . 耳蜗毛细胞和螺旋神经节及其神经纤维的联合定量观察 [J]. 中国耳鼻咽喉颅底外科杂志，1998，（04）：10-14.

[22] 丁大连，王坚，胡博华，等 . 灰鼠耳蜗毛细胞脱氢酶活性在卡铂耳中毒时的早期变化 [J]. 听力学及言语疾病杂志，1998，（01）：20-23.

[23] 丁大连，王家东，Richard J.Salvi.Calpain 在卡铂引起的耳蜗 Ⅰ 型传入神经系统损害中的作用 [J]. 中国耳鼻咽喉颅底外科杂志，2001，（01）：1-3.

[24] 丁大连，王家瑜，何永照 . 耳蜗螺旋韧带硬铺片术 [J]. 上海医学，1984，（11）：657-658.

[25] 丁大连，皇甫慕三 . 耳蜗灌流活组织染色法在豚鼠耳蜗制片中的应用 [J]. 临床耳鼻咽喉科杂志，1992，（02）：109-110.

[26] 丁大连，皇甫慕三，金西铭 . 豚鼠内耳冰冻切片技术 [J]. 蚌埠医学院学报，1987，（03）：222-241.

[27] 丁大连，皇甫慕三 . 豚鼠前庭的解剖特点与阻塞性膜迷路积水的关系 [J]. 耳鼻喉学报，1994，08（1）：1-2.

[28] 丁大连，罗德峰，皇甫慕三，等 . 内耳酶细胞化学电镜技术 [J]. 临床耳鼻咽喉科杂志，1989，（03）：183-184.

[29] 丁大连，罗德峰，皇甫慕三 . 豚鼠内耳胚胎发育 [J]. 上海实验动物科学，1991，（01）：45-46.

[30] 丁大连，罗德峰，郭毓卿，等 . 氨基糖苷类抗生素耳毒性机制探讨 [J]. 中华耳鼻咽喉科杂志，1991，26（3）：154-155.

[31] 丁大连，范静平，龚忠萍，等 . 扫描电镜和透射电镜对豚鼠耳蜗的联合观察 [J]. 临床耳鼻咽喉头颈外科杂志，1992，（01）：8-10.

[32] 丁大连，蒋海燕，Sandra L.McFadden，等 . 利尿酸是打开血 - 迷路屏障的钥匙 [J]. 中华耳科学杂志，2004，（01）：43-48.

[33] 丁大连，蒋海燕，SANDRA L.MCFADDEN，等.SOD1基因缺陷型小鼠耳蜗毛细胞和螺旋神经节及神经纤维的定量观察 [J].山东医大基础医学院学报，1999，13（1）：1-3.

[34] 大连，蒋海燕，RichardJ.Salvi，等.庆大霉素对离体培养小鼠前庭终器的损害 [J].中国中西医结合耳鼻咽喉科杂志，2003，（01）：1-4.

[35] 丁大连，蒋海燕，王家东，等.定量观察卡铂引起的灰鼠耳蜗毛细胞和神经纤维的早期损害过程 [J].中国耳鼻咽喉颅底外科杂志，2002，（04）：241-244.

[36] 丁大连，蒋海燕，王家东，等.卡铂损害灰鼠前庭神经元和前庭 I 型毛细胞的定量观察 [J].听力学及言语疾病杂志，2002，（03）：170-173.

[37] 丁大连，蒋海燕，王家东，等.内毛细胞缺损对噪声引起外毛细胞损害的潜在影响 [J].听力学及言语疾病杂志，2004，（06）：413-415.

[38] 丁大连，蒋涛，亓卫东，等.内耳科学 [M].北京：中国科学技术出版社，2010.

[39] 丁大连，赵纪余，皇甫慕三.改良耳蜗铺片术 [J].中华耳鼻咽喉科杂志，1981，16（4）：207-209.

[40] 丁大连，赵纪余，皇甫慕三，等.豚鼠全内耳膜迷路取材术 [J].临床耳鼻咽喉科杂志，1987，（01）：9-11.

[41] 丁大连，赵纪余，罗德峰，等.血管纹微循环的静态定量观察 [J].耳鼻喉学报，1990，4：1-2.

[42] 丁大连，郑向阳，王坚，等.灰鼠疆孔内听神经纤维的定量观察 [J].中华耳鼻咽喉科杂志，1998，33（01）：30-31.

[43] 丁大连，郑向阳，王坚，等.卡铂引起的毛细胞四种酶的活性改变 [J].听力学及言语疾病杂志，1999，7（4）：200-202.

[44] 丁大连，郑向阳，胡博华，等 . 耳蜗 CORTI 氏隧道中传出神经纤维的定量观察方法 [J]. 耳鼻喉学报，1998，（2）：65-69.

[45] 丁大连，郭毓卿 . 豚鼠全内耳终器硝酸染色法 [J]. 上海第二医科大学学报，1989，09（4）：326-327.

[46] 丁大连，金晓杰，皇甫慕三，等 . 缺氧豚鼠耳蜗功能与结构的改变 [J]. 中华耳鼻咽喉科杂志，1993，28（5）：265-267.

[47] 丁大连，金晓杰，赵纪余 . 卡那霉素在耳蜗基底膜细胞中的积聚部位 [J]. 中华耳鼻咽喉科杂志，1995，30（6）：323-325.

[48] 丁大连，金晓杰，赵纪余 . 卡那霉素在耳蜗毛细胞中的积聚部位 [J]. 中华耳鼻咽喉科杂志，1997，32（6）：348-349.

[49] 丁大连，金西铭，张志坚，等 . 红目和黑目豚鼠对庆大霉素不同易感性的研究 [J]. 耳鼻喉学报，1995，09（2）：70-74.

[50] 丁大连，陈学明，金西铭 . 前庭终器小视野定量观察技术 [J]. 中华耳鼻咽喉科杂志，1992，27（4）：202-203.

[51] 丁大连，骆松明，金西铭 . 豚鼠内耳前庭终器分离取材术 [J]. 上海医学，1986，03：153-154.

[52] 于栋祯，丁大连，殷善开，等 . 灰鼠畸变产物耳声发射改变和外毛细胞缺失程度的相关分析 [J]. 中华耳鼻咽喉头颈外科杂志，2009，44（2）：145-149.

[53] 于栋祯，丁大连，殷善开，等 . 硫酸链霉素对体外培养大鼠前庭毛细胞的损害作用 [J]. 中华耳鼻咽喉头颈外科杂志，2009，44（1）：53-56.

[54] 于进涛，丁大连，孙虹，等 . 经大鼠面神经管引导耳蜗生物电反应 [J]. 中华耳科学杂志，2014（1）：128-135.

[55] 于进涛，丁大连，孙虹，等 . 重金属耳毒性 [J]. 中国中西医结合耳鼻咽喉科

杂志，2016，24（1）：63-69.

[56] 于进涛，丁大连，孙虹，等.三甲基锡的神经毒性和耳毒性[J].中华耳科学杂志，2013（4）：582-587.

[57] 于进涛，丁大连，李鹏，等.幼鼠内耳单个器官培养步骤及分类方法[J].中华耳科学杂志，2015，（1）：64-70.

[58] 亓卫东，丁大连，曹轶俟，等.一种用于内耳 siRNA 转染的新型蛋白载体[J].中华耳科学杂志，2020，18（5）：932-937.

[59] 亓卫东，丁大连，蒋海燕，等.全耳蜗毛细胞定量分析系统[J].听力学及言语疾病杂志，2007，15（2）：158-160.

[60] 付勇，丁大连，Richard Salvi.大鼠耳蜗器官培养及其组织学检查技术[J].中国耳鼻咽喉头颈外科，2009，16（11）：604-607.

[61] 付勇，丁大连，Richard Salvi..大鼠耳蜗疆孔内听神经纤维的定量观察[J].听力学及言语疾病杂志，2010，18（5）：470-473.

[62] 何景春，于栋祯，丁大连，等.硫酸链霉素引起的大鼠体外培养耳蜗毛细胞凋亡[J].中华耳鼻咽喉头颈外科杂志，2009，44（6）：494-498.

[63] 侯秋来，丁大连，蒋海燕，等.庆大霉素对小鼠耳蜗毛细胞损害的离体培养试验模型[J].中华耳科学杂志，2005，3（3）：191-193.

[64] 刘洪，丁大连，孙虹，等.CBA 小鼠内耳感觉上皮的参考数据[J].中华耳科学杂志，2011，（2）：224-231.

[65] 刘洪，孙虹，Richard Salvi，等.镉中毒及其耳毒性[J].中华耳科学杂志，2011，9（1）：50-53.

[66] 周义德，丁大连，郑宏良，等.强脉冲噪声导致的豚鼠耳蜗毛细胞凋亡及p53 蛋白的表达[J].中华耳鼻咽喉头颈外科杂志，2011，46（1）：54-58.

[67] 周凌，宣伟军，丁大连.CBA/CaJ 和 C57 BL/6J 小鼠全耳蜗毛细胞随着年

龄增长不同损害模式的比较 [J]. 中国实验动物学报，2019，27（6）：790-798.

[68] 周梁，丁大连，皇甫慕三，等 . 前庭感受器冰冻蚀刻标本制备技术 [J]. 临床耳鼻咽喉科杂志，1994，（2）：116-118.

[69] 周梁，丁大连，皇甫慕三，等 . 人胚胎前庭上皮细胞间连接装置的观察 [J]. 中华耳鼻咽喉科杂志，1993，28（3）：134-135.

[70] 夏国庆，丁大连 . 豚鼠化脓性迷路炎的病理改变 [J]. 耳鼻喉学报，1992，06（2）：84-86.

[71] 宣伟军，丁大连 . 小鼠耳蜗毛细胞体外培养研究方法 [J]. 中国中西医结合耳鼻咽喉科杂志，2005，13（3）：121-122.

[72] 宣伟军，丁大连，宣毅，等 . 复方健耳剂对抗小鼠老年性耳蜗螺旋神经节神经元凋亡效应及机制研究 [J]. 中华老年医学杂志，2016，35（12）：1329-1333.

[73] 宣伟军，丁大连，蒋海燕，等 . 复方健耳剂对 C57BL/6J 小鼠 AHL 毛细胞的保护作用 [J]. 中华耳科学杂志，2016，14（2）：272-277.

[74] 宣伟军，唐俊波，陈壮，等 . 中药复方健耳剂对 C57BL/6J 小鼠老年性聋的防护效应 [J]. 中国中西医结合杂志，2016，36（10）：1247-1251.

[75] 宣伟军，黄正团，丁大连 . 中药健耳Ⅱ号胶囊对抗 C57BL/6J 小鼠老年性耳蜗损害的实验研究 [J]. 听力学及言语疾病杂志，2007，15（1）：47-50.

[76] 张建辉，丁大连，孙虹，等 . 百草枯的全身毒性及特异性耳毒性作用 [J]. 中华耳科学杂志，2017，15（4）：481-488.

[77] 徐先荣，汪吉宝，丁大连，等 . 甘油对实验性内淋巴积水前庭功能和形态的影响 [J]. 中华航空医学杂志，1996，07（2）：103-106.

[78] 徐凤仙，严凌鹤，孙银强，等 . 豚鼠内耳前庭终器的扫描电镜观察 [J]. 上海

医学，1986，07：405-406.

[79] 戚庭乐，丁大连.卡铂致灰鼠前庭器官损害的扫描电镜观察 [J].耳鼻喉学报，1998，（1）：1-3.

[80] 戚庭乐，丁大连.豚鼠内耳结构的死后变化 [J].耳鼻喉学报，1998，（2）：73-76.

[81] 曾一同，尹嘉才，王成玉，等.豚鼠耳蜗描摹翻造法 [J].中华耳鼻咽喉科杂志，1964，10（5）：299-303.

[82] 李明，黄平，丁大连，等.不同龄 CBA/J 小鼠耳蜗毛细胞的自然衰退 [J].中国中西医结合耳鼻咽喉科杂志，2002，10（1）：9-12.

[83] 李春晖，杜波，丁大连，等.小鼠耳蜗的形态学发育过程 [J].解剖科学进展，2008，14（2）：148-150.

[84] 李永奇，丁大连，蒋海燕，等.速尿引起的小鼠耳蜗血管纹缺血缺氧性病变 [J].中国中西医结合耳鼻咽喉科杂志，2010，18（3）：123-127.

[85] 李永奇，曾祥丽，丁大连，等.顺铂耳毒性小鼠模型的建立 [J].中山大学学报（医学科学版），2019，40（2）：179-186.

[86] 李鹏，丁大连，曾祥丽，等.听神经病实验动物模型 [J].中华耳科学杂志，2015，13（1）：49-56.

[87] 李鹏，丁大连，曾祥丽，等.钴的神经毒性及耳毒性 [J].中华耳科学杂志，2015，13（1）：57-63.

[88] 李鹏，丁大连，高可雷，等.大鼠耳科常规手术径路 [J].中华耳科学杂志，2015，13（1）：13-17.

[89] 李鹏，高可雷，丁大连，等.大鼠颞骨的特殊解剖结构 [J].中华耳科学杂志，2015，13（1）：7-12.

[90] 杜波，丁大连，蒋海燕，等.C57BL/10J 小鼠内耳形态学观察 [J].听力学及

言语疾病杂志，2007，15（1）：57-60.

[91] 杨军，丁大连，吴皓，等.卡铂引起的灰鼠耳蜗内毛细胞缺损模式[J].临床耳鼻咽喉科杂志，2005，19（10）：457-460.

[92] 杨琨，丁大连，付勇，等.应用FLIVO探测顺铂引起的多器官细胞凋亡[J].中华耳科学杂志，2016，14（1）：104-110.

[93] 王璐，丁大连，孙虹，等.对内耳氧化抗氧化失衡的反思[J].临床耳鼻咽喉头颈外科杂志，2013，27（17）：965-974.

[94] 王苹，杜波，丁大连，等.重组腺病毒对体外培养耳蜗Corti器的转染特性[J].中国组织工程研究与临床康复，2007，11（42）：8453-8456.

[95] 王苹，杜波，丁大连，等.caspase-3激活在庆大霉素所致耳蜗螺旋神经元延迟性死亡过程中的作用[J].中国老年学杂志，2007，27（19）：1882-1885.

[96] 罗德峰，丁大连，皇甫慕三，等.豚鼠卡那霉素中毒内耳毛细胞中溶酶体的电镜细胞化学观察[J].中华耳鼻咽喉科杂志，1990，25（5）：281-282.

[97] 耿惠，丁大连.豚鼠颞骨火棉胶制片技术[J].中华耳鼻咽喉科杂志，1996，31（5）：262.

[98] 董杨，施建蓉，Richard Salvi，等.抗癌药紫杉醇的神经毒性和耳毒性[J].中华耳科学杂志，2011，9（3）：318-322.

[99] 袁芳，丁大连，王坚，等.卡铂损伤南美栗鼠耳蜗内毛细胞及对听觉复合动作电位的影响[J].中华耳鼻咽喉头颈外科杂志，2020，55（5）：506-513.

[100] 赵纪余，丁大连，王家瑜，等.利尿酸对豚鼠耳蜗血管纹微循环的影响[J].上海第二医科大学学报，1988，8（01）：34-37.

[101] 赵纪余，丁大连，皇甫慕三.利尿酸对豚鼠耳蜗血管纹酶活性的影响[J].临床耳鼻咽喉科杂志，1988，2（02）：65-67.

[102] 郭毓卿，丁大连，王泉良，等.庆大霉素前庭损害报警耳聋的实验研究[J].

中国中西医结合耳鼻咽喉科杂志，2000，8（03）：108-110.

[103]金晓杰，丁大连.Pilocarpine 促内耳分泌功能的实验研究 [J].中国中西医结合耳鼻咽喉科杂志，2001，9（2）：53-56.

[104]金西铭，丁大连，骆松明.正常豚鼠前庭终器的扫描电镜观察 [J].上海第二医科大学学报，1986，6（04）：287-289.

[105]陆书昌，丁大连，陈海明.豚鼠耳蜗组织化学研究方法的若干问题 [J].实验动物与比较医学，1987，（4）：206-209.

[106]马建，郑梅，迟玉芬，等.CARBOPLATIN 致灰鼠内毛细胞损害的扫描电镜观察 [J].中国中西医结合耳鼻咽喉科杂志，1998，6（2）：58-60.

[107]高可雷，丁大连，李鹏，等.氨基糖苷类抗生素对耳蜗螺旋神经节的损害作用 [J].中华耳科学杂志，2015，13（1）：37-42.

[108]高可雷，丁大连，李鹏，等.硫胺素缺乏与听力损失 [J].中华耳科学杂志，2015（1）：43-48.

[109]高可雷，李鹏，蒋海燕，等.大鼠内耳解剖结构及其取材技术 [J].中华耳科学杂志，2015，13（1）：18-24.

[110]高文元，丁大连，郑向阳，等.噪声性阈移耳蜗螺旋器透射电镜观察 [J].第二军医大学学报，1992，13（6）：519-523.

[111]高文元，丁大连，郑向阳，等.脉冲噪声暴露后耳蜗螺旋器超微结构的变化 [J].第二军医大学学报，1991，12（04）：349-353.

[112]高文元，丁大连，阮芳铭，等.弱冲击波对豚鼠耳蜗表面结构损伤的扫描电镜观察 [J].中华创伤杂志，1991，5（3）：135-138，190-191.

[113]Abercrombie M,Johnson ML.Quantitative Histology of Wallerian Degeneration: I. Nuclear Population in Rabbit Sciatic Nerve[J].Journal of Anatomy, 1946, 80(Pt 1): 37-50.

[114] Baizer J S, Wong K M, Manohar S, et al. Effects of Acoustic Trauma on The Auditory System of the Rat: The Role of Microglia[J].Neuroscience,2015, 303: 299-311.

[115] Ballantyne J, Engström H. Morphology of the vestibular ganglion cells[J].The Journal of Laryngology and Otology, 1969, 83(1): 19-42.

[116] Bao J, Hungerford M, Luxmore R, et al. Prophylactic and therapeutic functions of drug combinations against noise-induced hearing loss[J].Hearing Research, 2013, 304: 33-40.

[117] Bergström B, Engström H.The vestibular sensory cells and their innervation[J]. International Journal of Equilibrium Research, 1973, 3(1): 27-32.

[118] Burns J C, On D, Baker W, et al. Over half the hair cells in the mouse utricle first appear after birth, with significant numbers originating from early postnatal mitotic production in peripheral and striolar growth zones[J].Journal of the Association for Research in Otolaryngology: JARO, 2012, 13(5): 609-627.

[119] Calabro K R, Boye S L, Choudhury S, et al. A Novel Mouse Model of MYO7A USH1B Reveals Auditory and Visual System Haploinsufficiencies[J].Frontiers in Neuroscience, 2019, 13: 1255.

[120] Chen GD, Daszynski DM, Ding DL, et al. Novel oral multifunctional antioxidant prevents noise-induced hearing loss and hair cell loss[J].Hearing Research, 2020, 388: 107880.

[121] Chen XM, Ding DL, Luo DF, et al. (Deafness, induced by sodium ethacrynate in guinea pigs, alleviated by microwave treatment) [J].Revue de Laryngologie - Otologie - Rhinologie, 1992, 113(2): 133-5 .

[122] Coling DE, Ding DL, Young, R, et al. Proteomic analysis of cisplatin-induced cochlear damage: methods and early changes in protein expression[J].Hearing Research, 2007, 226(1-2): 140-156.

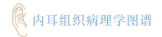
［123］Corbacella E, Lanzoni I, Ding D, et al. Minocycline attenuates gentamicin induced hair cell loss in neonatal cochlear cultures[J].Hearing Research, 2004, 197(1-2): 11-18.

［124］Crile GW, Quiring DP. A Record of the Body Weight and Certain Organ and Gland Weights of 3690 Animals[J].Ohio Journal of Science, 1940, 40: 219-260.

［125］Crofton KM, Ding DL, Padich R, et al. Hearing loss following exposure during development to polychlorinated biphenyls: a cochlear site of action[J].Hearing Research, 2000, 144(1-2): 196-204.

［126］Deng L, Ding D, Su J, et al. Salicylate selectively kills cochlear spiral ganglion neurons by paradoxically up-regulating superoxide[J].Neurotoxicity Research, 2013, 24(3): 307-319.

［127］Desai SS, Ali H, Lysakowski A. Comparative morphology of rodent vestibular periphery. II. Cristae ampullares[J].Journal of Neurophysiology, 2005, 93(1): 267-280.

［128］Desai SS, Zeh C, Lysakowski A. Comparative morphology of rodent vestibular periphery. I. Saccular and utricular maculae[J].Journal of Neurophysiology, 2005, 93(1): 251-266.

［129］Ding, DL, Allman BL, Salvi R. Review: ototoxic characteristics of platinum antitumor drugs[J].Anatomical Record (Hoboken, N.J.: 2007), 2012, 295(11): 1851-1867.

［130］Dalian D, Haiyan J, Yong F, et al. Ototoxic Model of Oxaliplatin and Protection from Nicotinamide Adenine Dinucleotide[J].Journal of Otology, 2013, 8(1): 63-71.

［131］Ding D, Allman B, Yin S, et al.Cisplatin Ototoxicity[M].Nova Science Publishers, 2011, 2: 39-63.

［132］Ding DL, He J, Allman B, et al. Cisplatin ototoxicity in rat cochlear organotypic cultures[J].Hearing Research, 2011, 282(1-2): 196-203.

［133］Ding D, He JC, Yu D, et al. New insights on cisplatin ototoxicity[J]. Canadian Hearing Report, 2013, 8(1): 29-31.

[134] Ding D, Jiang H, Chen G, et al. N-acetyl-cysteine prevents age-related hearing loss and the progressive loss of inner hair cells in γ-glutamyl transferase 1 deficient mice[J]. Aging, 2016, 8(4): 730-750.

[135] Dalian D, Haiyan J, Yong F, et al. OTOTOXIC EFFECTS OF CARBOPLATIN IN ORGANOTYPIC CULTURES IN CHINCHILLAS AND RATS[J].Journal of Otology, 2012, 7(2): 92-101.

[136] Ding D, Jiang H, Manohar S, et al. Spatiotemporal Developmental Upregulation of Prestin Correlates with the Severity and Location of Cyclodextrin-Induced Outer Hair Cell Loss and Hearing Loss[J].Frontiers in Cell and Developmental Biology, 2021, 9: 643709.

[137] Ding D, Jiang H, Salvi R. Cochlear spiral ganglion neuron degeneration following cyclodextrin-induced hearing loss[J].Hearing Research, 2021, 400: 108125.

[138] Ding D, Jiang H, Salvi RJ. Mechanisms of rapid sensory hair-cell death following co-administration of gentamicin and ethacrynic acid[J].Hearing Research, 2010, 259(1-2): 16-23.

[139] Ding D, Jiang H, Wang P, et al. Cell death after co-administration of cisplatin and ethacrynic acid[J].Hearing Research, 2007, 226(1-2): 129-139.

[140] Ding D, Jiang H, Zhang J, et al. Cisplatin-induced vestibular hair cell lesion-less damage at high doses[J].Journal of Otology, 2018, 13(4): 115-121.

[141] Ding D, Liu H, Qi W, et al. Ototoxic effects and mechanisms of loop diuretics[J]. Journal of Otology, 2016, 11(4): 145-156.

[142] Ding D, Manohar S, Jiang H, et al. Hydroxypropyl-β-cyclodextrin causes massive damage to the developing auditory and vestibular system[J].Hearing Research, 2020, 396: 108073.

[143] Ding D, Manohar S, Jiang H, et al. Major differences in 2-hydroxypropyl-β-cyclodextrin

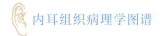

ototoxicity in adult and postnatal rats[J]. Abstr Assoc Res Otolaryngol Abs, 2020, 985: 630-631.

[144] Ding D, McFadden SL, Browne RW, et al. Late dosing with ethacrynic acid can reduce gentamicin concentration in perilymph and protect cochlear hair cells[J].Hearing Research, 2003, 185(1-2): 90-96.

[145] Salvi, Richard McFadden, Sandra. Cochlear Hair Cell Densities and Inner-Ear Staining Techniques[M]. Handbook of Mouse Auditory Research, 2001: 189-204.

[146] Ding L, McFadden SL, Salvi RJ. Calpain immunoreactivity and morphological damage in chinchilla inner ears after carboplatin[J].Journal of the Association for Research in Otolaryngology: JARO, 2002, 3(1): 68-79.

[147] Ding D, McFadden SL, Woo JM, et al. Ethacrynic acid rapidly and selectively abolishes blood flow in vessels supplying the lateral wall of the cochlea[J].Hearing Research, 2002, 173(1-2): 1-9.

[148] Ding D, Prolla T, Someya S, et al. Roles of Bak and Sirt3 in Paraquat-Induced Cochlear Hair Cell Damage[J].Neurotoxicity Research, 2021, 39(4): 1227-1237.

[149] Ding D, Qi W, Jiang H, et al. Excitotoxic damage to auditory nerve afferents and spiral ganglion neurons is correlated with developmental upregulation of AMPA and KA receptors[J].Hearing Research, 2021, 411: 108358.

[150] Ding D, Qi W, Yu D, et al. Addition of exogenous NAD+ prevents mefloquine-induced neuroaxonal and hair cell degeneration through reduction of caspase-3-mediated apoptosis in cochlear organotypic cultures[J].PloS One, 2013, 8(11): e79817.

[151] Ding D, Wei-dong Qi, Dongzhen Yu, et al. Ototoxic effects of mefloquine in cochlear organotypic cultures[J].Journal of Otology, 2009, 4: 76-85.

[152] Ding D, Roth J, Salvi R. Manganese is toxic to spiral ganglion neurons and hair cells in vitro[J].Neurotoxicology, 2011, 32(2): 233-241.

参考文献

[153] Ding D, Salvi RJ. Review of Cellular Changes in the Cochlea Due to Aminoglycoside Antibiotics[J].Volta Review, 2005, 105: 407-438.

[154] Ding D, Salvi R, Roth JA. Cellular localization and developmental changes of the different isoforms of divalent metal transporter 1 (DMT1) in the inner ear of rats[J].Biometals : an International Journal on the Role of Metal Ions in Biology, Biochemistry, and Medicine, 2014, 27(1): 125-134.

[155] Ding D, Salvi R, Roth JA. Cellular localization and developmental changes of Zip8, Zip14 and transferrin receptor 1 in the inner ear of rats[J].Biometals : an International Journal on the Role of Metal Ions in Biology, Biochemistry, and Medicine, 2014, 27(4): 731-744.

[156] Dalian D, Seigel GM, Salvi RJ. Migration of R28 Retinal Precursor Cells into Cochlear and Vestibular Organs[J].Journal of Otology, 2006, 1: 51-56.

[157] Ding D, Shinichi S, Hai-yan J, et al. Detection of apoptosis by RT-PCR array in mefloquine-induced cochlear damage[J].Journal of Otology, 2011, 6: 1-9.

[158] Ding D, Stracher A, Salvi RJ. Leupeptin protects cochlear and vestibular hair cells from gentamicin ototoxicity[J].Hearing Research, 2002, 164(1-2): 115-126.

[159] Ding D, Wang J, Salvi RJ. Early damage in the chinchilla vestibular sensory epithelium from carboplatin[J].Audiology & Neuro-Otology, 1997, 2(3): 155-167.

[160] Da-lian D, Jian W, Zhi-ping Y, et al. Spontaneous Proliferation in Organotypic Cultures of Mouse Cochleae[J].Journal of Otology, 2008, 3: 76-83.

[161] Ding D, Ping W, Hai-yan J, et al. gene expression in cisplatin ototoxicity and protection with p53 inhibitor[J].Journal of Otology, 2009, 4: 61-70.

[162] Ding D, Yu J, Li P, et al. tandardization of experimental animals temporal bone sections[J].Journal of Otology, 2015, 10(2): 66-71.

[163] Ding D, Zhang J, Jiang H, et al. Some Ototoxic Drugs Destroy Cochlear Support Cells

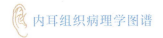

Before Damaging Sensory Hair Cells[J].Neurotoxicity Research, 2020, 37(3): 743-752.

[164] Ding D, Zhang J, Li W, et al. Can auditory brain stem response accurately reflect the cochlear function? [J].Journal of Neurophysiology, 2020, 124(6): 1667-1675.

[165] Ding D, Zhang J, Liu F, et al. Antioxidative stress-induced damage in cochlear explants[J].Journal of Otology, 2020, 15(1): 36-40.

[166] Ding DL, McFadden SL, Wang J, et al. Age- and strain-related differences in dehydrogenase activity and glycogen levels in CBA and C57 mouse cochleas[J]. Audiology & Neuro-Otology, 1999, 4(2): 55-63.

[167] Ding DL, Wang J, Salvi R, et al. Selective loss of inner hair cells and type-I ganglion neurons in carboplatin-treated chinchillas. Mechanisms of damage and protection[J]. Annals of the New York Academy of Sciences, 1999, 884: 152-170.

[168] Dong Y, Ding D, Jiang H, et al. Ototoxicity of paclitaxel in rat cochlear organotypic cultures[J].Toxicology and Applied Pharmacology, 2014, 280(3): 526-533.

[169] Dong Y, Zhang C, Frye M, et al. Differential fates of tissue macrophages in the cochlea during postnatal development[J].Hearing Research, 2018, 365: 110-126.

[170] El-Badry MM, Ding DL, McFadden SL, et al. Physiological effects of auditory nerve myelinopathy in chinchillas[J].The European Journal of Neuroscience, 2007, 25(5): 1437-1446.

[171] ENGSTROM H. Microscopic anatomy of the inner ear[J].Acta Oto-Laryngologica, 1951, 40(1-2): 5-22.

[172] ENGSTROM H. The innervation of the vestibular sensory cells[J].Acta Oto-Laryngologica. Supplementum, 1961, 163: 30-41.

[173] Engström H, Ades HW, Engström B, et al. Structural changes in the vestibular epithelia in elderly monkeys and humans[J].Advances in Oto-Rhino-Laryngology, 1977, 22: 93-110.

[174] Engström H, Bergström B, Rosenhall U. Vestibular sensory epithelia[J].Archives of Otolaryngology (Chicago, Ill.: 1960), 1974, 100(6): 411-418.

[175] ENGSTROM H, WERSALL J. The ultrastructural organization of the organ of Corti and of the vestibular sensory epithelia[J].Experimental Cell Research, 1958, 14(Suppl 5): 460-492.

[176] Eshraghi AA, Aranke M, Salvi R, et al. Preclinical and clinical otoprotective applications of cell-penetrating peptide D-JNKI-1 (AM-111) [J].Hearing Research, 2018, 368: 86-91.

[177] Fernández C, Goldberg JM, Baird RA. The vestibular nerve of the chinchilla. III. Peripheral innervation patterns in the utricular macula[J].Journal of Neurophysiology, 1990, 63(4): 767-780.

[178] Fernández C, Lysakowski A, Goldberg J. M. Hair-cell counts and afferent innervation patterns in the cristae ampullares of the squirrel monkey with a comparison to the chinchilla[J].Journal of Neurophysiology, 1995, 73(3): 1253-1269.

[179] Fu Y, Ding D, Jiang H, et al. Ouabain-induced cochlear degeneration in rat[J]. Neurotoxicity Research, 2012, 22(2): 158-169.

[180] Fu Y, Ding D, Wei L, et al. Ouabain-induced apoptosis in cochlear hair cells and spiral ganglion neurons in vitro[J].BioMed Research International, 2013, 2013: 628064.

[181] Gao K, Ding D, Sun H, et al. Kanamycin Damages Early Postnatal, but Not Adult Spiral Ganglion Neurons[J].Neurotoxicity Research, 2017, 32(4): 603-613.

[182] Gao WY, Ding DL, Zheng XY, et al. Changes in the stereocilia and non-monotonic pattern of threshold shift after exposure to impulse noise[J].Hearing Research, 1991, 54(2): 296-304.

[183] Gao WY, Ding DL, Zheng XY, et al. A comparison of changes in the stereocilia between temporary and permanent hearing losses in acoustic trauma[J].Hearing

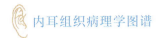
Research, 1992, 62(1): 27-41.

[184] Goldberg JM, Lysakowski A, Fernández C. Morphophysiological and ultrastructural studies in the mammalian cristae ampullares[J].Hearing Research, 1990, 49(1-3): 89-102.

[185] Han C, Ding D, Lopez MC, et al. Effects of Long-Term Exercise on Age-Related Hearing Loss in Mice[J].The Journal of Neuroscience: the Official Journal of the Society for Neuroscience, 2016, 36(44): 11308-11319.

[186] Han C, Kim MJ, Ding D, et al. GSR is not essential for the maintenance of antioxidant defenses in mouse cochlea: Possible role of the thioredoxin system as a functional backup for GSR[J].PloS One, 2017, 12(7): e0180817.

[187] Han C, Linser P, Park HJ, et al. Sirt1 deficiency protects cochlear cells and delays the early onset of age-related hearing loss in C57BL/6 mice[J].Neurobiology of Aging, 2016, 43: 58-71.

[188] Jing-chun H, Dalian D, Dong-zhen Y, et al. modulation of copper transporters in protection against cisplatin-induced cochlear hair cell damage[J].Journal of Otology, 2011, 6: 51-59.

[189] He J, Yin S, Wang J, et al. Effectiveness of different approaches for establishing cisplatin-induced cochlear lesions in mice[J].Acta Oto-Laryngologica, 2009, 129(12): 1359-1367.

[190] Hu BH, Cai Q, Manohar S, et al. Differential expression of apoptosis-related genes in the cochlea of noise-exposed rats[J].Neuroscience, 2009, 161(3): 915-925.

[191] Hangfu M, Zhao J, Din D. The prophylactic effect of thyroxin on kanamycin ototoxicity in guinea pigs[J].Hearing Research, 1992, 61(1-2): 132-136.

[192] Jamesdaniel S, Coling D, Hinduja S, et al. Cisplatin-induced ototoxicity is mediated by nitroxidative modification of cochlear proteins characterized by nitration of Lmo4[J].

The Journal of Biological Chemistry, 2012, 287(22): 18674-18686.

[193] Jamesdaniel S, Ding D, Kermany MH, et al. Proteomic analysis of the balance between survival and cell death responses in cisplatin-mediated ototoxicity[J].Journal of Proteome Research, 2008, 7(8): 3516-3524.

[194] Jamesdaniel S, Ding D, Kermany MH, et al. Analysis of cochlear protein profiles of Wistar, Sprague-Dawley, and Fischer 344 rats with normal hearing function[J].Journal of Proteome Research, 2009, 8(7): 3520-3528.

[195] Jamesdaniel S, Hu B, Kermany H, et al. Noise induced changes in the expression of p38/MAPK signaling proteins in the sensory epithelium of the inner ear[J].Journal of Proteomics, 2011, 75(2): 410-424.

[196] Johnson KR, Tian C, Gagnon LH, et al. Effects of Cdh23 single nucleotide substitutions on age-related hearing loss in C57BL/6 and 129S1/Sv mice and comparisons with congenic strains[J].Scientific Reports, 2017, 7: 44450.

[197] Johnson KR, Yu H, Ding D, et al. Separate and combined effects of Sod1 and Cdh23 mutations on age-related hearing loss and cochlear pathology in C57BL/6J mice[J]. Hearing Research, 2010, 268(1-2): 85-92.

[198] Kane KL, Longo-Guess CM, Gagnon LH, et al. Genetic background effects on age-related hearing loss associated with Cdh23 variants in mice[J].Hearing Research, 2012, 283(1-2): 80-88.

[199] Kim MJ, Carmichael PB, Bose U, et al. Sex differences in body composition, voluntary wheel running activity, balance performance, and auditory function in CBA/CaJ mice across the lifespan[J].Hearing Research, 2023, 428: 108684.

[200] Kim MJ, Han C, White K, et al. Txn2 haplodeficiency does not affect cochlear antioxidant defenses or accelerate the progression of cochlear cell loss or hearing loss across the lifespan[J].Experimental Gerontology, 2020, 141: 111078.

[201] Kim MJ, Haroon S, Chen GD, et al. Increased burden of mitochondrial DNA deletions and point mutations in early-onset age-related hearing loss in mitochondrial mutator mice[J].Experimental Gerontology, 2019, 125: 110675.

[202] King EB, Salt AN, Kel GE, et al. Gentamicin administration on the stapes footplate causes greater hearing loss and vestibulotoxicity than round window administration in guinea pigs[J].Hearing Research, 2013, 304: 159-166.

[203] Kopke RD, Weisskopf PA, Boone JL, et al. Reduction of noise-induced hearing loss using L-NAC and salicylate in the chinchilla[J].Hearing Research, 2000, 149(1-2): 138-146.

[204] Kraus KS, Ding D, Jiang H, et al. Up-regulation of GAP-43 in the chinchilla ventral cochlear nucleus after carboplatin-induced hearing loss: correlations with inner hair cell loss and outer hair cell loss[J].Hearing Research, 2013, 302: 74-82.

[205] Kraus KS, Ding D, Zhou Y, et al. Central auditory plasticity after carboplatin-induced unilateral inner ear damage in the chinchilla: up-regulation of GAP-43 in the ventral cochlear nucleus[J].Hearing Research, 2009, 255(1-2): 33-43.

[206] Lanzoni I, Corbacella E, Ding D, et al. MDL 28170 Attenuates Gentamicin Ototoxicity[J].Audiological Medicine, 2005, 3: 82 - 89.

[207] Li A, Xue J, Peterson EH. Architecture of the mouse utricle: macular organization and hair bundle heights[J].Journal of Neurophysiology, 2008, 99(2): 718-733.

[208] Lii M, Ding D, Zheng XY, et al. Vestibular destruction by slow infusion of gentamicin into semicircular canals[J].Acta Oto-Laryngologica. Supplementum, 2004, (552): 35-41.

[209] Li P, Ding D, Gao K, et al. Standardized surgical approaches to ear surgery in rats[J]. Journal of Otology, 2015, 10(2): 72-77.

[210] Li P, Ding D, Salvi R, et al. Cobalt-Induced Ototoxicity in Rat Postnatal Cochlear

Organotypic Cultures[J].Neurotoxicity Research, 2015, 28(3): 209-221.

[211] Li P, Gao K, Ding D, et al. Characteristic anatomical structures of rat temporal bone[J]. Journal of Otology, 2015, 10(3): 118-124.

[212] Li W, Li D, Chen N, et al. Recording of electrocochleography from the facial nerve canal in mice[J].Journal of Neuroscience Methods, 2021, 360: 109256.

[213] Li Y, Ding D, Jiang H, et al. Co-administration of cisplatin and furosemide causes rapid and massive loss of cochlear hair cells in mice[J].Neurotoxicity Research, 2011, 20(4): 307-319.

[214] Lindeman HH. Regional differences in structure of the vestibular sensory regions[J]. The Journal of Laryngology and Otology, 1969, 83(1): 1-17.

[215] Lindeman HH. Studies on the morphology of the sensory regions of the vestibular apparatus with 45 figures[J].Ergebnisse der Anatomie und Entwicklungsgeschichte, 1969, 42(1): 1-113.

[216] Liu H, Ding D, Sun H, et al. Cadmium-induced ototoxicity in rat cochlear organotypic cultures[J].Neurotoxicity Research, 2014, 26(2): 179-189.

[217] Liu H, Ding DL, Jiang, et al. Ototoxic destruction by co-administration of kanamycin and ethacrynic acid in rats[J].Journal of Zhejiang University. Science. B, 2011, 12(10): 853-861.

[218] Lobarinas E, Salvi R, Ding D. Insensitivity of the audiogram to carboplatin induced inner hair cell loss in chinchillas[J].Hearing Research, 2013, 302: 113-120.

[219] Lobarinas E, Salvi R, Ding D. Selective Inner Hair Cell Dysfunction in Chinchillas Impairs Hearing-in-Noise in the Absence of Outer Hair Cell Loss[J].Journal of the Association for Research in Otolaryngology: JARO, 2016, 17(2): 89-101.

[220] Lobarinas E, Salvi R, Ding D. Gap Detection Deficits in Chinchillas with Selective Carboplatin-Induced Inner Hair Cell Loss[J].Journal of the Association for Research in

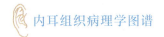
Otolaryngology: JARO, 2020, 21(6): 475-483.

[221] Lockwood DS, Ding DL, Wang J, et al. D-Methionine attenuates inner hair cell loss in carboplatin-treated chinchillas[J].Audiology & Neuro-Otology, 2000, 5(5): 263-266.

[222] Manalo JM, Liu H, Ding D, et al. Adenosine A2B receptor: A pathogenic factor and a therapeutic target for sensorineural hearing loss[J].FASEB Journal: Official Publication of the Federation of American Societies for Experimental Biology, 2020, 34(12): 15771-15787.

[223] Manohar S, Dahar K, Adler HJ, et al. Noise-induced hearing loss: Neuropathic pain via Ntrk1 signaling[J].Molecular and Cellular Neurosciences, 2016, 75: 101-112.

[224] Manohar S, Ding D, Jiang H, et al. Combined antioxidants and anti-inflammatory therapies fail to attenuate the early and late phases of cyclodextrin-induced cochlear damage and hearing loss[J].Hearing Research, 2022, 414: 108409.

[225] Manohar S, Jamesdaniel S, Ding D, et al. Quantitative PCR analysis and protein distribution of drug transporter genes in the rat cochlea[J].Hearing Research, 2016, 332: 46-54.

[226] McFadden SL, Campo P, Ding D, et al. Effects of noise on inferior colliculus evoked potentials and cochlear anatomy in young and aged chinchillas[J].Hearing Research, 1998, 117(1-2): 81-96.

[227] McFadden SL, Ding D, Burkar RF, et al. Cu/Zn SOD deficiency potentiates hearing loss and cochlear pathology in aged 129,CD-1 mice[J].The Journal of Comparative Neurology, 1999, 413(1): 101-112.

[228] McFadden SL, Ding D, Jiang H, et al. Time course of efferent fiber and spiral ganglion cell degeneration following complete hair cell loss in the chinchilla[J].Brain Research, 2004, 997(1): 40-51.

[229] McFadden SL, Ding D, Jiang H, et al. Chinchilla models of selective cochlear hair cell

loss[J].Hearing Research, 2002, 174(1-2): 230-238.

[230] McFadden SL, Ding D, Reaume AG, et al. Age-related cochlear hair cell loss is enhanced in mice lacking copper/zinc superoxide dismutase[J].Neurobiology of Aging, 1999, 20(1): 1-8.

[231] McFadden SL, Ding D, Salvemini D, et al. M40403, a superoxide dismutase mimetic, protects cochlear hair cells from gentamicin, but not cisplatin toxicity[J].Toxicology and Applied Pharmacology, 2003, 186(1): 46-54.

[232] McFadden SL, Ding D, Salvi R. Anatomical, metabolic and genetic aspects of age-related hearing loss in mice[J].Audiology: Official Organ of the International Society of Audiology, 2001, 40(6): 313-321.

[233] McFadden SL, Kasper C, Ostrowski J, et al. Effects of inner hair cell loss on inferior colliculus evoked potential thresholds, amplitudes and forward masking functions in chinchillas[J].Hearing Research, 1998, 120(1-2): 121-132.

[234] McFadden SL, Ohlemiller KK, Ding D, et al. The Influence of Superoxide Dismutase and Glutathione Peroxidase Deficiencies on Noise-Induced Hearing Loss in Mice[J]. Noise & Health, 2001, 3(11): 49-64.

[235] McFadden SL, Woo JM, Michalak N, et al. Dietary vitamin C supplementation reduces noise-induced hearing loss in guinea pigs[J].Hearing Research, 2005, 202(1-2): 200-208.

[236] McFadden SL, Zheng XY, Ding DL. Conditioning-induced protection from impulse noise in female and male chinchillas[J].The Journal of the Acoustical Society of America, 2000, 107(4): 2162-2168.

[237] Merchant SN. A method for quantitative assessment of vestibular otopathology[J].The Laryngoscope, 1999, 109(10): 1560-1569.

[238] Mulders WH, Ding D, Salvi R, et al. Relationship between auditory thresholds,

central spontaneous activity, and hair cell loss after acoustic trauma[J].The Journal of Comparative Neurology, 2011, 519(13): 2637-2647.

[239] Mullin EJ, Wegst-Uhrich SR, Ding D, et al. Effect of manganese treatment on the accumulation on biologically relevant metals in rat cochlea and brain by inductively coupled plasma mass spectrometry[J].Biometals: an International Journal on the Role of Metal Ions in Biology, Biochemistry, and Medicine, 2015, 28(6): 1009-1016.

[240] Nicotera TM, Ding D, McFadden SL, et al. Paraquat-induced hair cell damage and protection with the superoxide dismutase mimetic m40403[J].Audiology & Neuro-otology, 2004, 9(6): 353-362.

[241] Oesterle EC, Rubel EW. Hair cell generation in vestibular sensory receptor epithelia[J]. Annals of the New York Academy of Sciences, 1996, 781: 34-46.

[242] Ohlemiller KK, McFadden SL, Ding D, et al. Targeted deletion of the cytosolic Cu/Zn-superoxide dismutase gene (Sod1) increases susceptibility to noise-induced hearing loss[J].Audiology & Neuro-Otology, 1999, 4(5): 237-246.

[243] Ohlemiller KK, McFadden SL, Ding DL, et al. Targeted mutation of the gene for cellular glutathione peroxidase (Gpx1) increases noise-induced hearing loss in mice[J]. Journal of the Association for Research in Otolaryngology: JARO, 2000, 1(3): 243-254.

[244] Park HJ, Kim MJ, Han C, et al. Effects of Gsta4 deficiency on age-related cochlear pathology and hearing loss in mice[J].Experimental Gerontology, 2020, 133: 110872.

[245] Park HJ, Kim MJ, Rothenberger C, et al. GSTA4 mediates reduction of cisplatin ototoxicity in female mice[J].Nature Communications, 2019, 10(1): 4150.

[246] Patel M, Cai Q, Ding D, et al. The miR-183/Taok1 target pair is implicated in cochlear responses to acoustic trauma[J].PloS One, 2013, 8(3): e58471.

[247] Prakash Krishnan Muthaiah V, Ding D, Salvi R, et al. Carbaryl-induced ototoxicity in rat postnatal cochlear organotypic cultures[J].Environmental Toxicology, 2017, 32(3):

956-969.

[248] Qi W, Ding D, Salvi RJ. Cytotoxic effects of dimethyl sulphoxide (DMSO) on cochlear organotypic cultures[J].Hearing Research, 2008, 236(1-2): 52-60.

[249] Qi W, Ding D, Zhu H, et al. Efficient siRNA transfection to the inner ear through the intact round window by a novel proteidic delivery technology in the chinchilla[J].Gene Therapy, 2014, 21(1): 10-18.

[250] Qiu C, Salvi R, Ding D, et al. Inner hair cell loss leads to enhanced response amplitudes in auditory cortex of unanesthetized chinchillas: evidence for increased system gain[J]. Hearing Research, 2000, 139(1-2): 153-171.

[251] Radziwon K, Auerbach BD, Ding D, et al. Noise-Induced loudness recruitment and hyperacusis: Insufficient central gain in auditory cortex and amygdala[J].Neuroscience, 2019, 422: 212-227.

[252] Reyes S, Ding D, Sun W, et al. Effect of inner and outer hair cell lesions on electrically evoked otoacoustic emissions[J].Hearing Research, 2001, 158(1-2): 139-150.

[253] Ricci AJ, Cochran SL, Rennie KJ, et al. Vestibular type I and type II hair cells. 2: Morphometric comparisons of dissociated pigeon hair cells[J].Journal of Vestibular Research: Equilibrium & Orientation, 1997, 7(5): 407-420.

[254] Rosenhall U, Engström B. Surface Structures of the Human Vestibular Sensory Regions[J].Acta Oto-Laryngologica, 1974, 77(319): 3-18.

[255] Salvi R, Ding D, Jiang H, et al. Hidden Age-Related Hearing Loss and Hearing Disorders: Current Knowledge and Future Directions[J].Hearing, Balance and Communication, 2018, 16(2): 74-82.

[256] Salvi R, Ding D, Sun W, et al. Animal model with auditory neuropathy-like characteristics[M]. Italian Audiology Text Book in: Ambrosetti, U, di Berardino, F, del Bo, L, (Eds), The Hearing Aid Technician's Handbook Edizioni Minerva Medica,

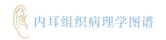

Torino, Italy, 2014: 247-263.

[257] Salvi R, Lobarinas E, Chen G, et al. Animal models of hearing loss and tinnitus[M]. Handbook of Laboratory Animal Science, Edited by Jann Hau and Steven J Schapiro CRC Press, Taylor & Francis Group Florida, USA, 2011: 419-453.

[258] Salvi R, Lobarinas E, Chen G, et al. Animal models of hearing loss, tinnitus, and hyperacusis[M]. Handbook of Laboratory Animal Science, Chapter 30, Edited by Jann Hau and Steven J Schapiro CRC Press, Taylor & Francis Group Florida, USA, 2021: 749-774.

[259] Salvi R, Radziwon K, Manohar S, et al. Review: Neural Mechanisms of Tinnitus and Hyperacusis in Acute Drug-Induced Ototoxicity[J].American Journal of Audiology, 2021, 30(3S): 901-915.

[260] Salvi R, Sun W, Ding D, et al. Inner Hair Cell Loss Disrupts Hearing and Cochlear Function Leading to Sensory Deprivation and Enhanced Central Auditory Gain[J]. Frontiers in Neuroscience, 2017, 10: 621.

[261] Salvi R, Sun W, Ding D, et al. Inner Hair Cell Loss Disrupts Hearing and Cochlear Function Leading to Sensory Deprivation and Enhanced Central Auditory Gain[J]. Frontiers in Neuroscience, 2017, 10: 621.

[262] Salvi RJ, Ding D, Wang J, et al. A review of the effects of selective inner hair cell lesions on distortion product otoacoustic emissions, cochlear function and auditory evoked potentials[J].Noise & Health, 2000, 2(6): 9-26.

[263] Salvi RJ, Shulman A, Stracher A, et al. Protecting the Inner Ear from Acoustic Trauma[J].The International Tinnitus Journal, 1998, 4(1): 11-15.

[264] Salvi RJ, Wang J, Ding D. Auditory plasticity and hyperactivity following cochlear damage[J].Hearing Research, 2000, 147(1-2): 261-274.

[265] Salvi RJ, Wang J, Ding D, et al. Auditory deprivation of the central auditory system

resulting from selective inner hair cell loss: animal model of auditory neuropathy[J]. Scandinavian Audiology. Supplementum, 1999, 51: 1-12.

[266] Salvi RJ, Wang J, Lockwood AH, et al. Noise and Drug Induced Cochlear Damage Leads to Functional Reorganisation in the Central Auditory System[J].Noise & Health, 1999, 1(2): 28-42.

[267] Ballantyne J. Pathology of the Ear. Harold F. Schuknecht M.D. Harvard University Press, Cambridge, Massachusetts[M]. The Journal of Laryngology & Otology. 1975, 89(9): 981-982.

[268] Seigel GM, Manohar S, Bai YY, et al. An immortalized microglial cell line (Mocha) derived from rat cochlea[J].Molecular and Cellular Neurosciences, 2017, 85: 202-210.

[269] Sheppard A, Liu X, Ding D, et al. Auditory central gain compensates for changes in cochlear output after prolonged low-level noise exposure[J].Neuroscience Letters, 2018, 687: 183-188.

[270] Sheppard AM, Chen GD, Manohar S, et al. Prolonged low-level noise-induced plasticity in the peripheral and central auditory system of rats[J].Neuroscience, 2017, 359: 159-171.

[271] William Z, Lidicker, Silva MJA. Downey. HANDBOOK OF MAMMALIAN BODY MASSES[M].Journal of Mammalogy, 1997, 78(3): 987-988.

[272] Someya S, Xu J, Kondo K, et al. Age-related hearing loss in C57BL/6J mice is mediated by Bak-dependent mitochondrial apoptosis[J].Proceedings of the National Academy of Sciences of the United States of America, 2009, 106(46): 19432-19437.

[273] Spankovich C, Lobarinas E, Ding D, et al. Assessment of thermal treatment via irrigation of external ear to reduce cisplatin-induced hearing loss[J].Hearing Research, 2016, 332: 55-60.

[274] Sterio DC. The unbiased estimation of number and sizes of arbitrary particles using the

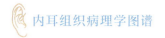

disector[J].Journal of Microscopy, 1984, 134(Pt 2): 127-136.

[275] Sun H, Hashino E, Ding DL, et al. Reversible and irreversible damage to cochlear afferent neurons by kainic acid excitotoxicity[J].The Journal of Comparative Neurology, 2001, 430(2): 172-181.

[276] Sun H, Salvi RJ, Ding DL, et al. Excitotoxic effect of kainic acid on chicken otoacoustic emissions and cochlear potentials[J].The Journal of the Acoustical Society of America, 2000, 107(4): 2136-2142.

[277] Tang J, Qian Y, Li H, et al. Canertinib induces ototoxicity in three preclinical models[J]. Hearing Research, 2015, 328: 59-66.

[278] Wang J, Ding D, Salvi RJ. Functional reorganization in chinchilla inferior colliculus associated with chronic and acute cochlear damage[J].Hearing Research, 2002, 168(1-2): 238-249.

[279] Wang J, Ding D, Salvi RJ. Carboplatin-induced early cochlear lesion in chinchillas[J]. Hearing Research, 2003, 181(1-2): 65-72.

[280] Wang J, Ding D, Shulman A, et al. Leupeptin protects sensory hair cells from acoustic trauma[J].Neuroreport, 1999, 10(4): 811-816.

[281] Wang J, Powers NL, Hofstetter P, et al. Effects of selective inner hair cell loss on auditory nerve fiber threshold, tuning and spontaneous and driven discharge rate[J]. Hearing Research, 1997, 107(1-2): 67-82.

[282] Wang L, Ding D, Salvi R, et al. Nicotinamide adenine dinucleotide prevents neuroaxonal degeneration induced by manganese in cochlear organotypic cultures[J]. Neurotoxicology, 2014, 40: 65-74.

[283] Wei L, Ding D, Salvi R. Salicylate-induced degeneration of cochlea spiral ganglion neurons-apoptosis signaling[J].Neuroscience, 2010, 168(1): 288-299.

[284] White K, Kim MJ, Ding D, et al. G6pd Deficiency Does Not Affect the Cytosolic

Glutathione or Thioredoxin Antioxidant Defense in Mouse Cochlea[J].The Journal of Neuroscience: the Official Journal of the Society for Neuroscience, 2017, 37(23): 5770-5781.

[285] White K, Kim MJ, Han C, et al. Loss of IDH2 Accelerates Age-related Hearing Loss in Male Mice[J].Scientific Reports, 2018, 8(1): 5039.

[286] Willott JF, Bosch JV, Shimizu T, et al. Effects of exposing DBA/2J mice to a high-frequency augmented acoustic environment on the cochlea and anteroventral cochlear nucleus[J].Hearing Research, 2006, 216-217: 138-145.

[287] Willott JF, Turner JG, Carlson S, et al. The BALB/c mouse as an animal model for progressive sensorineural hearing loss[J].Hearing Research, 1998, 115(1-2): 162-174.

[288] Willott JF, VandenBosche J, Shimizu T, et al. Effects of exposing gonadectomized and intact C57BL/6J mice to a high-frequency augmented acoustic environment: Auditory brainstem response thresholds and cytocochleograms[J]. Hearing Research, 2006: 221(1-2), 73-81.

[289] Willott JF, VandenBosche J, Shimizu T, et al. Effects of exposing C57BL/6J mice to high- and low-frequency augmented acoustic environments: auditory brainstem response thresholds, cytocochleograms, anterior cochlear nucleus morphology and the role of gonadal hormones[J].Hearing Research, 2008, 235(1-2): 60-71.

[290] Wu X, Ding D, Jiang H, et al. Transfection using hydroxyapatite nanoparticles in the inner ear via an intact round window membrane in chinchilla[J].Journal of Nanoparticle Research, 2012, 14: 1-13.

[291] Xue-wen W, Da-lian D, Hong S, et al. Lead neurotoxicity in rat cochlear organotypic cultures[J].Journal of Otology, 2011, 6: 43-50.

[292] Xue J, Peterson EH. Hair bundle heights in the utricle: differences between macular locations and hair cell types[J].Journal of Neurophysiology, 2006, 95(1): 171-186.

[293] Ye H, Xing Y, Zhang L, et al. Bilirubin-induced neurotoxic and ototoxic effects in rat cochlear and vestibular organotypic cultures[J].Neurotoxicology, 2019, 71: 75-86.

[294] Ye HB, Shi HB, Wang J, et al. Bilirubin induces auditory neuropathy in neonatal guinea pigs via auditory nerve fiber damage[J].Journal of Neuroscience Research, 2012, 90(11): 2201-2213.

[295] Yu D, Ding D, Jiang H, et al. Mefloquine damage vestibular hair cells in organotypic cultures[J].Neurotoxicity Research, 2011, 20(1): 51-58.

[296] Yu J, Ding D, Sun H, et al. Neurotoxicity of trimethyltin in rat cochlear organotypic cultures[J].Neurotoxicity Research, 2015, 28(1): 43-54.

[297] Yu J, Ding D, Sun H, et al. Trimethyltin-induced cochlear degeneration in rat[J].Journal of Otology, 2016, 11(3): 118-126.

[298] Yu J, Ding D, Wang F, et al. Pattern of hair cell loss and delayed peripheral neuron degeneration in inner ear by a high-dose intratympanic gentamicin[J].Journal of Otology, 2014, 9: 126-135.

[299] Yu Y, Huang J, Tang X, et al. Exposure to blast shock waves via the ear canal induces deficits in vestibular afferent function in rats[J].Journal of Otology, 2020, 15(3): 77-85.

[300] Yuan F, Ding D, Cao Y, et al. Cochlear hair cell densities in the rabbit[J].Anatomical Science International, 2019, 94(1): 144-149.

[301] Yue WL, Ding DL. Effects of perineural application of glycerol on the facial nerve: an experimental study[J].European Archives of Oto-Rhino-Laryngology: Official Journal of the European Federation of Oto-Rhino-Laryngological Societies (EUFOS): Affiliated with the German Society for Oto-Rhino-Laryngology - Head and Neck Surgery, 2001, 258(9): 501-504.

[302] Zhang C, Ding D, Sun W, et al.Time- and frequency-dependent changes in acoustic startle reflex amplitude following cyclodextrin-induced outer and inner cell loss[J].

Hearing Research, 2022, 415: 108441.

[303] Zhang C, Sun W, Li J, et al. Loss of sestrin 2 potentiates the early onset of age-related sensory cell degeneration in the cochlea[J].Neuroscience, 2017, 361: 179-191.

[304] Zhang J, Sun H, Salvi R, et al. Paraquat initially damages cochlear support cells leading to anoikis-like hair cell death[J].Hearing Research, 2018, 364: 129-141.

[305] Zhang M, Ding D, Salvi R. Expression of heregulin and ErbB/Her receptors in adult chinchilla cochlear and vestibular sensory epithelium[J].Hearing Research, 2002: 169(1-2), 56-68.

[306] Zhang M, Liu W, Ding D, et al. Pifithrin-alpha suppresses p53 and protects cochlear and vestibular hair cells from cisplatin-induced apoptosis[J].Neuroscience, 2003, 120(1): 191-205.

[307] Zheng QY, Ding D, Yu H, et al. A locus on distal chromosome 10 (ahl4) affecting age-related hearing loss in A/J mice[J].Neurobiology of Aging, 2009, 30(10): 1693-1705.

[308] Zheng XY, Ding DL, McFadden SL, et al. Evidence that inner hair cells are the major source of cochlear summating potentials[J].Hearing Research, 1997, 113(1-2): 76-88.

[309] Zheng XY, Henderson D, Hu BH, et al. The influence of the cochlear efferent system on chronic acoustic trauma[J].Hearing Research, 1997, 107(1-2): 147-159.

[310] Zheng XY, Henderson D, McFadden SL, et al. Auditory nerve fiber responses following chronic cochlear de-efferentation[J].The Journal of Comparative Neurology, 1999, 406(1): 72-86.

[311] Zheng XY, McFadden SL, Ding DL, et al. Cochlear de-efferentation and impulse noise-induced acoustic trauma in the chinchilla[J].Hearing Research, 2000, 144(1-2): 187-195.

[312] Zheng XY, McFadden SL, Henderson, et al. Cochlear microphonics and otoacoustic emissions in chronically de-efferented chinchilla[J].Hearing Research, 2000, 143(1-2):

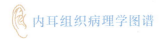

14-22.

[313] Zheng XY, Salvi RJ, McFadden SL, et al. Recovery of kainic acid excitotoxicity in chinchilla cochlea[J].Annals of the New York Academy of Sciences, 1999, 884: 255-269.

[314] Zhou Y, Ding D, Kraus KS, et al. Functional and structural changes in the chinchilla cochlea and vestibular system following round window application of carboplatin[J]. Audiological Medicine, 2009, 7(4): 189-199.

[315] Zong L, Guan J, Ealy M, et al. Mutations in apoptosis-inducing factor cause X-linked recessive auditory neuropathy spectrum disorder[J].Journal of Medical Genetics, 2015, 52(8): 523-531.